BIO-SCIENCES
(Anatomy, Physiology & Microbiology)
for GNM Students
(English & Hindi)

BIO-SCIENCES
(Anatomy, Physiology & Microbiology)
for GNM Students
(English & Hindi)

Dipti Shukla
Principal
Samarpan Institute of Nursing and Paramedical Sciences
Lucknow, Uttar Pradesh, India

Pooja Devi
Assistant Professor
Samarpan Institute of Nursing and Paramedical Sciences
Lucknow, Uttar Pradesh, India

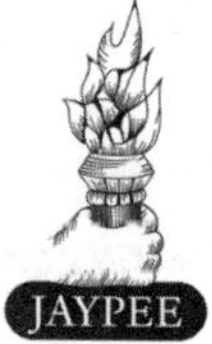

JAYPEE BROTHERS MEDICAL PUBLISHERS
The Health Sciences Publisher
New Delhi | London

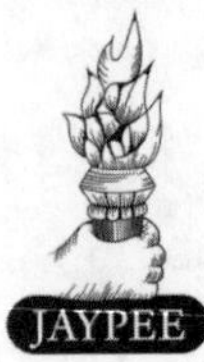 **Jaypee Brothers Medical Publishers (P) Ltd**

Headquarters

Jaypee Brothers Medical Publishers (P) Ltd
EMCA House, 23/23-B
Ansari Road, Daryaganj
New Delhi 110 002, India
Landline: +91-11-23272143, +91-11-23272703
+91-11-23282021, +91-11-23245672
Email: jaypee@jaypeebrothers.com

Corporate Office

Jaypee Brothers Medical Publishers (P) Ltd
4838/24, Ansari Road, Daryaganj
New Delhi 110 002, India
Phone: +91-11-43574357
Fax: +91-11-43574314
Email: jaypee@jaypeebrothers.com

Overseas Office

J.P. Medical Ltd
83 Victoria Street, London
SW1H 0HW (UK)
Phone: +44 20 3170 8910
Fax: +44 (0)20 3008 6180
Email: info@jpmedpub.com

Website: www.jaypeebrothers.com
Website: www.jaypeedigital.com

Inquiries for bulk sales may be solicited at: jaypee@jaypeebrothers.com

BIO-SCIENCES (Anatomy, Physiology & Microbiology) for GNM Students (English & Hindi)

First Edition: **2024**

ISBN: 978-93-5696-368-9

Printed in India at Sterling Graphics Pvt. Ltd.

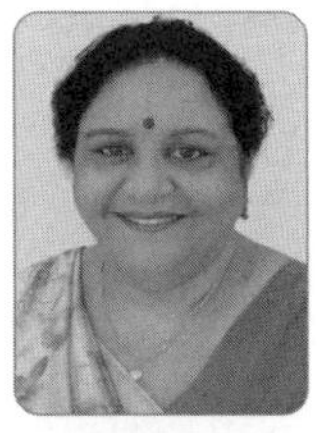

Alka Saxena
Professor cum Principal
BSc (N) BSc (Bio) MSc (N) PhD (N)
Government College of Nursing
BRD Medical College, Gorakhpur, Uttar Pradesh, India

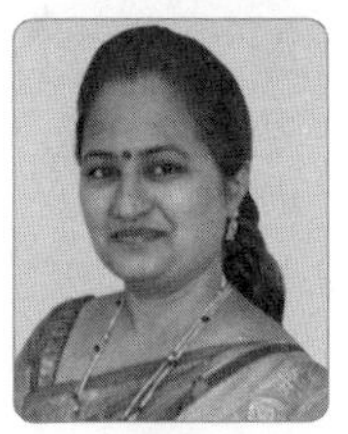

Asha H Bhatakhande
Professor and Head of the Department of OBG
KLE Institute of Nursing Sciences
Vidyanagar, Hubballi
Karnataka, India

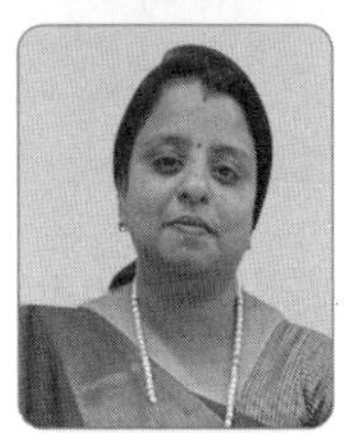

Jasmi Manu
Principal and Dean
Faculty of Nursing
Rama University, Kanpur, Uttar Pradesh, India

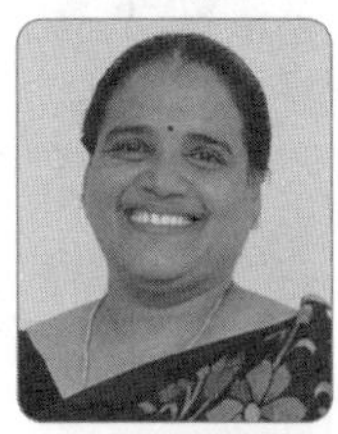

Jayadeepa R
Principal
IQ City Institute of Nursing Sciences
Durgapur, West Bengal, India

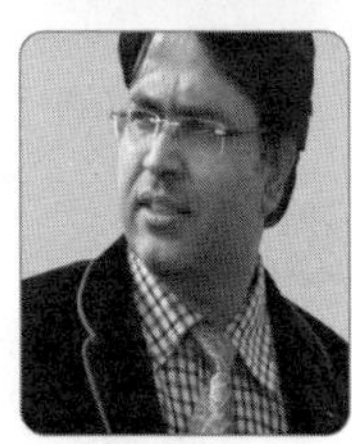

KK Parashar
Principal
Sanskriti SON
Sanskriti University, Mathura, Uttar Pradesh, India

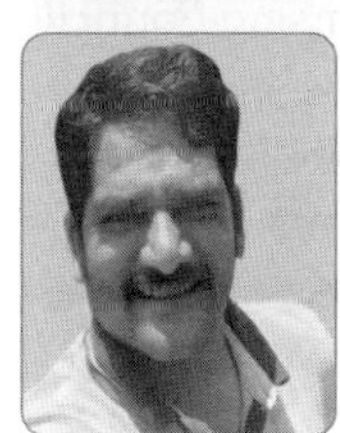

MP Chavadannavar
Quality Consultant
Karnataka Institute of Medical Sciences
Hubballi, Karnataka, India

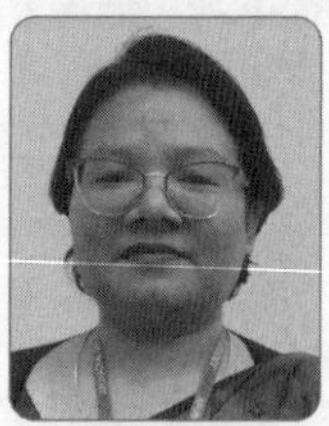

Pinky Devi
MSc (Nursing) in OBG Specialty
Professor, Era College of Nursing
Era University, Lucknow, Uttar Pradesh, India

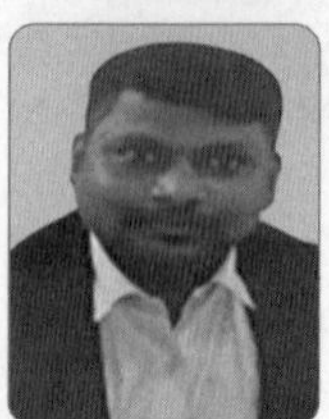

Praveen Prakash
Principal
Metro College of Nursing
Noida, Uttar Pradesh, India

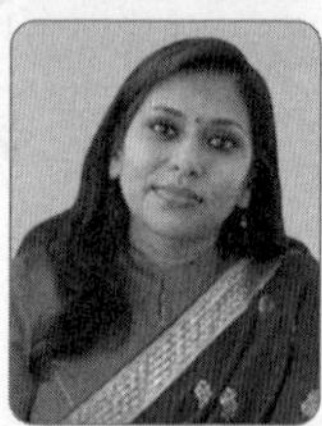

Reenu Nagar
Principal
SN Institute of Nursing Sciences
Nirvan University
Jaipur, Rajasthan, India

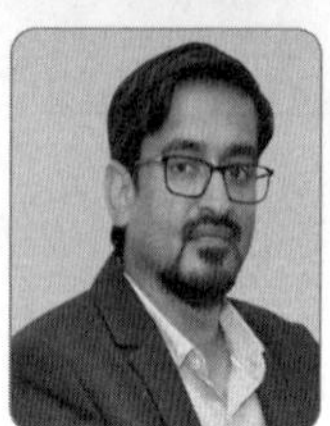

Santhosh SU
MSc (Pediatric Nursing), PhD (Nursing)
Associate Professor
MLB Government Paramedical Training College
(College of Nursing)
Jhansi, Uttar Pradesh, India

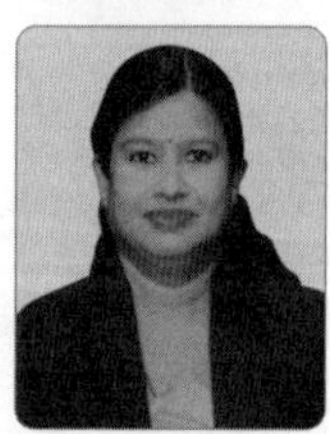

Seema Singh
Nursing Director
Shalinitai Meghe Hospital and Research Center
Wanadongri, Hingna
Nagpur, Maharashtra, India

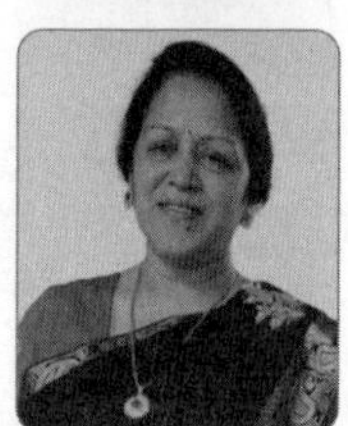

Sunita Verma
Associate Professor
Sister Nivedita Government Nursing College, IGMC, Shimla
Former Registrera, Himachal Pradesh Registration Nursing Council
Shimla, Himachal Pradesh, India

Anatomy and Physiology form a foundation to all medical subjects which helps students to understand the human body system and its functions. This book is to meet the needs of GNM students as per the INC syllabus. Anatomy and physiology subjects are the basic blocks with each chapter having system-wise presentation. This book is bilingual, very simple and informative. As "each image speaks thousand words" by keeping this in mind, the book is full of self-explanatory images. The figures in the book are very easy to understand; each chapter starts with chapter outline, keywords and description with tables and figures. In the end of the chapter, MCQs are included for self-assessment of the students. This bilingual book has all supporting features which will definitely update the knowledge of the students.

I am pleased to receive feedback from readers, it will help me to improve further edition of the book.

Dipti Shukla

Acknowledgements

"A good education is the foundation for a better future."
Swami Vivekananda

The first and heartfelt gratitude to the almighty for all his blessings keeping me focused and motivated through writing this book. The successful completion of this manuscript was only possible through the invaluable efforts and contribution of noble people around me.

My deep gratitude to my co-author Ms Pooja Devi for the contribution and support. My special thanks to my family and friends, those loved ones who inspired me and kept motivating me to complete the book on time.

My sincere thanks to Prof (Dr) RS Dubey (Chairman, Samarpan Institute) and Mrs Soumya Sunny (Asst. Professor) for their valuable guidance, support and motivation.

I wish to express my appreciation and gratitude to all my colleagues who spared their valuable time and helped me throughout.

My special thanks to both of my sons Mr Pradhyuman and Mr Jaivardhan for giving me time, love and positive energy to complete the book.

My sincere thanks to entire Jaypee Brothers Medical Publishers team for giving the opportunity and bringing out the book with utmost care and in very attractive presentation. I am very grateful to the whole team of M/s Jaypee Brothers Medical Publishers (P) Ltd, New Delhi, India, who helped and guided me, Shri Jitendar P Vij (Group Chairman), Mr Ankit Vij (Managing Director), Mr MS Mani (Group President), Dr Madhu Choudhary (Director–Educational Publishing), Ms Pooja Bhandari [Director–Production (Books and Journals)], Ms Sunita Katla (Executive Assistant to Group Chairman and Publishing Manager), Mr Ajay Kumar Sharma [Deputy General Manager (Books and Journals)], Ms Samina Khan (Executive Assistant to Director–Educational Publishing), Dr Sangeeta Yadav (Development Editor), Mr Rishi Sharma (Director–Sales), Mr Rajesh Sharma (Production Coordinator), Ms Seema Dogra (Cover Visualizer) and their team members, for all their support to work in this project and make it a success. Without their cooperation, I could not have completed this project.

Contents

BIO-SCIENCE

Placement: FIRST YEAR
Time: Theory—120 hours
Anatomy and Physiology—90 hours
Microbiology—30 hours

ANATOMY AND PHYSIOLOGY

Course Description

This course is designed to help students gain knowledge of the structure and function of the human body and recognize any deviation from normal health in order to render effective nursing services.

General Objective

Upon completion of the course, the student shall be able to:
❖ Describe in general the structure and functions of the human body.
❖ Describe in detail the structure and functions of the different organs and systems in the human body.
❖ Apply the anatomical and physiological principles in the practice of nursing.

Total Hours—90

Unit	Learning objectives	Content	Hours	Teaching learning activities	Assessment methods
I	Define and spell various anatomical terms	**Introduction to anatomical terms organization of the human body** • Anatomical terms • Systems and cavities of the human body	4	Lecture cum discussions Explain using charts Record book	Short answer questions Objective type
II	Describe different organs of the body, systemic function and their inter-relationship	**Introduction to the detailed structure of the body** • The cell: Structure, reproduction and function • Tissues including membranes and glands: types, structure and functions • Body cavities and their contents	6	Lecture cum discussions Explain using microscopic slides, skeleton and torso	Short answer questions Objective type

Contd...

Contd...

Unit	Learning objectives	Content	Hours	Teaching learning activities	Assessment methods
III	Describe the composition of blood and its functions	**Blood** • Composition and formation of blood • Functions of blood • Blood clotting, blood grouping and cross matching • Blood products and their use	6	Lecture cum discussions. Explain using microscopic slides Demonstration of blood grouping and cross-matching, Hb estimation	Short answer questions Objective type Essay type
IV	Describe the structure and functions of heart and blood vessels	**The circulatory system** • **Heart:** Structure, functions including conduction system and cardiac cycle • **Blood vessels:** Types, structure and position • Circulation of blood • Blood pressure and pulse	6	Lecture cum discussions Explain using charts, models and specimen	Short answer questions Objective type Essay type
V	Describe structure and functions of lymphatic system	**The lymphatic system** Structure and function of lymph vessels, lymph nodes and lymph circulation, lymphatic tissue-spleen and thymus	6	Lecture cum discussions. Explain using charts and models	Short answer Objective type Essay type
VI	Describe the structure and functions of respiratory system	**The respiratory system** • The structure and functions of respiratory organs • The physiology of respiration • Characteristics of normal respiration and deviation	6	Lecture cum discussions Explain using charts and models, specimens Demonstration of spirometry	Short answer Objective type Essay type
VII	Describe the structure and function of digestive system	**The digestive system** • Structure and functions of the alimentary tract and is accessory organs • The process of digestion, absorption and metabolism of food constituents	6	Lecture cum discussions Explain using charts, models and videos	Short answer Objective type Essay type
VIII	Describe the structure and functions of organs of excretory system	**The excretory system** • Structure and functions of the kidney, ureters, urinary bladder, and urethra • Formation and composition of urine • Fluid and electrolyte balance • Structure and functions of the skin • Regulation of the body temperature	6	Lecture cum discussions Explain using charts, slides models and videos	Short answer Objective type Essay type

Contd...

Contd...

Unit	Learning objectives	Content	Hours	Teaching learning activities	Assessment methods
IX	Describe the structure and functions of endocrine glands	**The endocrine system** The structure and functions of the pituitary, thyroid, parathyroid and adrenal glands, pancreas (islets of langerhans), ovaries and testes	6	Lecture cum discussions Explain using charts and models	Short answer Objective type Essay type
X	Describe the structure and functions of male and female reproductive system and accessory organs	**The reproductive system** • Structure and functions of the female reproductive system • Process of menstrual cycle, reproduction and menopause • Structure and functions of breasts • Structure and functions of the male reproductive system • Reproductive health	8	Lecture cum discussions Explain using charts, videos, models and specimens	Short answer Objective type Essay type
XI	Describe the structure and functions of nervous system	**The nervous system** • Types of nerves-structure and functions • Brain and cranial nerves • Spinal cord and motor and sensory pathways of the spinal cord, autonomic nervous system	10	Lecture cum discussions Explain using charts and models	Short answer Objective type Essay type
XII	Describe the structure and function of sensory organs	**The sense organs** • Skin, eye, ear, nose and tongue • Physiology of vision, hearing, smell, touch, taste and equilibrium	6	Lecture cum discussions Explain using charts, videos and models	Short answer Objective type Essay type
XIII	Describe the structure and functions of skeletal system	**The skeleton** • Formation and growth of bones • Tendons, ligaments and cartilages • Classification of bones, joints • Joint movement • Axial and appendicular skeleton	8	Lecture cum discussions Explain using charts, models and skeleton	Short answer Objective type Essay type
XIV	Describe structure and functions of muscular system	**The muscular system** • Type, structure and functions of muscle • Origin, insertion, and action of muscles	6	Lecture cum discussions Explain using charts, slides and models	Short answer Objective type Essay type

MICROBIOLOGY

Course Description

This course is designed to help students gain knowledge and understanding of the characteristics and activities of micro-organisms, how they react under different conditions and how they cause different disorders and diseases. Knowledge of these principles will enable student to understand and adopt practices associated with preventive and promotive healthcare.

General Objectives

Upon completion of the course, the students shall be able to:
- Describe the classifications and characteristics of micro-organisms.
- List the common disease producing micro-organisms.
- Explain the activities of micro-organism in relation to the environment and the human body.
- Enumerate the basic principles of control and destruction of micro-organisms.
- Apply the principles of microbiology in nursing practice.

Total Hours—30

Unit	Learning objectives	Content	Hours	Teaching learning activities	Assessment methods
I	Describe evolution of microbiology and its relevance in nursing	**Introduction** • History of bacteriology and micro-biology • Scope of microbiology in nursing	3	Lecture cum discussions	Objective type Short answers
II	Classify the different types of micro organism • Describe the normal flora and the common diseases caused by pathogens • Explain the methods to study microbes	**Micro organisms** • Classification, characteristics, (structure, size, method and rate of reproduction) • Normal flora of the body • Pathogenesis and common diseases • Methods for study of microbes, culture and isolation of microbes	8	Lecture cum discussions Explain using slides, films, videos, exhibits, models Staining and fixation of slides	Short answer Objective type Essay type
III	Describe the sources of infection and growth of microbes. Explain the transmission of infection and the principles in collecting specimens	**Infection and its transmission** • Sources and types of infection, nosocomial infection • Factors affecting growth of microbes • Cycle of transmission of infection portals of entry, exit, modes of transfer • Reaction of body to infection, mechanism of resistance • Collection of specimens	4	Lecture Demonstrations Specimens Explain using charts	Short answer Objective type Essay type

Contd...

Contd...

Unit	Learning objectives	Content	Hours	Teaching learning activities	Assessment methods
IV	Describe various types of immunity, hypersensitivity autoimmunity and immunizing agents	**Immunity** • Types of immunity–innate and acquired • Immunization schedule. Immunoprophylaxis (vaccines, sera, etc.) • Hypersensitivity and autoimmunity • Principles and uses of serological tests	5	Lecture cum discussions Demonstration Exhibits	Short answer Objective type Essay type

V	Describe the various methods of control and destruction of microbes	**Control and destruction of microbes**
		• Principles and methods of microbial control
		  ➢ Sterilization
		  ➢ Disinfection
		  ➢ Chemotherapy and antibiotics
		  ➢ Pasteurization
		• Medical and surgical asepsis
		• Bio-safety and waste management
			5	Lecture Demonstration Videos visit to the CSSD	Short answer Objective type Essay type

VI	Demonstrate skill in handling and care of microscopes identify common microbes under the microscope	**Practical microbiology** • Microscope–parts, uses, handling and care of microscope • Observation of staining procedure, preparation and examination of slides and smears • Identification of common microbes under the microscope for morphology of different microbes	5	Lecture Demonstrations Specimens Slides	

अध्याय

1

मानव शरीर का संगठन
(Organization of Human Body)

■ एनाटॉमिकल शब्दावली	■ Anatomical Terms
■ एनॉटॉमी एवं फिजिओलॉजी की शाखायें	■ Branches of Anatomy and Physiology
■ शारीरिक स्थिति	■ Anatomical Position
■ शरीर के तल या अनुभाग	■ Body Planes or Sections
■ मानव शरीर की गुहायें	■ Cavities of Human Body
■ शारीरिक क्षेत्र	■ Regions of Human Body
■ मानव शरीर के संस्थान एवं तंत्र	■ Human Body Systems

एनाटॉमिकल शब्दावलियों का परिचय (INTRODUCTION OF ANATOMICAL TERMS)

❖ **एनाटॉमी (Anatomy):** एनाटॉमी वह विज्ञान है जिसके अन्तर्गत हम शरीर की रचनाओं का अध्ययन करते हैं। इसे प्राणियों की शरीर–रचना का विज्ञान या शरीर–रचना विज्ञान भी कहते हैं।

❖ **एप्लाइड एनाटॉमी (Applied anatomy):** इस शाखा में रोग निदान एवं चिकित्सा, विशेषकर शल्य–चिकित्सा में प्रयुक्त शरीर–रचना विज्ञान का अध्ययन किया जाता है।

❖ **फिजियोलॉजी (Physiology):** इस शाखा के अन्तर्गत हम शरीर के विभिन्न अंगों एवं उनके कार्यो का अध्ययन करते हैं।

एनॉटॉमी एवं फिजिओलॉजी की शाखाऐं (BRANCHES OF ANATOMY AND PHYSIOLOGY)

❖ **कोशिका विज्ञान (Cytology):** इसके अन्तर्गत हम कोशिकाओं का अध्ययन करते हैं।

❖ **उतक विज्ञान (Histology):** इसके अन्तर्गत ऊतकों की सूक्ष्म संरचना तथा उनकी व्यवस्था अथवा विन्यास का अध्ययन किया जाता है।

❖ **आर्थोलोजी या जोडों का विज्ञान (Arthrology):** इसमे हम शरीर के विभिन्न जोड़ों का अध्ययन करते हैं।

❖ **हृदय विज्ञान (Cardiology):** इस शाखा के अन्तर्गत हृदय की संरचना एवं उसके कार्यो का अध्ययन करते हैं।

❖ **अस्थि विज्ञान (Osteology):** इस शाखा के अन्तर्गत हम Bones (हड्डियों) का अध्ययन करते हैं।

❖ **तन्त्रिका विज्ञान (Neurology):** इसके शाखा के अन्तर्गत हम Nerves (तन्त्रिकाओं) का अध्ययन करते हैं।

❖ **जठर विज्ञान (Gastrology):** इसके अन्तर्गत हम पाचन सम्बन्धित अंगों एवं उनके कार्यो का अध्ययन करते हैं।

❖ **पेशी विज्ञान (Myology):** इसके अन्तर्गत हम Muscles (मांसपेशियों) का अध्ययन करते हैं।

❖ **तंत्रिका विज्ञान (Nephrology):** शाखा के अन्तर्गत हम वृक्क की संरचना एवं कार्यो का अध्ययन करते हैं।

❖ **भ्रूण विज्ञान (Embryology):** इसमें गर्भाधान सम्बन्धी एवं गर्भाधान के पश्चात भ्रूण के विकास एवं पोषण सम्बन्धी समस्याओं का अध्ययन किया जाता है।

- ❖ **हिस्टोलॉजी (ऊतक विज्ञान) (Histology):** ऊतकों की सूक्ष्मदर्शी संरचना का अध्ययन।
- ❖ **सतही शरीर रचना विज्ञान (Superficial anatomy):** इसमें शरीर की सतह पर स्थित किसी आकृति अथवा चिह्नों का अध्ययन किया जाता है। क्योंकि उनका सम्बन्ध नीचे स्थित ऊतकों एवं अंगों से होता है।
- ❖ **रेडियोग्राफिक शरीर रचना विज्ञान (Radiographic anatomy):** एक्स–रे फिल्म में शरीर की संरचना का अध्ययन किया जाता है।
- ❖ **बिकृत या विकृति जन्म शरीर रचना विज्ञान (Malformation birth anatomy):** इसमें आसामान्य, रोग–ग्रस्त अथवा क्षति ग्रस्त ऊतक की रचना का अध्ययन किया जाता है।
- ❖ **न्यूरोफिजियोलाजी (Neurophysiology):** तंत्रिका कोशिका की कार्यात्मक गुण का अध्ययन
- ❖ **एन्डोक्रिनोलॉजी (Endocrinology):** हार्मोण का अध्ययन और वे कैसे शरीर के कार्य को नियंत्रित करते हैं।
- ❖ **कार्डियोवेसकुलर फिजियालॉजी (Cardiovascular physiology):** रक्त और रक्त वाहिनियों के कार्य का अध्ययन।
- ❖ **इम्यूनोलॉजी (Immunology):** रोग क्षमता के सभी पहलुओं का अध्ययन।
- ❖ **शवसनीय फिजियोलॉजी (Respiration physiology):** वायु–पथ एवं फेफडों के कार्यों का अध्ययन।
- ❖ **रिनल फिजियोलॉजी (Renal physiology):** किडनी के कार्य का अध्ययन।
- ❖ **पैथोफिजियोलॉजी (Pathophysiology):** रोगी के द्वारा सामान्य शरीर वृत्तिक प्रतिक्रियाओं में उत्पन्न।

शारीरिक स्थिति (ANATOMICAL POSITION)

मानव शरीर का अध्ययन सीधी खड़ी स्थिति में किया जाता है, जिसमें चेहरा सामने की ओर देखता हुआ भुजायें धड़ सामने के दोनों ओर लटकी हुई एवं हथेलिया सामने की ओर तथा दोनो टांगे आपस में मिली हुई एवं सिर तना हुआ रहता है।

क्र. सं	शारीरिक शब्दावली	परिभाषा (Meaning)
1.	ऊपरी (Superior)	ऐसी संरचना जो कि सिर के पास ऊपर की ओर हो।
2.	निचली / निम्न (Inferior)	संबन्धित अंग से नीचे की ओर की संरचना।
3.	अग्रिम (Anterior or ventral)	शरीर के सामने की ओर की संरचना।
4.	पृष्ठीय (Posterior or dorsal)	शरीर के पीछे (पीठ) की ओर की संरचना
5.	दूरस्थ (Distal)	शरीर के धड़ से दूर की संरचना।
6.	समीपस्थ (Proximal)	शरीर के धड़ से समीप की संरचना।
7.	बाह्य या पृष्ठीय (External or superficial)	शरीर की सतह के समीप की संरचना।
8.	आंतरिक (Internal or deep)	शरीर की सतह से दूर या अंदर की संरचना।
9.	केंद्रीय (Central)	शरीर के केंद्र की ओर की संरचना।
10.	परिधीय (Peripheral)	शरीर के केंद्रीय अक्ष से दूर की संरचना।
11.	तलीय (Plantar)	पाद की निचली सतह की संरचना।
12.	पार्श्विक (Parietal)	शरीर की गुहा को स्तरित करने वाली कलाओं का उल्लेख करना।
13.	आंत्रीय (Visceral)	अंतराग को आच्छादित करने वाली कला का उल्लेख करना।
14.	पार्श्वीय (Lateral)	शरीर की मध्य रेखा से दूर की संरचना।
15.	कोरोनल अनुभाग (Coronal section)	शरीर की अग्र एवं पार्श्व भाग में विभाजित (Coronal section) करने वाली काट।
16.	मध्य रेखा (Medial line or vertical)	शरीर को दायें एवं बांये भाग में विभाजित करने वाली काट या रेखा।
17.	मध्यमांतर अनुभाग (Sagittal section)	यह शरीर की मध्य रेखा को समानान्तर दायें एवं बायें भाग में विभक्त करती है।
18.	अनुप्रस्थ (Horizontal)	यह शरीर और अंगों को ऊपरी तथा निचले भागों में विभक्त करता है।

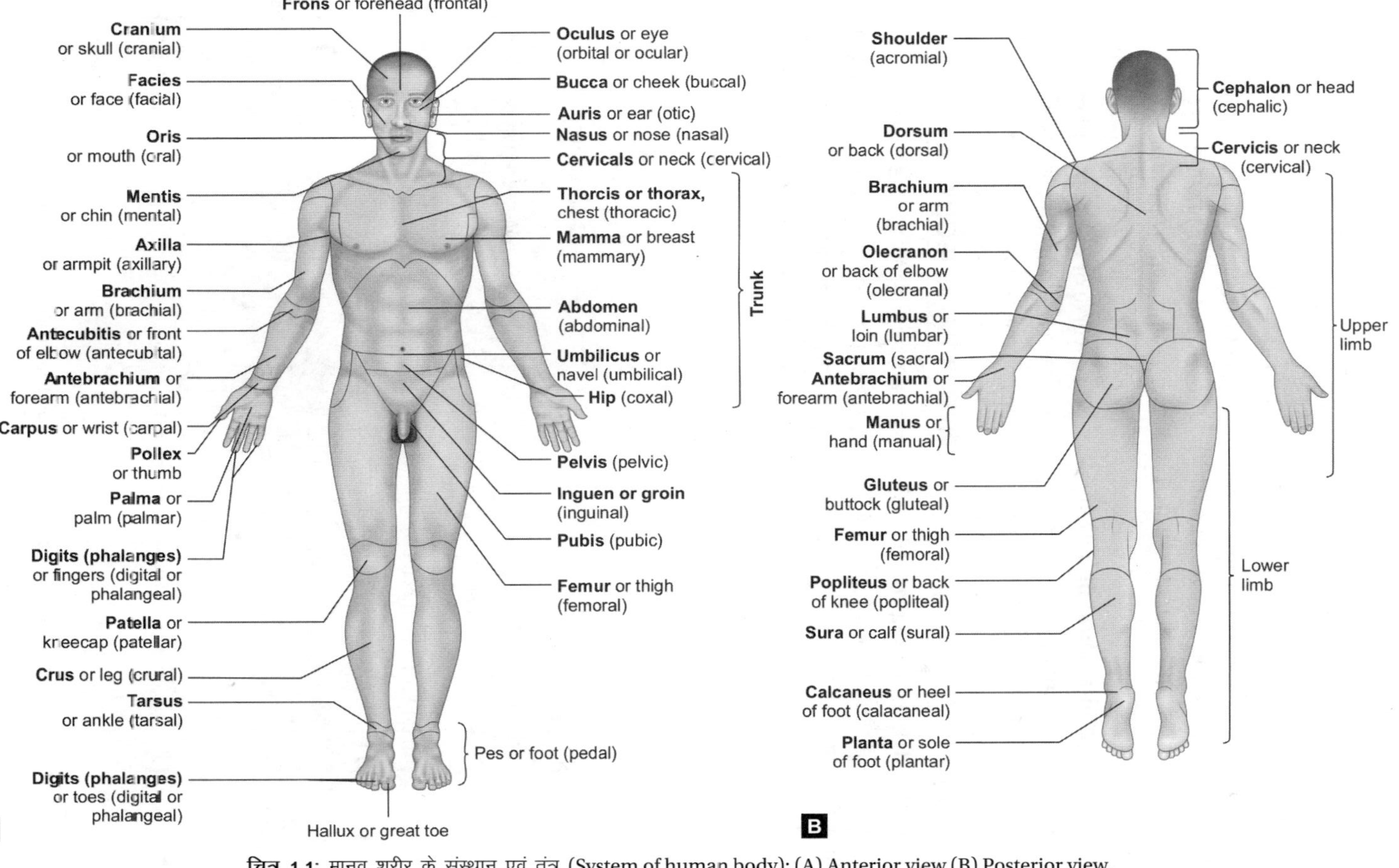

चित्र 1.1: मानव शरीर के संस्थान एवं तंत्र (System of human body): (A) Anterior view (B) Posterior view.

शरीर के तल या अनुभाग
(BODY PLANES OR SECTIONS)

तल एक काल्पनिक समतल सतह होती है जो कि शरीर के भागों से होकर गुजरती है। कई तल निम्न हैं।

❖ **समान्तर तल (Sagittal plane)** यह लम्बवत तल शरीर और अंगों को दायें और बायें भागों में विभक्त करता है।

■ **मध्यवर्ती तल (Mid-sagittal plane)** और मिडियन तल (Medial plane) शरीर को शरीर की काल्पनिक मध्य रेखा के लम्बवत यानि ऊपर से नीचे दायें बायें दो बराबर भागों में विभाजित करता है।

■ **पैरासेजिटल तल (Parasagittal plane):** यह शरीर की मध्य रेखा से होकर नहीं गुजरता है और शरीर और अंगों को दाये–बायें असमान भागों में विभाजित करता है।

❖ **फ्रण्टल या कॉरोनल (Frontal or coronal Plane)** मध्यवर्ती तल के समकोण पर सभी लम्बवत तल फ्रण्टल या कॉरोनल तल कहलाते है जिनसे शरीर दो असमान (Anterior) एंव पश्च (Posterior) भागों में विभक्त हो जाता है।

❖ **अनुप्रस्थ या क्रास सेक्शन या क्षैतिज तल (Transverse or cross-sectional or horizontal plane)** मध्यवर्ती एवं फ्रण्टल दोनों तलों के समकोणों पर शरीर के अनुप्रस्थ या आढा काटने वाले तल को अनुप्रस्थ या क्षैतिज तल (Transverse or horizontal plane) कहा जाता है। यह शरीर और अंगों को ऊपरी (Superior) और निचले (Inferior) भागों में विभक्त करता है।

शरीर की गुहा (BODY CAVITIES)

शरीर की गुहाएँ शरीर के अन्दर स्थित होती है। यह आन्तरिक अंगों को सुरक्षा प्रदान करने, अलग रखने, और सहारा प्रदान करने का काम करती हैं। हड्डी पेशियों लिगामेण्ट और दूसरी संरचना कई शरीर की गुहाओं से एक दूसरे से अलग रहती हैं। शरीर की कई बड़ी गुहाएँ निम्न हैं।

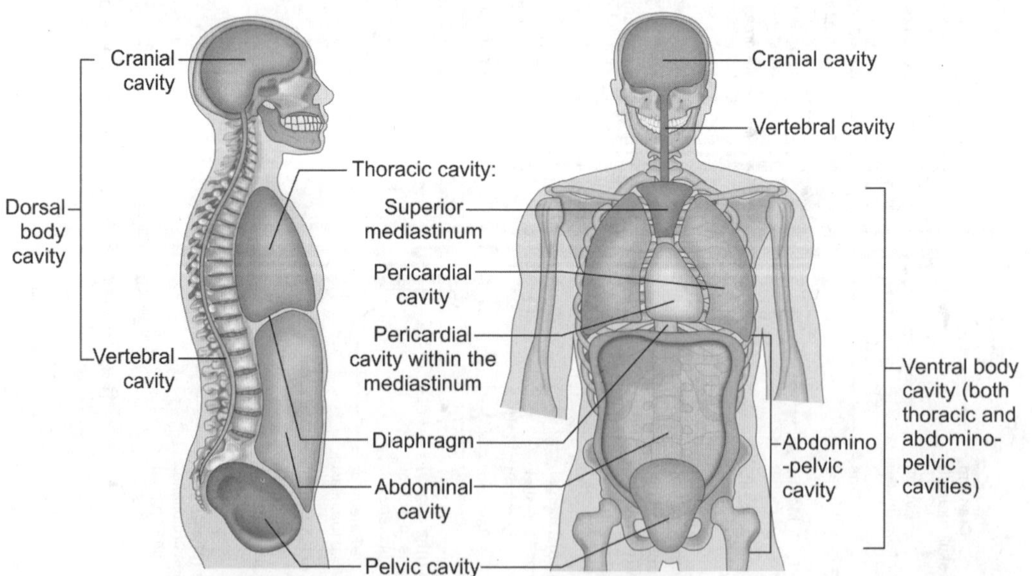

चित्र 1.2: मानव शरीर की गुहायें (Body cavities): (A) Lateral view; (B) Anterior view.

❖ **कपालीय गुहा (Cranial cavity):** इसमें मस्तिष्क विद्यमान रहता है और इसकी सीमाएं खोपड़ी की हड्डियों से बनी होती हैं।

❖ **स्पाइनल या वर्टिब्रल गुहा (Spinal or vertebral cavity):** यह कशेरूक दण्ड (Vertebral column) से बनी होती है। इसमें मेरू या सुषम्नारज्जु (Spinal cord) स्थित रहती है।

❖ **वक्षीय गुहा (Thoracic cavity) या छाती गुहा** (Chest cavity) यह गुहा धड के सुपीरियर (ऊपरी) भाग में स्थित होती है। इसकी सीमाएँ हड्डियों के एक ढांचे और सहारा देने वाली पेशियों से बनी होती है। इनमें आगे स्टनर्म तथा पसलियों (Rules) की पर्शुका उपस्थियाँ (Costal cartilages) होती हैं। पीछे वक्षीय कशेरूकाएँ तथा कोशिकाओं के बीच

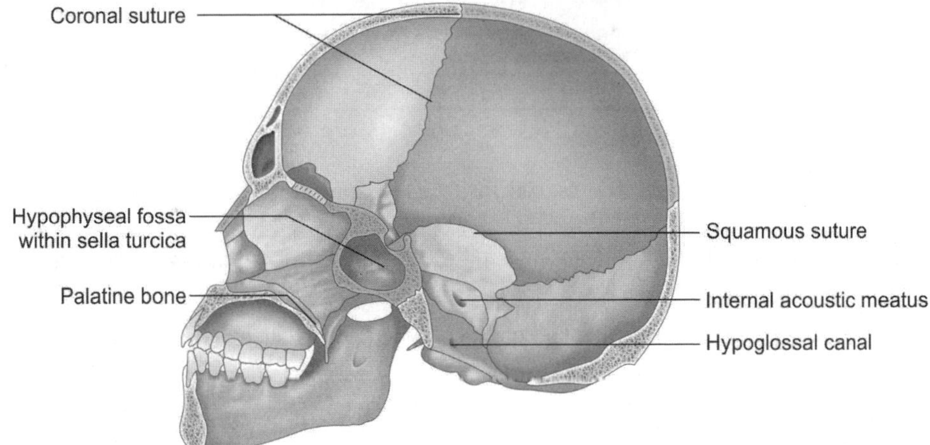

चित्र 1.3: कपालीय गुहा (Cranial cavity).

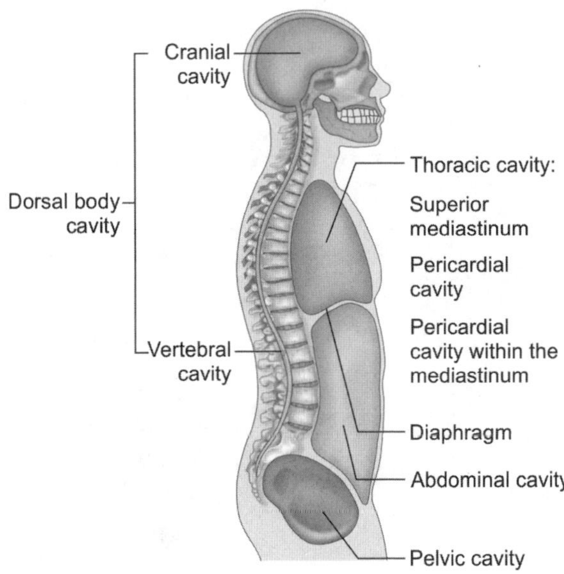

चित्र 1.4: स्पाइनल या वर्टिब्रल गुहा (Spinal or vertebral cavity).

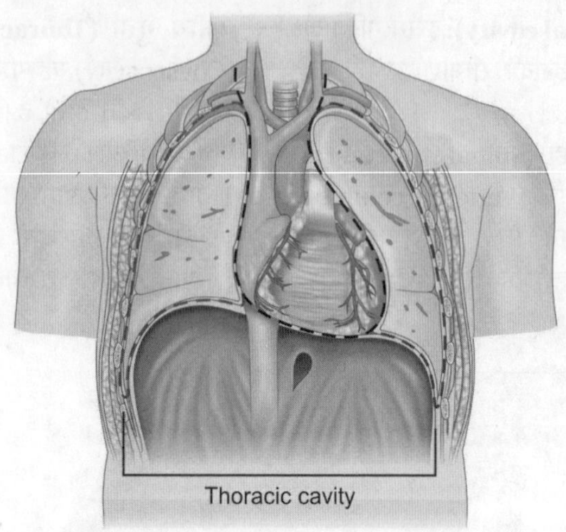

चित्र 1.5: वक्षीय गुहा (Thoracic cavity).

में स्थित अन्तराकशेरूकु वहिकाएं (Intervertebral disc) होती है। पार्श्व में 12 जोडी पसलियाँ तथा अंतरापर्शुक पेशियाँ (Intercostal muscles) पायी जाती है। ऊपर ग्रीवा मूल को बनाने वाली रचनाएँ पायी जाती हैं, तथा नीचे डायाफ्राम होता है।

■ **फुफ्फुसीय गुहाए (Pleural cavity):** प्रत्येक प्लूरल गुहा फेफडों को घेरे होती है। फुफ्फुस गुहाएँ (Pleural cavities) की सीरमीपरत प्लूरा होती है जिसमें कम मात्रा में तरल भाग भरा होता है।

■ **परिहदीय गुहा (Pericardial cavity):** यह हृदय के चारों तरफ/ओर होती है

■ **मीडियास्टिनम (मध्यस्थानिका) Mediastinum:** फेफडो के बीच के स्थान में मीडिया स्टाइनम होता है, जो दोनो फेफड़ो को अलग–अलग करता है। मीडिया स्टाइनम

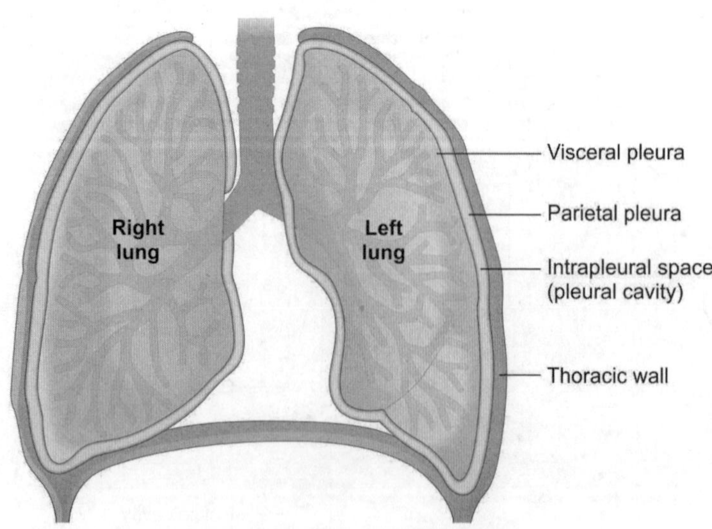

चित्र 1.6: फुफ्फुसीय गुहाएँ (Pleural cavity).

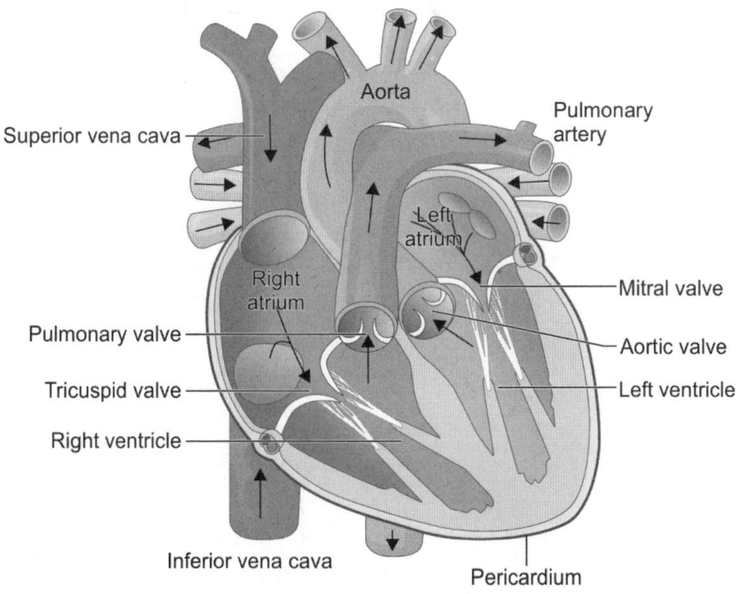

चित्र 1.7: परिहृदीय गुहा (Pericardial cavity).

मे हृदय एवं इसरो राग्बद्ध रक्त वाहिकाएँ महाधमनी (Aorta) ऊर्ध्व एवं निम्न महाशिरा (Superior and inferior vena cava) ग्रासनली (Oesophagus) श्वास प्रणाली थाइमस (Thymus gland) लसीका पर्व (Lymph nodes) थोरेसिक डक्ट, फ्रेनिक एवं ग्रन्थि वेगस तंत्रिकाएँ (Nerves) पायी जाती हैं। डायाफ्राम (Diaphragm) यह डोम आकार (Dome shaped) की पेशियाँ होती हैं जो थोरेसिक गुहा को उदरक्षेणिगत गुहा (Abdominopelvic cavity) से अलग करती है।

❖ उदर क्षोणिगत गुहा (Abdominopelvic cavity) यह शरीर की सबसे बड़ी गुहा (Cavity) होती है जो धड में डायाफ्राम के नीचे (Inferior) से योनि (Pelvis) तल तक जाती है। यह योनि (Pelvis) के ऊपरी किनारे (Superior margin) पर एक काल्पनिक रेखा द्वारा ऊपर की ओर उदरीय गुहा (Abdominal cavity) तथा नीचे की ओर योनि गुहा (Pelvic cavity) में विभक्त होती है।

■ उदरीय गुहा (Abdominal cavity) इसके अन्तर्गत आमाशय (Abdominal cavity) इसके अन्तर्गत आमाशय (Stomach) स्प्लीन (Spleen) यकृत (liver) पित्ताशय छोटी आँत और बडी आँतों का अधिकांश भाग होता है। उदरीय गुहा की सीरमी परत पेरीटोनिम होती है।

■ योनि गुहा (Pelvic Cavity) इसके अन्दर मूत्र नलियों के निचले भाग, मूत्राशय (Urinary bladder) बडी आंतो का भाग तथा स्त्री एवं पुरूष के आन्तरिक जननांग (Internal reproductive organs) होते हैं।

❖ अन्तरांग (Viscera): वक्षीय गुदा (Thoracic cavity) और उदरयोनिगत गुहा के अन्दर स्थित अंग की अन्तरांग (Visera) कहा जाता है।

❖ सीरमी गित्ति (Serous membrane) यह एक पतली चिकनी दोहरी भित्ति वाली परत होती है जो वक्षोम और उदरीय गुदा (Abdominal cavity) के अन्तारांग को ढकती है। सीरमी भित्ति के भाग (The parts of a serous membrane)

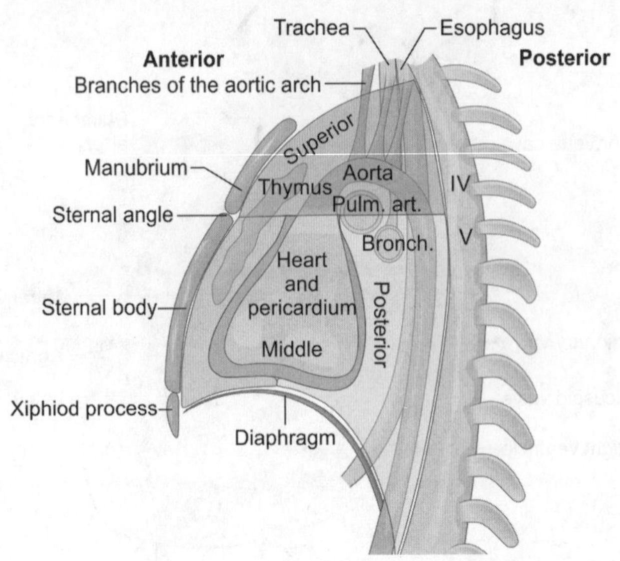

चित्र 1.8: मीडियास्टिनम (मध्यस्थानिका) (Mediastinum).

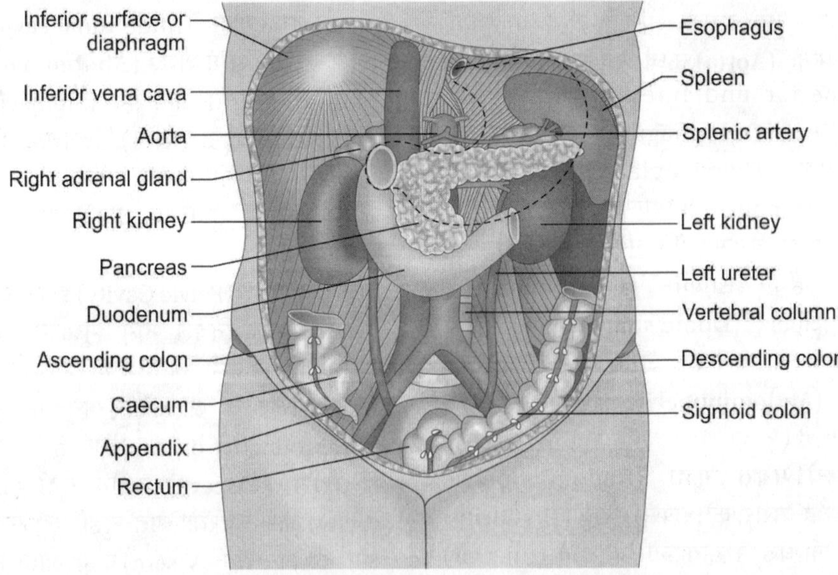

चित्र 1.9: उदर क्षोणि गुहा (Abdominopelvic cavity).

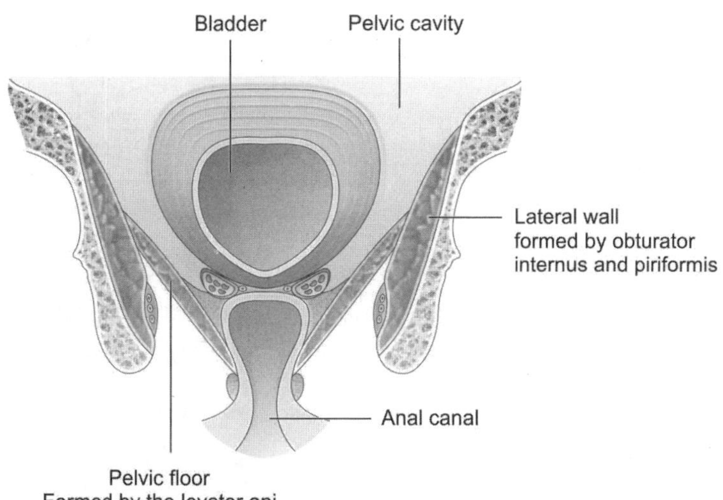

चित्र 1.10ः योनि गुहा (Pelvic cavity).

- पार्शिवक परत (Parietal layer)
- अन्तरांगी परत (Visceral layer)

दोनों परतों के बीच सीरमी तरल (Serous fluid) भरा होता है, जो दोनों परतों को नम एवं चिकना बनाए रखता है। इनके मध्य द्रव की उपस्थिति से श्वसन के दौरान ये परत एक दूसरे के ऊपर बिना किसी घर्षण के फिसलती है तथा बाहरी आघात से भी सुरक्षा करती है।

शारीरिक क्षेत्र (BODY REGIONS)

शरीर के क्षेत्रों को Anatomical position के अनुसार दो भागों में विभाजित किया गया है।

- ❖ अक्षीय क्षेत्र (Axial region): जो इसमें सिर (Head) गर्दन (Neck) वृक्ष, (Chest), उदर (Abdomen), श्रेणि (Pevlis) आदि भाग।
- ❖ उपांगीय (Appendicular): शरीर के उपांगीय भाग में निम्न अंग राग्गिलित होते हैं–
  - ऊर्ध्वांग (Upper limb) कंधे, बाहे, अग्र बांह, अग्र बांह, कलाई एवं हाथ सम्मिलित हैं।
  - निम्नांग (Lower limb) कुल्हें, जांध, टागें, टखने एवं पैर आदि सम्मिलित हैं।

उदर क्षेत्र (Abdominal Region)

उदर क्षेत्र का दो क्षैतिज (Horizontal) एवं दो अनुलंब रेखाओं (Vertical line) द्वारा नौ भागों में विभाजित किया जाता है जो निम्न हैं–

- ❖ दायां Hypochondriac क्षेत्र (Right hypochondriac region)
- ❖ अधिजठर क्षेत्र (Epigastric region)
- ❖ बांया (Hypochondriac) क्षेत्र (Left hypochondriac region)
- ❖ दांया कटि क्षेत्र (Right lumbar region)
- ❖ नाभि क्षेत्र (Umbilical region)
- ❖ बांया कटि क्षेत्र (Left lumbar region)
- ❖ दांया क्षेणि फलकीय (Right iliac region)
- ❖ अधा जठरीय (Hypogastric region)
- ❖ बांया श्रेणिफलकीय क्षेत्र (Left iliac region)

संरचनात्मक संगठन के स्तर (Levels of Structural Organization)

छोटे से लेकर बड़े तक संगठन के 6 संगठन होते है। जैसे– रासायनिक (Chemical), कोशिकीय (Cellular), ऊतक (Tissue), अंग (Organs), तंत्र (System) और संबन्धी स्तर (Organism levels)

Body Regions—Anterior
- ❖ Pubic Lower–part of the abdomen just above the external genital organs
- ❖ Patellar–knee cap
- ❖ Crural–shin area of the leg
- ❖ Tarsal–ankle
- ❖ Pedal–foot
- ❖ Fibular–outside of the lower leg

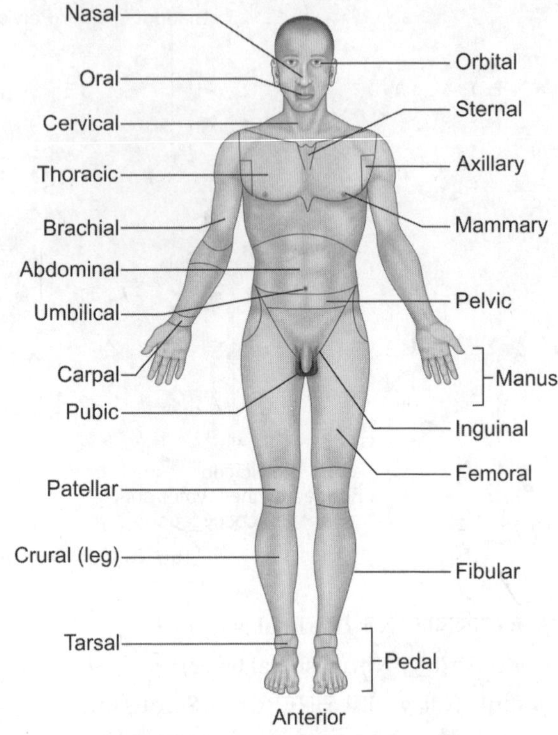

चित्र 1.11: शारीरिक क्षेत्र (Body regions).

❖ **रासायनिक स्तर (The chemical level):** इसमें सम्मिलित होते हैं– परमाणु (यह पदार्थ की सबसे छोटी इकाई होती है) जो रासायनिक प्रतिक्रिया में भाग लेती है और अणुओं (Molecules) दो या दो से अधिक परमाणु परस्पर मिलते है तो वे एक अणु की संरचना करते हैं।

परमाणु जैसे कार्बन, हाइड्रोजन, ऑक्सीजन, नाइट्रोजन, फास्फोरस एवं सल्फर मुख्य होते हैं। ये जीवन के लिए आवश्यक होते हैं। मुख्य अणुओं में शुगर (उदाहरण ग्लूकोज), डीऑक्सी राइबो न्यूक्लिक एसिड (डी.एन.ए.) प्रोटीन और लिपिड शामिल होते हैं।

❖ **कोशिकीय स्तर (The cellular level)** अणुओं के मिलने से कोशिका का निर्माण होता है जो जीवन की मूलभूत संरचनात्मक एवं कार्यात्मक इकाई होती है।

❖ **ऊतक स्तर (The tissue level)** समान गुणों वाली, एक ही आकार की तथा एक ही कार्य करने वाली कोशिकाओं के समूह को ऊतक कहते हैं। इन्हें चार समूहों में विभाजित किया गया है, जो कि उपकला ऊतक (Epithelial tissue) संयोजी ऊतक (Muscle tissue) तथा तन्त्रिका ऊतक (Nervous tissue)

❖ **अंग स्तर (The organ level)** अंग दो या दो से अधिक तरह के ऊतकों का एक युग्मज सग्रंह होता है जो एक साथ कार्य करके एक विशेष क्रिया करता है। आमाशय (Stomach) उसका एक बहुत ही अच्छा उदाहरण है।

❖ **अंग तंत्र स्तर (The organ system level)** शरीर के विभिन्न अंग एक साथ संगठित होकर किसी एक विशिष्ट क्रिया को करने का कार्य करते है उसे सामूहिक रूप से संस्थान या तंत्र कहते हैं।

❖ **जीव स्तर (The organismal level)** शरीर के सभी तंत्र व्यक्तिगत रूप से एक साथ कार्य करते हैं। उदाहरण: मानव शरीर।

मानव शरीर संरचना का विस्तृत परिचय (Introduction to the Detailed Structure of the Body)

मानव शरीर एक जटिल संरचना होती है। यह कई सूक्ष्म इकाइयों से मिलकर बना होता है। इन इकाइयों को सूक्ष्मदर्शी यंत्र की सहायता से देखा जा सकता है। मानव शरीर क्रियात्मक तथा संरचानात्मक इकाई कोशिका तथा बहुत सारी कोशिकाएं मिलकर उत्तक तथा उत्तकों के समूह द्वारा अंगों का निर्माण होता है और प्रत्येक अंग अपना–अपना कार्य करते हैं तथा एक–दूसरे के ऊपर निर्भर रहते हैं तथा मानव शरीर को स्वस्थ बनाये रखने में योगदान करते हैं। शरीर में बहुत से अंग एक सा कार्य तथा संबन्धित कार्य करते हैं। इन्हें सामुहिक रूप से तंत्र कहते हैं। मानव शरीर में कई प्रकार के तंत्र पाये जाते हैं। जिनका कार्य विभिन्न प्रकार का होता है।

मानव शरीर के तंत्र या संस्थान (SYSTEMS OF HUMAN BODY)

1. कंकाल तंत्र (Skeletal System)

कंकाल तंत्र में अस्थियां, जोड तथा उपास्थियां सम्मिलित होते हैं ये हमारे शरीर का निर्माण करती है तथा शरीर को आकार, आकृति तथा शरीर के कोमल अंगों को सुरक्षा प्रदान करते हैं।

इसके अंतर्गत हम निम्न का अध्ययन करते है।	कंकाल तंत्र के कार्य (Functions of skeletan system)
• कंकाल ऊतक (Skeleton tissue) • उपास्थि (Cartilage) • शरीर की अस्थियाँ (Bones of body) • अस्थियों के प्रकार (Types of bone)	• कंकाल तंत्र शरीर को आकार व आकृति प्रदान करता है। • शरीर के कोमल अंगों को बाह्य आधानों से सुरक्षा प्रदान करता है। • शरीरिक गति में सहायक होता है। • पेशियों को जुड़ने के लिए स्थान प्रदान करता है।

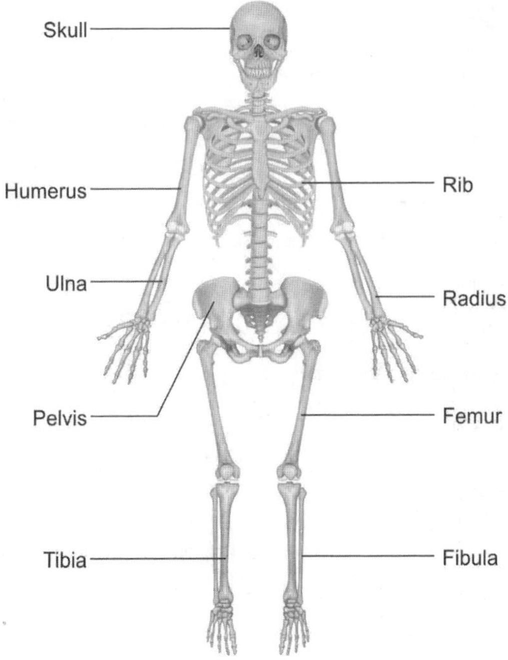

चित्र 1.12: मानव कंकाल तंत्र (Human skeleton).

2. पेशीय तंत्र (Muscular System)

यह तंत्र कई प्रकार की पेशियों से मिलकर बना होता है, जैसे कंकालीय (Skeletal) चिकनी (Smooth), हृदयी (Cardiac) आदि पेशीय तंत्र शरीर के विभिन्न जोडो में गति में सहायक है। अस्थि एवं पेशीय तंत्र मिलकर कई प्रकार की गतियों में भाग लेते हैं।

इसके अंतर्गत हम निम्न का अध्ययन करते है।	पेशीय तंत्र के कार्य (Functions of muscular system)
• मांसपेशियां (muscles) • मांसपेशियां के प्रकार (Types of muscles)	• गति में सहायक • शरीर को गर्म बनाये रखना आदि

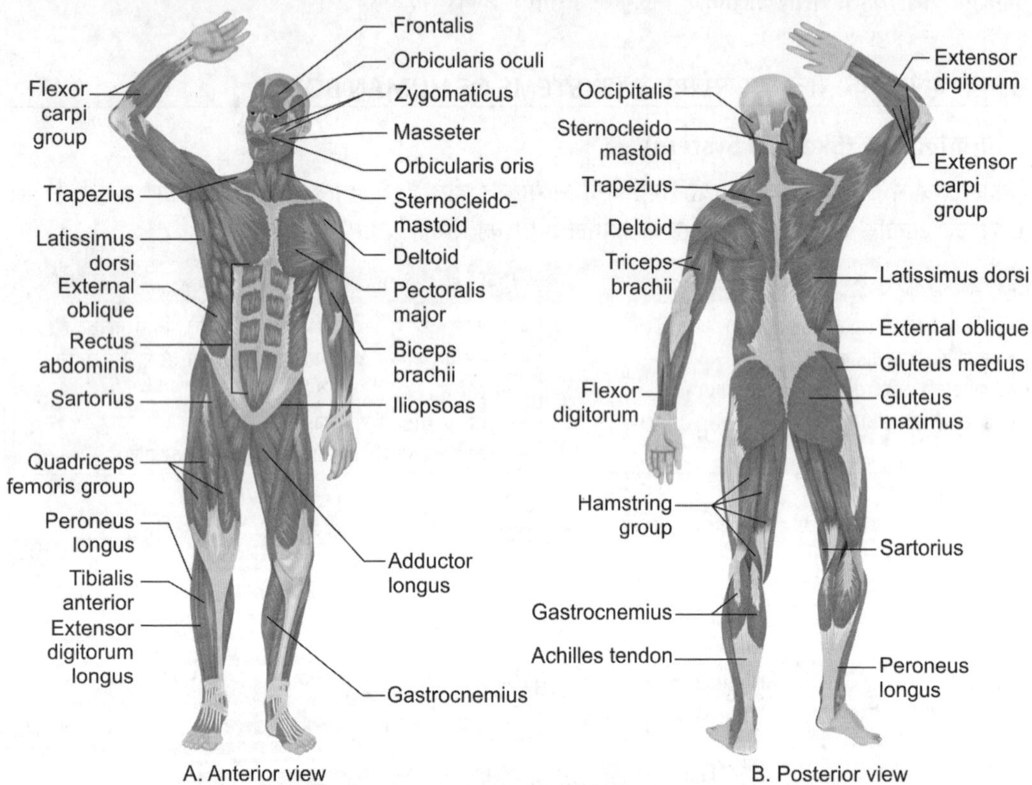

चित्र 1.13: पेशीय तंत्र (Muscular system).

3. त्वचीय तंत्र (Integumentary System)

इसके अंतर्गत हम निम्न का अध्ययन करते है।	त्वचीय तंत्र के कार्य (Function of integumentary system)
• त्वचा (Skin) • त्वचा के प्रकार (Types of skin)	• मानव शरीर की बाह्य आधातों से सुरक्षा • मानव शरीर के तापमान का नियमन • उत्सर्जी अंग के रूप में कार्य करना • विटामीन डी के निर्माण में सहायक

इसमें त्वचा तथा इसकी संरचना जैसे बाल, नाखून, तैलीय ग्रंथि तथा स्वेदग्रंथि (Sweat gland) का समावेश होता है।

त्वचीय तंत्र मानव शरीर को बाहरी आवरण प्रदान करता है तथा बाह्य आघातों से सुरक्षा प्रदान करता है।

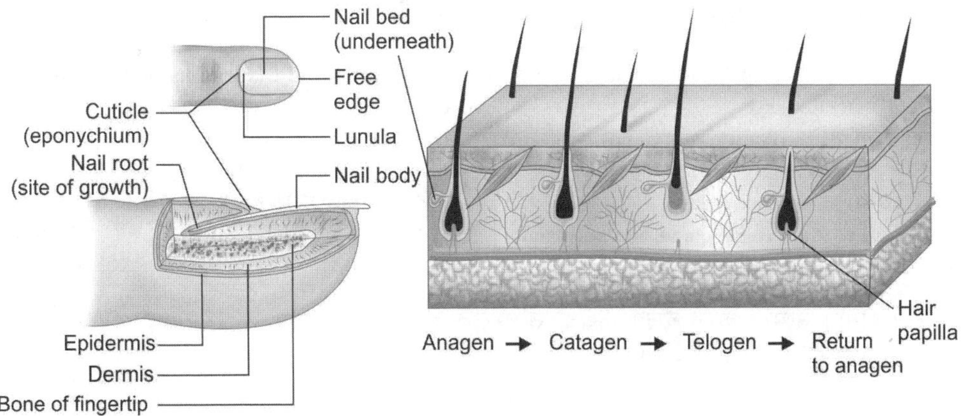

चित्र 1.14: *त्वचीय तंत्र* (Integumentary system).

4. तंत्रिका तंत्र (Nervous System)

इसके अंतर्गत हम निम्न का अध्ययन करते है।	तंत्रिका तंत्र के कार्य (Functions of Nervous System)
• न्यूरोन (Neurons) • परिधीय तंत्रिका तन्त्र (Peripheral nervous system) • केन्द्रीय तंत्रिका तन्त्र (Central nervous system)	• शरीर के समस्त अंगों के आंतरिक एवं बाह्य वातावरण के परिवर्तन के अनुसार समन्वय बनाये रखना तथा तंत्रिका आवेगों (Nerve impulse) का संवहन करने में सहायता प्रदान करना। • शरीर की मुख्य क्रियाओं को नियमित तथा नियंत्रित रखता है। • संवेदी अंगों से संदेश प्राप्त करके विश्लेषण करना।

मानव शरीर में विभिन्न अंगों तथा उनके भागों की क्रियाओं का नियंत्रण तथा सुचारू करने वाला तंत्र तंत्रिका तंत्र कहलाता है। इसमें मस्तिष्क, मेरूरज्जु तथा विशेष ज्ञानेन्द्रियां (आंख, कान) सम्मिलित हैं।

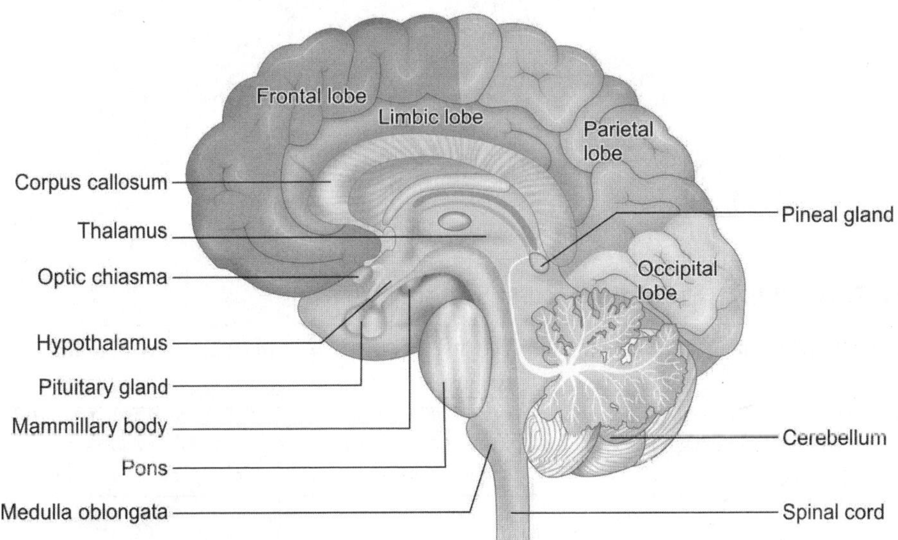

चित्र 1.15: *तंत्रिका तंत्र* (Nervous system).

5. अतःस्रावी तंत्र (Endocrine System)

इसके अंतर्गत हम निम्न का अध्ययन करते हैं।	अंतः स्रावी तंत्र के कार्य (**Functions of endocrine system**)
• पीयूष ग्रन्थि (**Pituitary**)	• हार्मोन स्रावित करते हैं।
• पेराथइरॉइड ग्रन्थि (**Parathyroid gland**)	• Chemical messengers (रसायनिक दूत) कहा जाता है
• पीनियल गेन्थि (**Pineal gland**)	क्योंकि ये सम्पूर्ण शरीर में रक्त के परिसंचारित होते हुए
• थाइरॉइड ग्रन्थि (**Thyroid gland**)	उस लक्ष्य अंग पर पहुचाते हैं जिससे उसका कार्य अपेक्षित
• एड्रिनल ग्रन्थि (**Suprarenal gland, adrenal gland**)	होती है।
• थाइमस ग्रन्थि (**Thymus gland**)	

इस तंत्र में हॉर्मोन उत्पन्न करने वाली गंथिया सम्मिलित होती

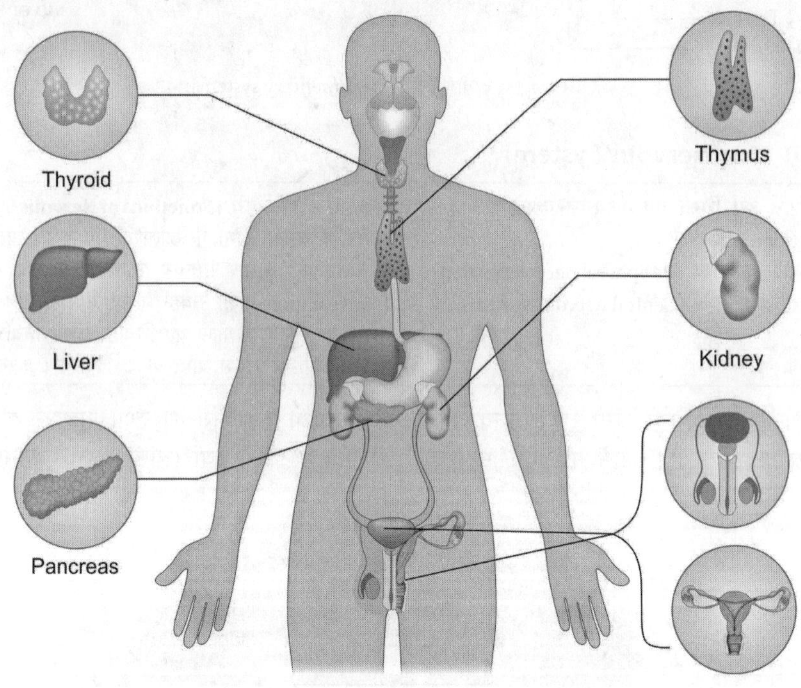

चित्र 1.16ः अंतःस्रावी तंत्र (Endocrine system).

6. रक्त परिसंचरण तंत्र (Cardiovascular System)

इसके अंतर्गत हम निम्न का अध्ययन करते है।	रक्त परिसंचरण तंत्र के कार्यः (**Functions of cardiovascular system**)
• हृदय (**Heart**)	• हृदय की सहायता से रक्त पूरे शरीर के उतकों तक पहुचाता है।
• शिराएँ (**Veins**)	• नष्ट रक्त वहिनियों के पुनः निर्माण का कार्य करते हैं।
• रक्त वाहिनियाँ (**Blood vessels**)	• रक्त ऑक्सीजन, पोशक तत्वों को कोशिकाओं तक पहुचाता है।
• धमनियाँ (**Arteries**)	

इस तंत्र में रक्त, हृदय और रक्त वहिनियां होती हैं।

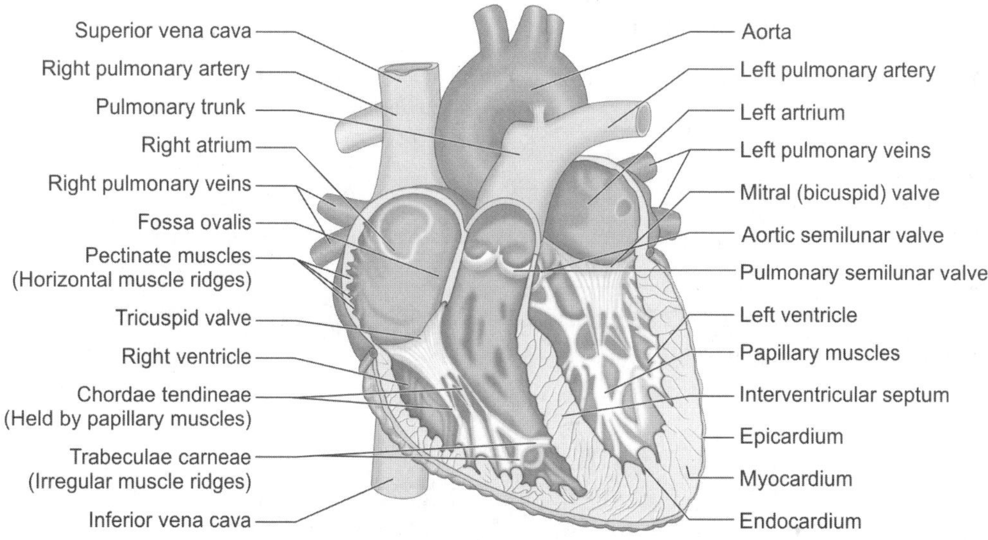

चित्र 1.17: रक्त परिसंचरण तंत्र (Cardiovascular system).

7. लसिका तंत्र (Lymphatic System)

इसके अंतर्गत हम निम्न का अध्ययन करते है। • लसिका (Lymph) • वहिनियां (Lymphatic vessels) • लसिका पर्व (Lymph nodes) • थाइमस, (Thymus) • प्लीहा (Speen)	• लसिका तंत्र के कार्य (Functions of lymphatic system): • यह हानिकारक जीवाणुओ को नष्ट करता है। • यह प्रोटीन और तरल पदार्थो को रक्त मे वापस भेजता है। • यह बाहरी हानिकारक पदार्थों तथा सूक्ष्म जीवाणुओं की रोकथाम करते हैं।

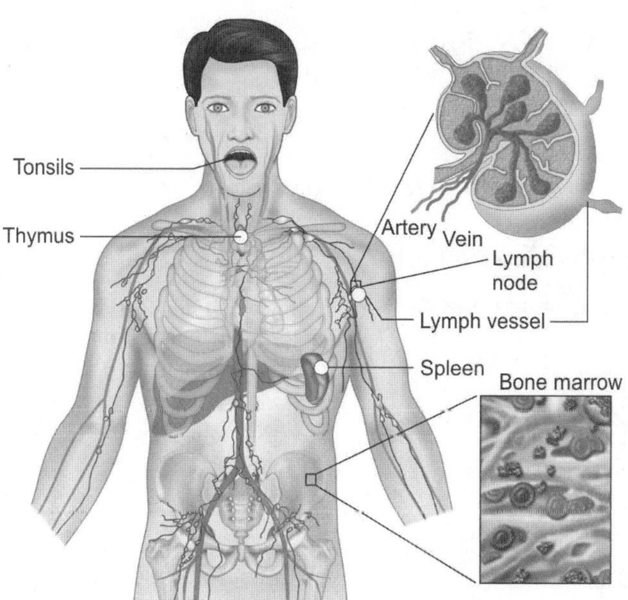

चित्र 1.18: लसिका तंत्र (Lymphatic system).

8. श्वसन तंत्र (Respiratory System)

इसके अंतर्गत हम निम्न का अध्ययन करते है।	श्वसन तंत्र के कार्य (Functions of respiratory system):
• ग्रसनी (Pharynx) • श्वास प्रणाली (Trachea) • स्वरयंत्र (Larynx) • फेफड़े (Lungs) • श्वसनिकाएँ (Bronchioles) • श्वसनी (Bronchus)	• यह तंत्र गैसों के आदान–प्रदान में सहायक होता है। • यह बोलने में सहायक होता है। • यह आक्सीजन को रक्त के साथ ले जाता है तथा कार्बन डाइऑक्साइड को बाहर निकालता है। • यह अम्लक्षार का संतुलन बनायें रखता है।

इस तंत्र में फुफफस (Lungs), ग्रसनी (Pharynx) श्वास प्रणाली (Trachea), श्वास ननियां (Bronchioles) तथा वायु कुपिकाएं (Air sacs) आती होती है।

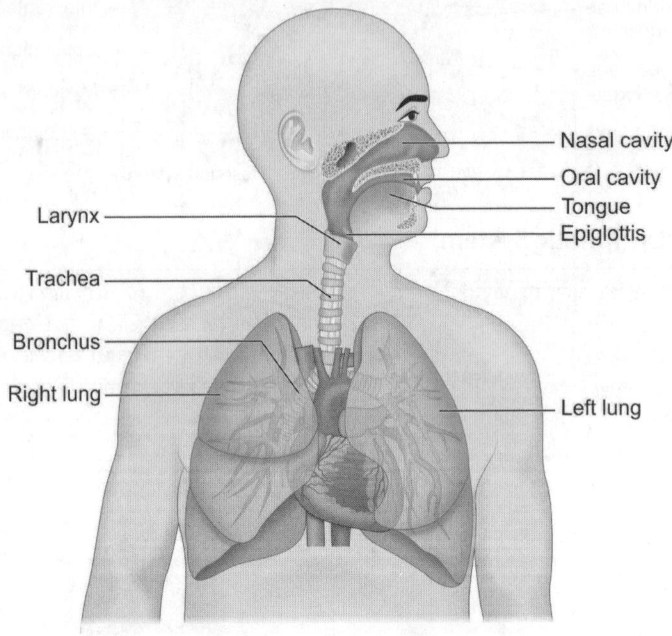

चित्र 1.19: श्वसन तंत्र (Respiratory system).

9. पाचन तंत्र (Digestive System)

इसके अंतर्गत हम निम्न का अध्ययन करते है।	पाचन तंत्र के कार्य (Functions of digestine system):
• मुँह (Mouth) • ग्रासनली (Oesophagus) • आमाशय (Stomach) • छोटी आन्त्र (Small Intestine) • बड़ी आन्त्र (Large intestine) • मलाशय (Rectum) • गुदा नली (Anal canal)	• यह भौतिक और रासायनिक रूप से भोजन को छोटे–छोटे टुकड़ों में तोड़ता है। • यह पोषकों का अवशोषण करता है। • अपशिष्ट पदार्थों को शरीर से बाहर निकालने का कार्य करता है।

इस तंत्र में वे सभी अंग सम्मिलत होते है जो भोजन को खाने, चबाने पचाने, अवशोषण करने तथा शरीर से अपशिष्ट पदार्थ को बाह्य निष्कासन में सहायक होते हैं।

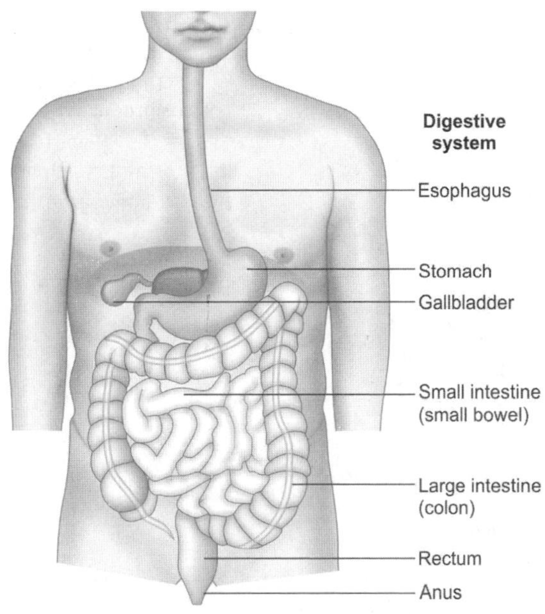

चित्र 1.20ः पाचन तंत्र (Digestive system).

10. मुत्रीय तंत्र (Urinary System)

इसके अंतर्गत हम निम्न का अध्ययन करते है।	मुत्रीय तंत्र के कार्यः (Functions of urinary system)
• वृक्क (Kidneys) • मूत्र नलिका (Ureters) • मूत्राशय (Urinary bladder) • मूत्राशय (Urethra)	• यह तंत्र मुत्र का उत्पादन, संग्रहण और उत्सर्ज करता है। • अम्ल क्षार (Acid base) संतुलन बनाये रखता है। • लाल रक्त कोणिकाओं के उत्पादन में सहायक होता है।

इस तंत्र में वृक्क (Kidney) मुत्रनलियां (Ureter) मुत्राशय (Urinary bladder) व मुत्रमार्ग (Urethra) से मिलकर बना होता है।

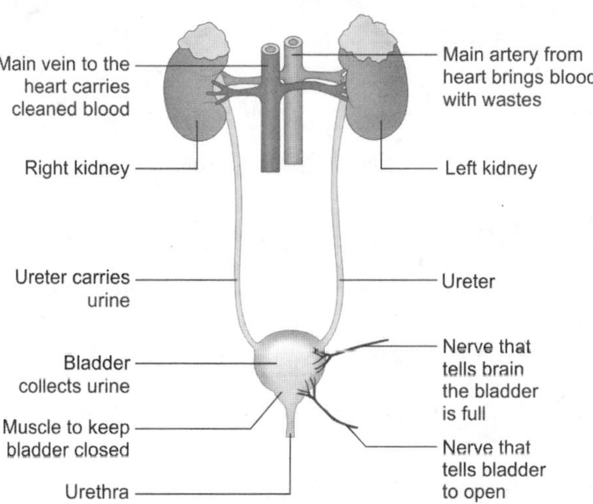

चित्र 1.21ः मुत्रीय तंत्र (Urinary system).

11. पुरुष एवं महिला जनन तंत्र (Male and Female Reproductive System)

इसके अंतर्गत हम निम्न का अध्ययन करते हैं।	जनन तंत्र के कार्य (Functions of reproductive system)

• पुरुष जननांग
• बाह्य जननांग
  ➢ शिश्न (Penis)
  ➢ वृषण कोष (Scrotum)
• आन्तरिक जननांग
  ➢ वृषण (Testes)
  ➢ एपीडिडायमस (Epididymis)
  ➢ वृषण रज्जू (Spermatic cord)
  ➢ शुक्राशय (Seminal vesicles)
  ➢ स्खलनीय वाहिनी (Ejaculatory duct)
• महिला जननांग
  ➢ योनि (Vagina)
  ➢ गर्भाशय (Uterus)
  ➢ डिम्ब वाहिनियाँ (Fallopian tube)
  ➢ डिम्ब ग्रन्थियाँ (Ovaries)
	• यह युग्मकों (Gonads) का उत्पादन करता है।
	• जनन में सहायक होता है तथा नई सततित का निर्माण करता है।

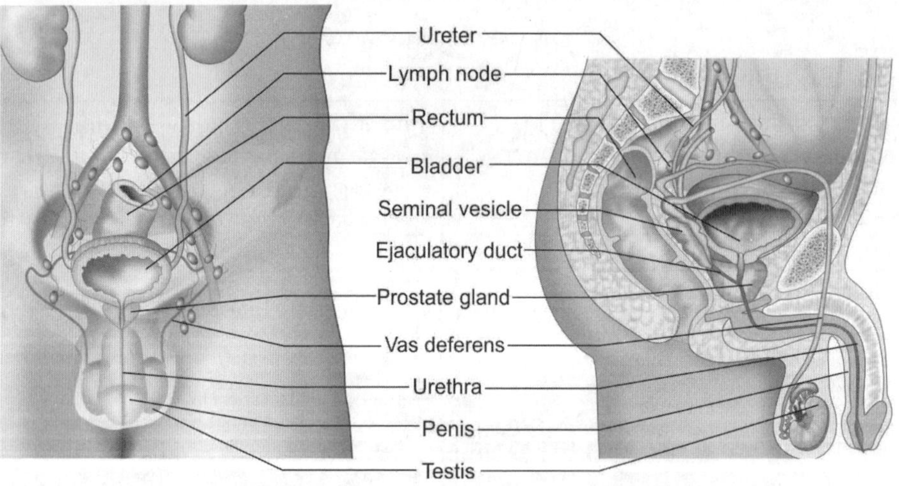

चित्र 1.22: पुरुष जनन तंत्र (Male reproductive system).

12. संवेदी तंत्र (Sensory System)

इसके अंतर्गत हम निम्न का अध्ययन करते हैं।	संवेदी तंत्र के कार्य (Functions of sensory system);
• ज्ञानेन्द्रिया (Sense organs) • ज्ञानेन्द्रियों के प्रकार (Types of sense organs)	• यह तंत्र देखने सुनने, बोलने, चखने तथा संतुलन बनाये रखने में मदद करता है।

इस तंत्र में पाचों ज्ञानेन्द्रियाँ (Sense organs) सम्मिलित होती हैं, जो कि देखने, सुनने, बोलने, सूघने में सहायक होता है।

इसमें निम्न अंग होते है जैसे— ऑख, कान, नाक, जीभ तथा त्वचा होता है।

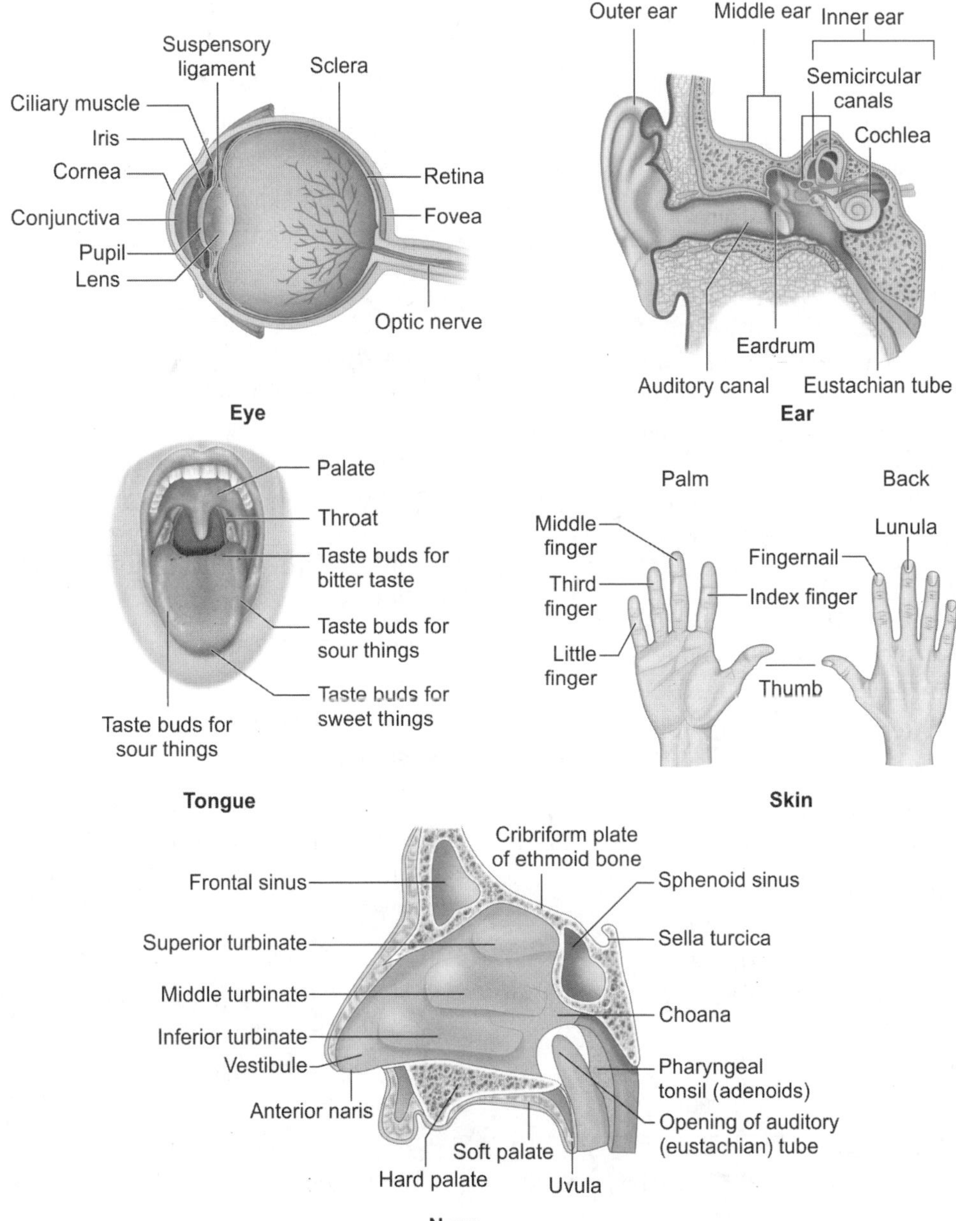

चित्र 1.23: संवेदी तंत्र (Sensory system).

अभ्यास (Exercise)

1. बहुविकल्पीय प्रश्न (Multiple Choice Questions)

a. तल, जो एक काल्पनिक रेखा है, जो शरीर को दो भागों में अनिश्चित अनुपात के साथ काटती है, ऊपर से नीचे की ओर खींची जाती है–

(क) मध्य तल   (ख) किरीटीड

(ग) क्षैतिज   (घ) लिथोटोमी स्थिति

The plane which is an imaginary line slicing the body in two halves with erratic proportion is drawn, from top the down.

(क) Sagittal   (ख) Coronal

(ग) Horizontal   (घ) Lithotomy position

b. त्वचा किस शरीर तंत्र में शामिल है–

(क) तंत्रिका तंत्र   (ख) श्वसन तंत्र

(ग) संचार तंत्र   (घ) अध्यावरणी तंत्र

Skin included in which body system?

(क) Nervous system

(ख) Respiratory system

(ग) Circulatory system

(घ) Integumentary system

c. एक वयस्क मनुष्य के शरीर में कुल कितनी हड्डियाँ पाई जाती हैं?

(क) 205   (ख) 207

(ग) 209   (घ) 206

How many bones does an adult human skeleton have?

(क) 205   (ख) 207

(ग) 209   (घ) 206

d. शरीर के अनुदैर्ध्य अक्ष के माध्यम से गुजरने वाली काल्पनिक रेखा, इसे सामने से शुरू होकर पीछे की ओर बीच से दो बराबर भागों में विभाजित करती है–

(क) मध्य स्थित   (ख) पृष्ठीय स्थित

(ग) दूरस्थ स्थित   (घ) सतहीय स्थित

The Imaginary line passing through the longitudinal axis of the body, dividing into two equal halves from the middle, starting from front to the back:

(क) Medial position

(ख) Superficial position

(ग) Distal position

(घ) Peripheral position

e. कौन सा अंग दाहिने हाइपोकॉन्ड्रियाक क्षेत्र के नीचे स्थित होता है?

(क) उदर   (ख) पीहा

(ग) यकृत   (घ) आँत

Which major organ lies deep to the Right Hypochondriac region?

(क) The stomach   (ख) The spleen

(ग) The liver   (घ) The intestine

2. रिक्त स्थानों की पूर्ति कीजिए (Fill in the Blanks)

a. वक्षीय गुहा को उदर गुहा से.....................द्वारा अलग किया जाता है–

Thoracic cavity is separated from the abdominal cavity by.....................

b. शरीर की सबसे बड़ी हड्डी.....................है

The largest bone in the body is.....................

c. अनॉटिमी का जनक .... को कहा गया है

.....................is the Father of Anatomy.

d. शरीर की सबसे बड़ी गुहा.....................है।

.....................is the largest cavity in the body.

e. ....को सूक्ष्मजीवविज्ञान के जनक के रूप में जाना जाता है।

.....................is known as the father of Microbiology.

3. सही या गलत का चयन कीजिए (Identify True and False)

a. मध्य तल शरीर से समकोण पर मध्यतंत्र से गुजरकर शरीर को अग्रभाग एवं पश्चभाग में बाँटता है।

Middle plane divides the body into anterior and posterior by passing through the body at a right angle to the medial system.

b. फीजियोलॉजी मानव शरीर की विभिन्न संरचनाओं का अध्ययन है।
Physiology is the study of different structure of human body.

c. क्षैतिज तल जमीन के समानान्तर होता है तथा कोरोनल एवं मध्यतल से 90 डिग्री के कोण पर गुजरता है।
Horizontal plane through the body at the 90 degree angle to both coronal and medial plane.

d. त्वचा शरीर की सबसे बड़ी ग्रन्थि है।
The skin is a largest gland in the body.

e. शरीर की सबसे बड़ी तरल झिल्ली प्लूरा होती है।
Largest serous membrane in the body is Pleura.

4. अति लघुउत्तरीय प्रश्न (Very Short Answer Type Questions)

a. शारीरिक संरचना एवं कार्यिकी को परिभाषित करें।
Define anatomy and physiology.

b. शरीर के तल एवं शरीर की गुहा को परिभाषित करें।
Define planes of the body and cavities of human body.

5. लघुउत्तरीय प्रश्न (Short Answer Type Questions)

a. शरीर तंत्र को परिभाषित कीजिए तथा वक्षीय गुहा पर संक्षिप्त टिप्पणी लिखिए।
Define body system right a short note on thoracic cavity.

b. शारीरिक संरचना एवं विभिन्न शब्दावली का संक्षिप्त वर्णन कीजिए तथा शरीर गुहा को सूचीबद्ध कीजिए।
Briefly explain various terms used in anatomy and enlist the cavities of the body.

6. दीर्घउत्तरीय प्रश्न (Long Answer Type Question)

मानव शरीर तंत्र को परिभाषित करते हुए विस्तृत विवरण दें।
Define human body system in briefly.

उत्तर (Answers)

1. बहुविकल्पीय प्रश्न (Multiple Choice Questions)

a. (क) मध्य तल   b. (ग) अध्यावरणी तंत्र   c. (घ) 206   d. (क) मध्य स्थित
e. (क) उदर

2. रिक्त स्थानों की पूर्ति कीजिए (Fill in the Blanks)

a. Diaphragm   b. Femer   c. Herophilus   d. Ventral
e. Antony van Leeuwenhoek

3. सही या गलत का चयन कीजिए (Identify True and False)

a. गलत   b. गलत   c. सही   d. सही
e. सही

कोशिका
(The Cell)

■ कोशिका की रचना एवं प्रकार	■ Structure and Types of Cell
■ प्लाज्मा झिल्ली	■ The Plasma Membrane
■ कोशिका विभाजन	■ Cell Division

परिचय (INTRODUCTION)

Cell body की रचनात्मक एवं क्रियात्मक इकाई है। यह भिन्न–भिन्न पदार्थों का वह छोटा से छोटा संग्रहित रूप है जिसमे वे सभी क्रियायें होती है जिन्हे सामूहिक रूप से हम (Life) (जीवन) कहते हैं।

Cell की खोज रॉबर्ट हुक (Robert Hook) ने 1665 ई0 में किया था। सॉल 1939 ई0 में Schleiden ने कोशिका सिद्धान्त प्रस्तुत किया जिनके अनुसार सभी का शरीर एक या एक से अधिक Cells का बना होता है।

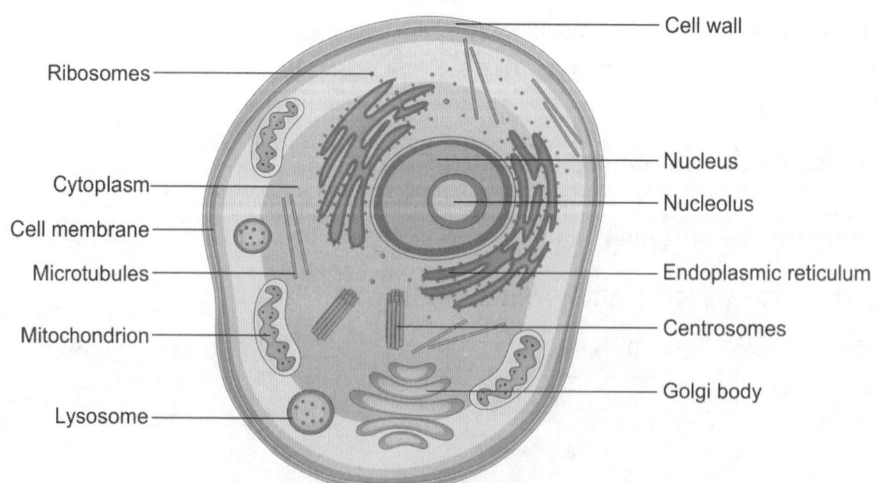

चित्र 2.1: कोशिका (Cell).

Cell का इंग्लिश शब्द Cell लैटिन भाषा के (Shellala) शब्द से लिया गया है जिसका अर्थ है एक छोटा कमरा। सभी Living organisms को Unicellular एक कोशिकीय (e.g., Protozoa, yeast and Bacteria) तथा 'Multicellular' बहुकोशिकीय Organisms (e.g., Plant and human) में विभाजित किया गया है।

कोशिकाओं का विविध अध्ययन कोशिका विज्ञान (Cytology) या कोशिका जैविकी (Cell biology) कहलाता है।

कोशिका के कार्य (FUNCTIONS OF CELL)

कोशिका के निम्नलिखित कार्य हैं:
* यह कोशिका को नियमित आकार प्रदान करती है। (Provide support and structure)
* वृद्धि प्रदान करती है। (Facilitate growth)
* उत्सर्जन (Excretion)
* शारिरिक हिस्सा में मरम्मत का कार्य
* लाल रक्त कोशिकाओं में आक्सीजन CO_2 को उतक तक पहुचाना
* पेशी कोशिकाओं (Muscular cell) की मजबूती प्रदान करती हे।

कोशिका के प्रकार (TYPES OF CELL)

कोशिका Cell दो प्रकार की होती है।
1. Eukaryotic cells (यूकैरियोटिक कोशिका)
2. Prokaryotic cells (प्रोकैरिओटिक कोशिका)
* **यूकैरियोटिक कोशिका (Eukaryotic cells):** यूकैरियोटिक कोशिका में Nucleus (केन्द्रक) पूर्ण विकसित तथा स्पष्ट होता है तथा इनमें अन्य कोशिकांग भी उपस्थित रहते हैं।
  For example: Plants and animals, etc.
* **प्रोकैरिओटिक कोशिका (Prokaryotic cells):** प्रोकैरिओटिक कोशिका प्रायः स्वतंत्र होती है जिसमें स्पष्ट नही होता है तथा कुछ अन्य कोशिकांग भी सम्मिलित होते है। For example: Archaebacteria, etc.

कोशिका की रचना (STRUCTURE OF THE CELL)

कोशिका शरीर की सबसे कार्यात्मक इकाई **(Functional unit of the body)** है तथा शरीर मे कोशिका अलग–अलग स्थानों पर हो सकती है।

कोशिकाएं सजीव होती है तथा वे सभी कार्य करती है जिन्हें सजीव प्राणी (Living organism) कहा जाता है। इनका आधार अतिसूक्ष्म तथा आकृति गोलाकार,

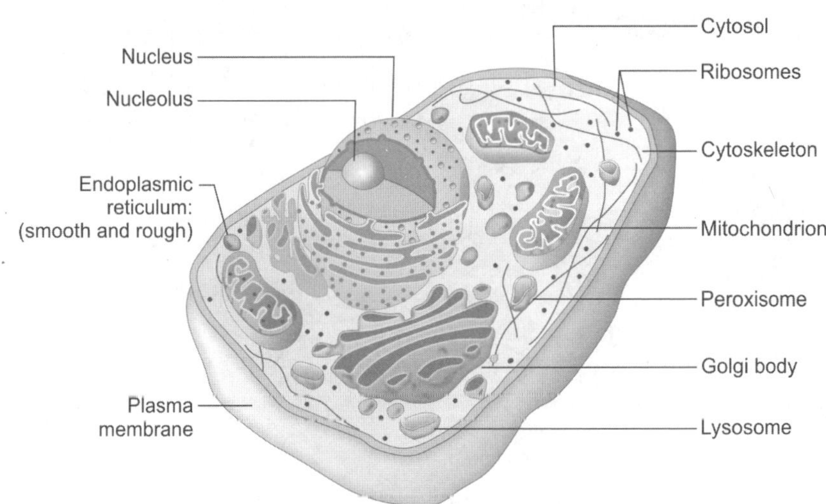

चित्र 2.2: यूकैरियोटिक कोशिका (Eukaryotic cells).

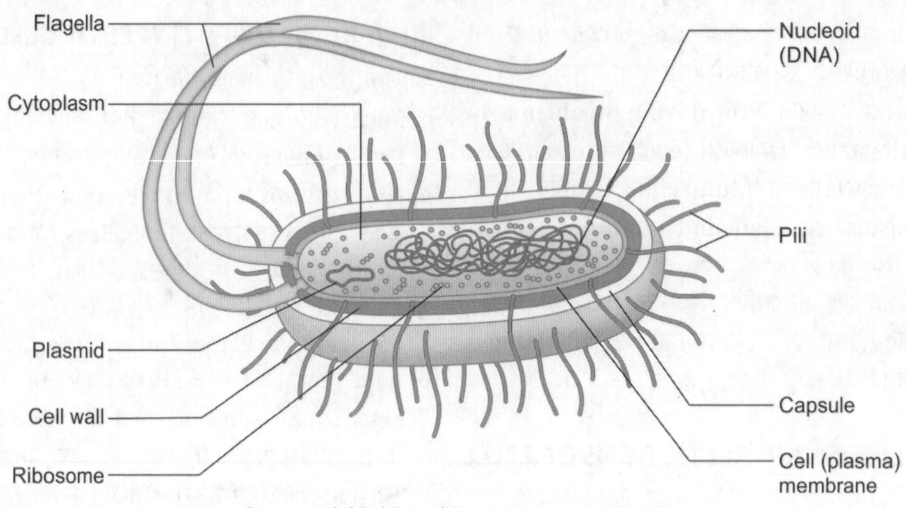

चित्र 2.3: प्रोकैरिओटिक कोशिका (Prokaryotic cells).

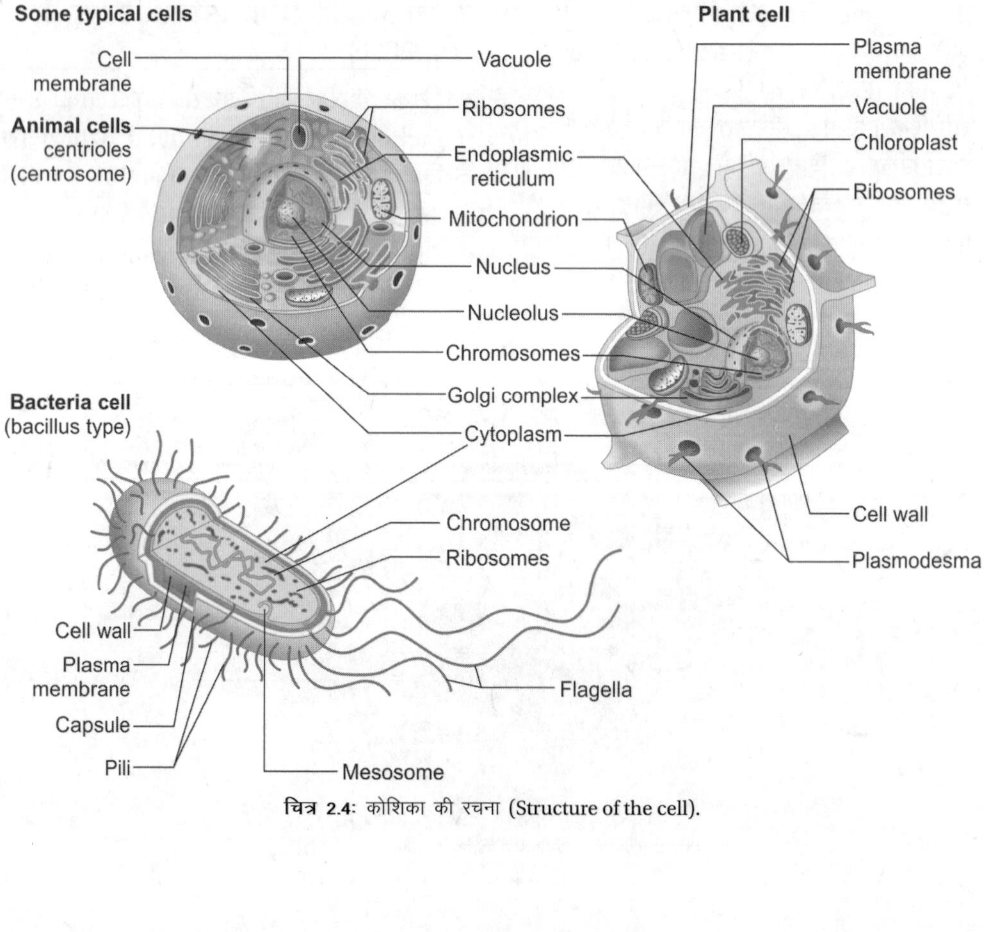

चित्र 2.4: कोशिका की रचना (Structure of the cell).

अंडाकार, स्तंभाकार, रोमकयुक्त कशाभिकायुक्त, बहुभुजीय आदि प्रकार की होती है।

ये जैली जैसी एक Membrane द्वारा घिरी होती है। इस आवरण कोशिकावरण Cell membrane या कोशिका झिल्ली भी कहा जाता है।

एक कोशिका तीन Parts में विभाजित होती है।

1. कोशिका कला (Cell membrane)
2. केन्द्रक (The nucleus)
3. कोशिका द्रव्य (Cytoplasm)
   - माइटोकॉड्रिया (Mitochondria)
   - लाइसोसोम्स (Lysosomes)
   - गॉल्जी उपकरण (Golgi apparatus)
   - अन्तः द्रव्यी जालिका (Endoplasmic Reticulum)
   - राइवोसाम्स (Ribosomes)
   - सेन्ट्रोसोम्स (Centrosomes)
   - माइक्रोट्युबुल्स एवं माक्रोफिलामेन्ट्स (Micro-tubules and microfilaments)

कोशिका कला (Cell Membrane)

कोशिका कला Cell membrane: Cell membrane को Plasma membrane भी कहा जाता है। यह पतली झिल्ली के रूप में कोशिका के बाहर चारों तरफ स्थित होती है। इसका निर्माण प्रोटीन, कार्बोहाइडेट व फास्फोलिपिड द्वारा होता है।

यह कोशिका को अन्तः रॉव बाहरी सतह के बीच में अवरोध का कार्य करती है।

कोशिका कला Cell membrane blood से Nutrients तथा Oxygen ग्रहण करती है तथा अपशिष्ट कार्बनडाई आक्साइड (CO_2) बाहर निकालती है। Cell membrane को सी0 क्रेमर रांव नेगेली (1855) में कोशिका कला एवं प्लोव ने जीवद्रव्य कला कहा।

कोशिका झिल्ली के कार्य (Functions of Cell Membrane)

- यह विभिन्न पदार्थों के आपनों तथा अणुओं के कोशिका के अन्दर बाहर जाने–आने का नियंत्रण करती है अर्थात Cell membrane चयनात्मक पारगम्य (Selectively permeable) कला का कार्य करती है।
- कोशिका को आकृति व आकार प्रदान करती है।
- Cell membrane cell के भीतरी कोमल अंगों की सुरक्षा बढती है। कडी होने के कारण यह कोशिका को फूलने नही देती और अनेक प्रकार से लाभकारी होती है।
- वाह्य उत्तेजनाओं को ग्रहण करती है।
- कोशिका के भीतर आने जाने वाले पदार्थों जैसे आक्सीजन (O_2) जल, कार्बनडाई आक्साइड (CO_2) तथा ग्लूकोज आदि पर नियन्त्रण रखती है।

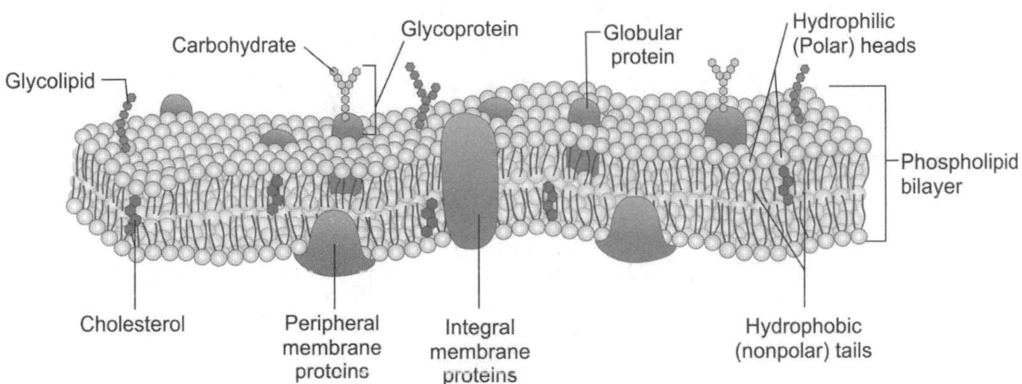

चित्र 2.5: कोशिका कला (Cell membrane).

❖ कोशिका कला रक्त से भोजन के पोशक तत्त्वों को ग्रहण करती है।

केन्द्रक (The Nucleus)

केन्द्रक (Nucleus Latin word:) Nux=nut कोशिका का एक महत्वपूर्ण अंगक है जो कोशिका की समस्त उपापचर्या क्रियाओं को नियंत्रित करता है। इसमें अनुवांशिक तत्व DNA पाया जाता है। सर्वप्रथम केन्द्रक को रान्टोन वॉन ल्यूकेन हॉक ने मछलियों में RBC में देखा।

केन्द्रक के कार्य (Functions of Nucleus)

केन्द्रक के कार्य निम्नलिखित है।

❖ समस्त जैविक क्रियाओं का नियमन व नियन्त्रण करना।

❖ कोशिका विभाजन में भाग लेना

❖ आनुवांशिक गुणों को एक पीढी से दूसरी पीढ़ी में पहुचाना।

❖ मानव शरीर की समस्त कोशिकाओं में केन्द्रक पाया जाता है लेकिन मनुष्य की Erythrocyte लाल रक्त कणिकाओं में Nucleus नही पाया जाता है।

❖ केन्द्रक कला के अन्दर निम्नलिखित रचनाएँ पाई जाती है।

■ केन्द्रक झिल्ली (Nuclear membrane)
■ केन्द्रिका द्रव्य (Nuclear fluid or nucleoplasm)
■ गुणसूत्र (Chromosome)
■ केन्द्रिका (Nucleous)

कोशिका द्रव (Cytoplasm)

कोशिका में कोशिका झिल्ली के अन्दर केन्द्रक को छोडकर सम्पूर्ण पदार्थों को कोशिका द्रव्य (Cytoplasm) कहते है। यह सभी कोशिकाओं में पाया जाता है तथा कोशिका झिल्ली के अन्दर तथा केन्द्रक झिल्ली के बाहर रहता है। यह रवेदार, जेलीनूमा, बेरंग पदार्थ है। यह पारदर्शी एवं चिपचिपा होता है।

कोशिका द्रव जल (60–90%) कार्बनिक व अकार्बनिक पदार्थों से मिलकर बना होता है। कार्बनिक पदार्थों में ग्लूकोन, माल्टोज, सुक्रोज सम्मिलित है।

कोशिका द्रव में निम्न संरचनाये पाई जाती है जिन्हे Cytoplasmic organelles कहा जाता है।

❖ माइटोकान्ड्रिया (Mitochondria)
❖ राइबोसोम्स (Ribosomes)
❖ अन्तः प्रदब्ययी जलिका (Endoplasmic reticulum)
❖ गॉल्जी उपकरण (Golgi apparatus)
❖ लाइसोसोम्स (Lysosomes)

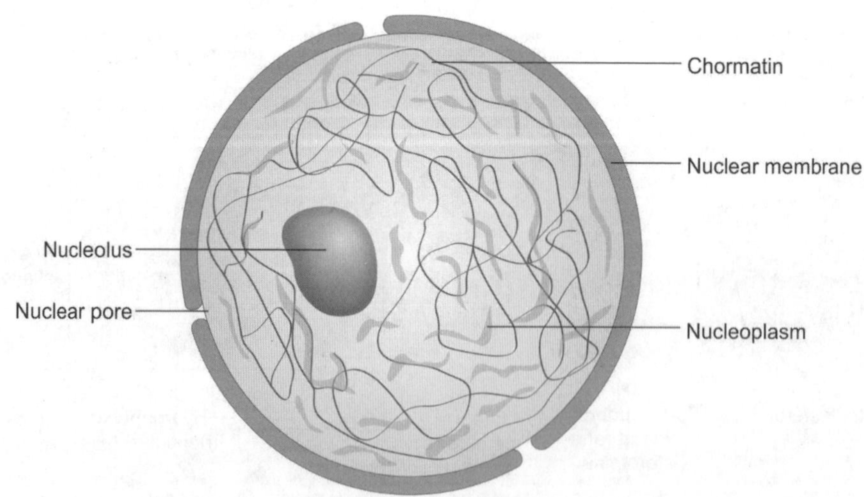

चित्र 2.6: केन्द्रक (The nucleus).

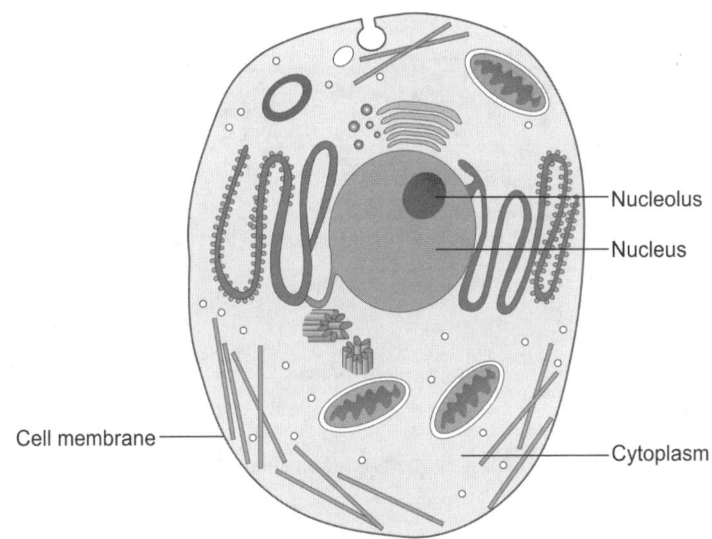

चित्र 2.7: कोशिका द्रव (Cytoplasm).

❖ सेन्दोसाम्स (Centrosomes)
❖ माइक्रोटयूब्यूल्स एवं माइक्रोफिलामेन्टस (Micro-tubules and microfilaments)
❖ रिकितकायें (Vacuoles)
❖ ग्रेन्युल्स (Granules)

1. माइट्रोकॉन्ड्रिया (Mitochondria)

माइट्रोकॉन्ड्रिया यूकैरियोटिक कोशिका के सबसे महत्वपूर्ण अंगों में से एक है इसके अन्दर सटीक तन्त्रों का उपयोग करके शरीर से संम्बन्धित कई महत्वपूर्ण प्रक्रियाएं होती हैं जिसमें विभिन्न प्रोटीन, अणु और झिल्ली शामिल होते है।

माइट्रोकॉन्ड्रिया को कोशिका का शक्तिग्रह कहते है ये जैव रासायनिक प्रतिक्रियाओं को पूरा करने के लिए ऊर्जा (Energy) प्रदान करते हैं।

माइट्रोकॉन्ड्रिया आमतौर पर आकार में अंडाकार और रॉड की आकृति की पाई जाने वाली छोटी–छोटी संरचनाये होती है जो 0.5–2.0 um तक चोड़ी तथा 3.0–4.0 um तक लम्बी होती है।

माइट्रोकॉण्ड्रिया की बाहरी परत (Outer mitochondrial membrane) व आतंरिक परत (Inner mitochondrial membrane) कहलाती है।

यह आंतरिक Mitochondrial Membrane आंतरिक सतह पर तह बनाती है जिन्हें क्रिस्टी (cristae) कहते हैं।

माइट्रोकॉन्ड्रिया के कार्य (Functions of Mitochondria)

❖ Mitochondria का मुख्य काम सेलुलर श्वसन करना है। इसका मतलब यह है कि यह कोशिका से पोशक तत्वों में ले जाता है, इसे तोड देता है और इसे ऊर्जा में बदल देता है।
❖ ग्लुकोज उपापचय एंव
❖ माइट्रोकान्ड्रिया ATP का परिवहन भी करता है।

2. राइबोसोम (Ribosomes)

रॉबिनसन एवं ब्राउन ने सर्वप्रथम इन्हें पादप कोशिकाओं में देखा। राबर्ट ने इन्हे राइबोसोम नाम दिया। एक राबोसोम RNA और प्रोटीन से बना एक सेलुलर कण है जो कोशिका मे प्रोटीन संश्लेषण के लिए साइट के रूप मे कार्य करता है। राइबोसोम प्रोकैरियोटिक और यूकेरियोटिक कोशिकाओं में मुक्त कणों के रूप में और इसके अलावा यूकेरियोटिक कोशिकाओं में एंडोप्लाज्मिक रेटिकुलम की झिल्लियों से जुड़े कणों

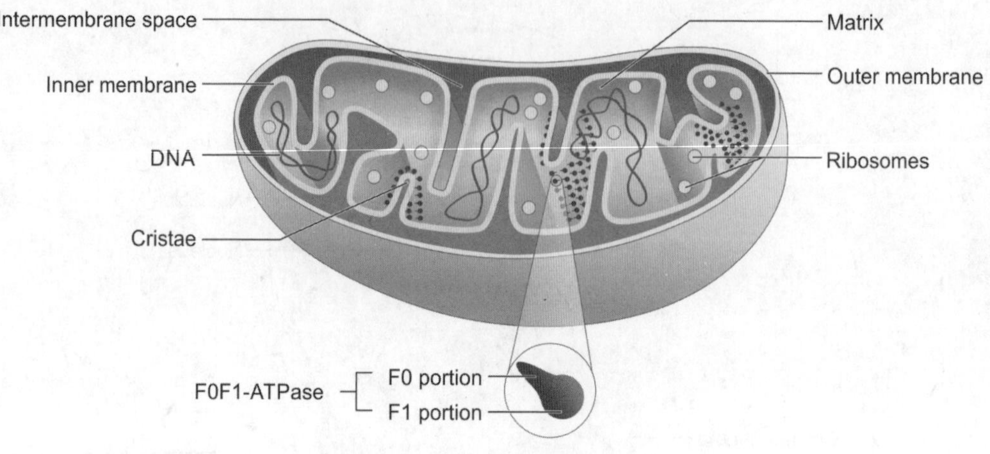

चित्र 2.8: माइट्रोकॉन्ड्रिया (Mitochondria).

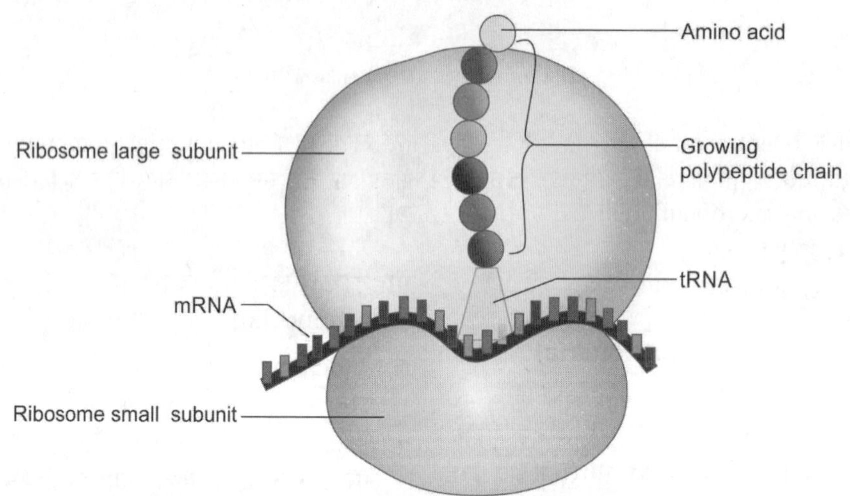

चित्र 2.9: राइबोसोम (Ribosomes).

के रूप में रहता है। राइबोसोम को प्रोटीन फैक्ट्री या सैल इन्जिन भी कहा जाता है।

राइबोसोम के कार्य (Functions of Ribsomes)

Ribsomes का मुख्य कार्य प्रोटीन का निर्माण करना है।

राइबोसोम आनुवांशिक पदार्थों (डी एन ए या आर एन ए) के संकेतो को प्रोटीन शृंखला मे परिवर्तित करते है।

3. अन्तद्रव्यी जालिका (Endoplasmic Reticulum)

गारनियर (Garnier 1897) में सर्वप्रथम प्रकाश सूक्ष्मदर्शी द्वारा पता लगाया। पोर्टर (Porter) को Endoplasmic reticulum का खोजकर्ता माना जाता है।

Endoplasmic reticulum कोशिका द्रव्य में विद्यमान नलिकाओं की एक श्रंखला होती है। यह प्रायः दो प्रकार की होती है।

1. चिकनी अन्तद्रव्यी जालिका (Smooth endoplasmic reticulum)
2. खुरदरी अन्तद्रव्यी जालिका (Rough endoplasmic reticulum)

चिकनी अन्तद्रव्यी जालिका (Smooth endoplasmic reticulum)	खुरदरी अन्तद्रव्यी जालिका (Rough endoplasmic reticulum)
1. इसकी दीवार राइबोसोम से मुक्त होती है। Ribosomes absent होते हैं	1. इसकी भित्ति पर राइबोसोम चिपके रहते है। Ribosomes present होते हैं
2. यह Fat तथा Steroids हार्मोन का सश्लेषण करती है।	2. यह प्रोटीन संश्लेषण में मदद करती है।
3. इसकी दीवार चिकनी होती है। E.g., Liver cells पेशियों में रेटिनल कोशिकाएं	3. इसकी दीवार खुरदरी होती है। E.g. Goblet cell
4. कार्य–अन्तद्रव्यी जालिका यकृत में औषधियों के detoxification का कार्य करता है	4. फोस्फोलिपिड का संश्लेषण करती है साइटोप्लास्मिक रेटिकुलम के पाये जाने के कारण कैल्सियम Ca++ आयन का ग्रहण करती है

4. गॉल्जी उपकरण (Golgi Apparatus)

यह साइटोप्लाज्म में केन्द्रक के समीप पाये जाने वाली एक सूक्ष्म नलिकाकार झिल्लीनुमा संरचना होती है। इसका भौतिक एक क्रियात्मक रूप से Endoplasmic reticulum से सम्बन्ध होता है।

Golgi प्रोटीन लिपिड का पेकिंग तथा Transportation करने में सहायक है। इसलिए इसे Cell या Post office भी कहा जाता है।

गॉल्जी उपकरण कार्य (Functions of Golgi Apparatus)

❖ Golgi लाइसोसोस का निर्माण करते हैं तथा गाल्जी तंत्र कोशिका स्त्राव के लिए इन स्थूल अणुओं को संशोधित करने, छाटने और संवेष्टन का कार्य करता है।

❖ यह थैलीनुमा कोशिकांग होते हैं जो सुकेंद्रिक कोशिकाओं में पाये जाते हैं जो कार्बोहाइड्रेट का संश्लेषण भी करतो हैं।

❖ अन्तस्रावी ग्रन्थियों द्वारा हार्मोन का स्रावण

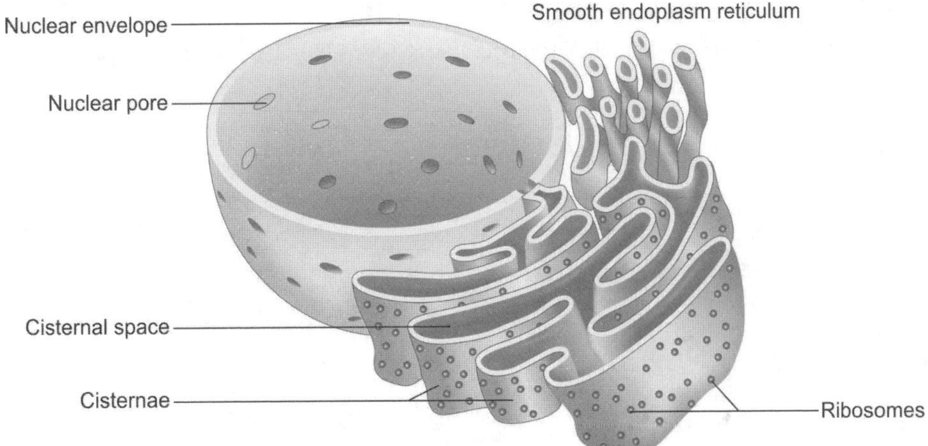

चित्र 2.10: अन्तद्रव्यी जालिका (Endoplasmic reticulum).

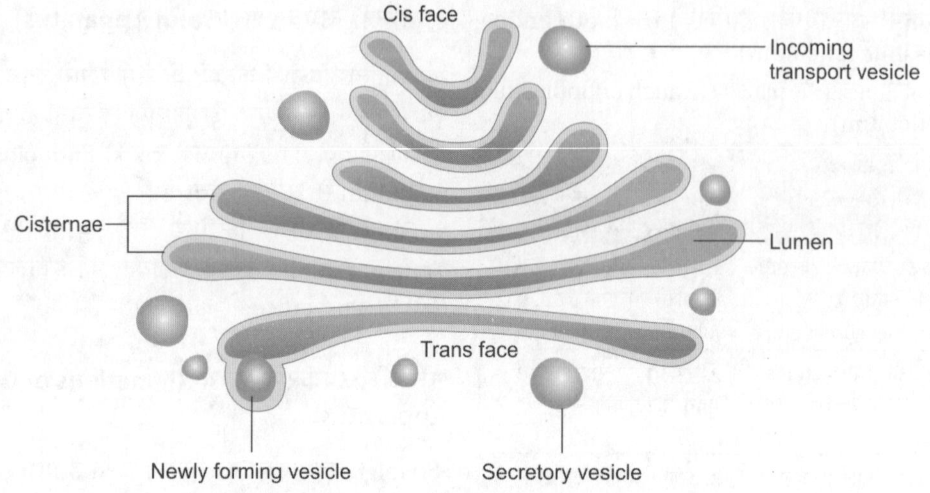

चित्र 2.11: गॉल्जी उपकरण (Golgi apparatus).

5. लाइसोसोम (Lysosomes)

शब्द ग्रीक भाषा के 2 शब्दों Lyso तथा soma से बना है। लाइसो का अर्थ पाचक तथा सोमा का अर्थ है कार्य यानि Lysosomes का अर्थ पाचक कार्य या लयनकाय है। लाइसोसोम की खोज डी डवे (De Duve) ने की थी।

लाइसोसोम साइटोप्लाज्म में अण्डाकार या गोल रचनाएँ होती है जिनमे कई प्रकार के एन्जाइम उत्पन्न होते हैं जो Cell के भीतर बडे अणुओं को छोटे–छोटे कणों में तोड देते हैं जो त्याज्य पदार्थ के रूप में कोशिका से बाहर निकल जाते हैं।

E.g. RNA, DNA, कोर्बोहाइड्रेड and Protein आदि।

लाइसोसोम के प्रकार (Types of Lysosomes)

❖ प्राथमिक लाइसोसाम (Primary lysosome)
❖ द्वितीय लाइसोसोम (Secondary lysosome)
❖ अवशिष्ट लाइसोसोम (Residual lysosome)
❖ आटोफैगोसोम (Autophagosome)

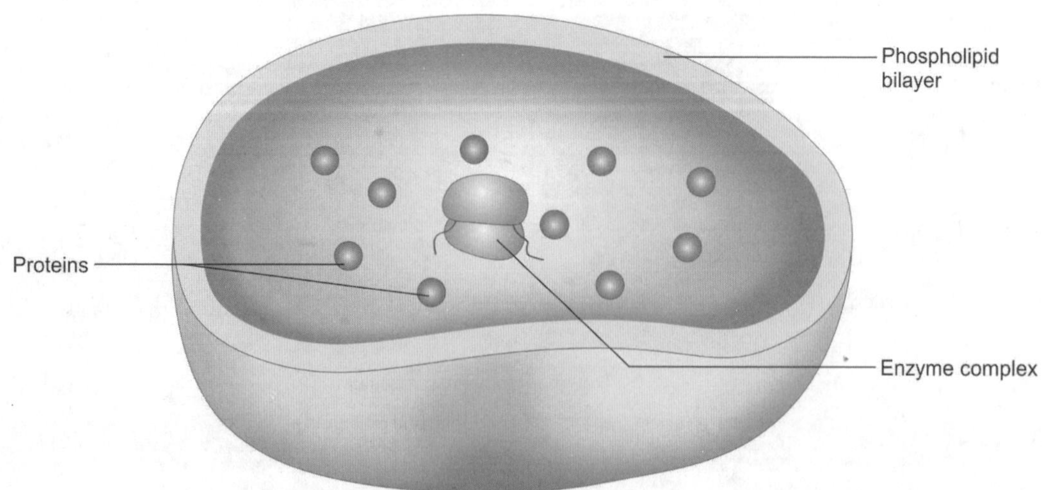

चित्र 2.12: लाइसोसोम (Lysosomes).

लाइसोसोम के कार्य (Functions of Lysosomes)

- ❖ स्वभक्षण (Intracellular digestion)
- ❖ स्वभक्षण (Phagocytosis)
- ❖ ऑटोलाइसिस (Autolysis)
- ❖ ऑस्टियोजिनेसि (Osteogenesis)

6.सेन्ट्रोसोम (Centrosome)

सेट्रियोल की खोज वॉन वेण्डन (Van Beneden) ने की थी। इस शब्द का प्रयोग सर्वप्रथम (T. Boveri) टी बोवेरी ने किया था। इसकी आकृति छड के समान होती है। यह तंतुओं या धागे के समान चारों तरफ निकली हुई संरचना से घिरी होती है जिन्हे Centrioles कहते हैं।

सेन्ट्रोसोम के कार्य (Functions of Centrosome)

- ❖ Cell devision के समय सेन्ट्रियोल द्वारा वक्र तंतुओं (Spindle fibres) का निभाजन होता है।
- ❖ Centriole सेन्ट्रिओल द्वारा सिलिया या फ्लेजिला की आधार कणिका का निर्माण किया जाता है।

7. रिक्तिकाएं (Vacuoles)

कोशिका द्रव्य में जगह–2 पर छोटे–2 वायु या जल से भरे स्थान पाये जाते है जो Cytoplasm में उपस्थित

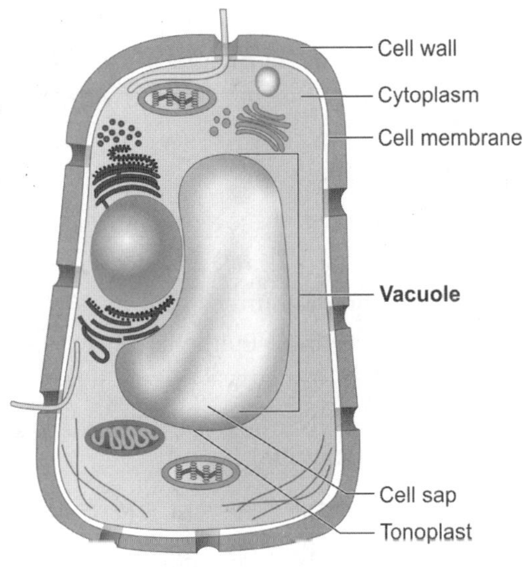

चित्र 2.14: रिक्तिकाएं (Vacuoles).

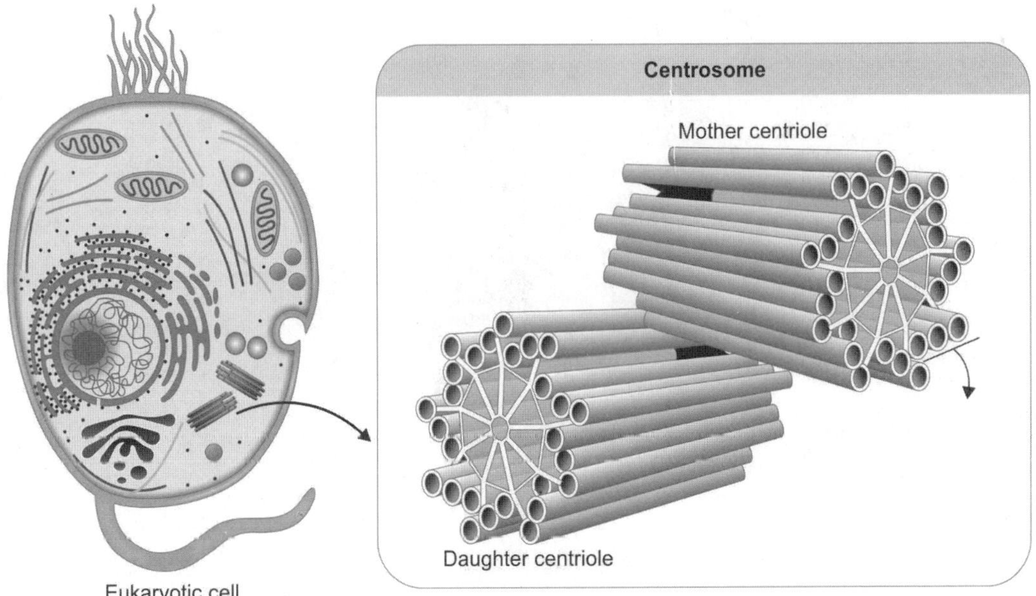

चित्र 2.13: सेन्ट्रोसोम (Centrosome).

आवश्यकता से अधिक जल की मात्रा का कोशिका से बाहर निकालने में मददगार होते हैं।

ये संकुचनशील होती है और जीवद्रव्य में आवश्यकता से अधिक जल की मात्रा को बाहर निकालती रहती है।

रिक्तिकाएं के कार्य (Functions of vacuoles):

जीवद्रव्य में जल की मात्रा को नियन्त्रित रखना।

8. कण (Granules)

कोशिका में स्थित एक सूक्ष्म संरचना जिसकी कोई निश्चित आकृति नहीं होती कण कहलाते है।

The function of granules cell: यह धूप में तपने के पश्चात त्वचा की Epithelial कोशिकाओं में Pigment वर्णक के कर्ण उत्पन्न हो जाते हैं।

9. केन्द्रक (Nucleolus)

❖ सर्वप्रथम केन्द्रक को एन्टोन वॉन ल्युकेन हॉक ने मछलियों में RBCs में देखा।

❖ केन्द्रक की खोज का श्रेय रॉबर्ट ब्राउन को दिया जाता है।

❖ यह कोशिका का सबसे बडा अंगक होता है।

❖ मानव शरीर की समस्त कोशिकाओं में केन्द्रक पाया जाता है लेकिन मनुष्य की Erythrocyte लाल रक्त कणिकाओं में Nucleus नहीं पाया जाता है।

❖ केन्द्रक के निम्न भाग होते हैं:–

- केन्द्रक झिल्ली (Neclear membrane)
- केन्द्रिका द्रव्य (Nuclear fluid or nucleo-plasm)
- गुणसूत्र (Chromosome)
- केन्द्रिका (Nucleolus)

केन्द्रिय झिल्ली द्वारा Cytoplasm nucleoplasm से अलग होता है तथा झिल्ली में वर्णात्मक रूप से सछिद्र (Selective pores) पाये जाते है। जिसके कारण ही विशेष पदार्थ इसके आर–पार प्रवाहित होते हैं। केन्द्रक कोशिका के सभी कार्यों का नियंत्रण करता है, केन्द्रक के भीतर विद्मान द्रव्य को केन्द्रीय द्रव्य या Nucleoplasm कहते हैं।

केन्द्रक के भीतर धागेनुमा अवयव उपस्थित होते हैं जो मुख्यतया प्रोटीन निर्मित होते हैं। कोशिकाओं की विश्राम अवस्था में धागे के इन गुच्छों को क्रोमेटिन या गुणसूत्र कहते हैं। मनुष्य के आनुवांशिक लक्षण गुणसूत्र पर पाये जाने वाले Genes पर निर्भर करते हैं। मनुष्य में गुणसूत्रों की संख्या 46 होती है।

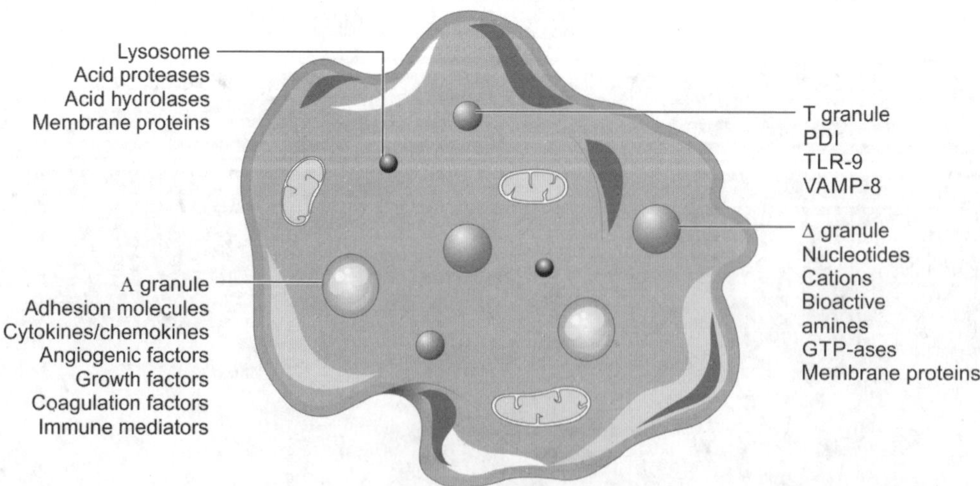

चित्र 2.15: कण (Granules).

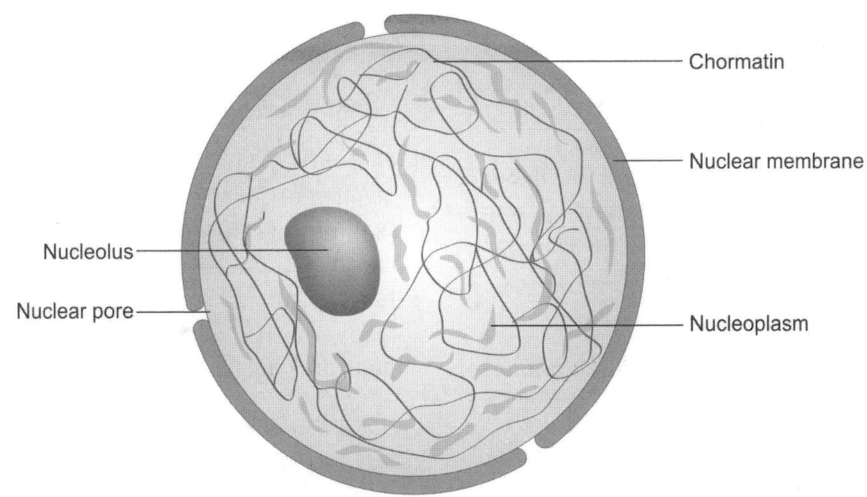

चित्र 2.16ः केन्द्रक की संरचना (Structure of nucleus).

Nucleus के अन्दर एक छोटी गाढ़ी गोल संरचना होती है जो केन्द्रिका कहलाती है।

कोशिकीय विभाजन (Cell Division)

परिभाषा (Definition)
एक कोशिका का दो कोशिकों में विभक्त होना, कोशिका विभाजन कहलाता है।

सामान्य परिचय (General Introduction)
* विभाजन वृद्धि पुनुरूद्भवन, प्रजनन आदि के लिये जरूरी होता है।
* विभाजन का पाया जाना कोशिका का एक विशिष्ट लक्षण होता है।

इतिहास (History)
* वाल्टर फ्लेमिंग (Walther Flemming) ने सबसे पहले सोलामेण्डर में समसूत्रीय (Mitosis) विभाजन का अध्ययन किया तथा माइटोसिस नामकरण किया था।
* इडवर्ड स्ट्रासवर्गर (Eduard Adolf Strasburger) ने अर्धसूत्रीय विभाजन (Meiosis) की खोज की थी, इन्होंने प्रोफेज (Prophase), मेटाफेस (Metaphase), ऐनाफेज (Anaphase) नाम भी दिया था।

* अर्थसूत्रीय विभाजन को मिओसिस (Meiosis) नाम फार्मर व मूरे (Farmer and Moore)
* विभाजन काल में गुणसूत्रों की गतिविधियों का पूर्ण विवरण (डार्लिंगटन) Darlington द्वारा प्रस्तुत किया गया था।

कोशिका विभाजन के प्रकार, (Types of Cell Division)
कोशिका विभाजन निम्नलिखित दो प्रकार के होते हैः
* समसूत्री विभाजन (Mitosis)
* अर्धसूत्री विभाजन (Meiosis)

समसूत्री विभाजन (Mitosis)
किसी भी नवनिर्मित के द्वारा पुरानी कोशिकाओं के विकास तथा प्रतिस्थापना (Replacement) के लिए जिम्मेदार कोशिका विभाजन को समसूत्री विभाजन कहते हैं।

हैपलॉयड (Haploid) के गुणक तथा साथ ही द्वि गुणित कोशिकाएं (Diploid) (2n) समसूत्री विभाजन प्रदर्शित करती है। यह वनस्पति या शारीरिक कोशिकाओं में होता है।

निम्नलिखित चार चारण (Stages) इसमें होते हैं।
1. प्रोफेज (Prophase)
2. मेटाफेज (Metaphase)

3. एनाफेज (Anaphase)
4. टेलोफेज (Telophase)

1. प्रोफेज (Prophase)

यह Stage क्रोमोसोमल पदार्थ के संघनन की उपक्रम के साथ शुरू होता है, जो क्रोमोटिन के संघनन (Condensation) की प्रक्रिया के दौरान स्वयं को अछुता रखता है। निम्नलिखित घटनाएँ पूर्वावस्था के पूरा होने के बारे में बताती हैं–

- ❖ क्रोमोसोमल पदार्थ के संघनन (Condensation of Chromosomal material) के वजह से समसूत्री गुणसूत्रों (Compact mitotic chromosomes) का निर्माण होता है। गुणसूत्रों के (Chromosomes) के बनने के लिए दो क्रोमैटिड्स सेंट्रोमियर पर जुड़े होते हैं।
- ❖ प्रोफेज के अंत तक कोशिका कोशिकाद्रव्य (Cytoplasm) के सूक्ष्मनलिका (Microtubules) तथा प्रोटीनसियस घटक समसूत्री तंत्र (Mitotic spindle) बनाने के लिये एकत्र होते है।

2. मेटोफेज (Metaphase)

यह चरण परमाणु आवरण के पूर्ण विघटन (Complete disintegration of nuclear envelope) के साथ शुरू होता है।

क्रोमोसोमल संक्षेपण (Chromosomal condensation) जो कि प्रोफेज में शुरू हुआ इस चरण में पूरा होता है।

निम्नलिखित Stage मेटाफेज के पूरा होने पर दिखती है–

- ❖ गुणसूत्रो (Chromosomes) के कीनेओकार्स के लिए धुरी के तंतुओं को संलग्न करना।
- ❖ गुणसूत्रों का स्पिंडल भूमध्य रेखा पर ले जाना। भूमध्य रेखा एक काल्पनिक समतल होती है।

3. एनाफेज (Anaphase)

यह चरण मेटाफेज प्लेट में व्यवस्थित प्रत्येक गुणसूत्र के एक साथ विभाजन के साथ शुरू होता है (Splitting of each chromosomes) दो छोटी क्रोमैटिड, जिन्हे भविष्य के छोटे नाभिक के गुणसूत्र के रूप में जाना जाता है, दो विपरीत ध्रुवों की ओर इस तरह से पलायन इस प्रकार करते हैं कि सेंट्रोमियर ध्रुव की ओर स्थित होते हैं।

एनाफेज का पूरा होना इनसे पता चलता है:

- ❖ सेंट्रोमीटर का विभाजन तथा क्रोमैटिड का पृथक्करण (Splitting of centromeres and separation of chromatids)
- ❖ विपरीत ध्रुवों की ओर क्रोमैटिड्स का संचार (Movements of chromatids towards opposite poles)

4. टेलोफेज (Telophase)

यह चरण का अंतिम चरण है तथा ध्रुवों पर गुणसूत्रों के अपघटन द्वारा (Decondensation of the Chromosomes) चिन्हित होता है। विशिष्ट गुणसूत्र पहचानने योग्य नहीं होते हैं तथा क्रोमेटिन पदार्थ को दो ध्रुवों पर एक पिण्ड (Mass) के रूप में एकत्र किया जाता है।

निम्नलिखित घटनाएँ टेलोफेज के पूरा होने को दिखाती है–

- ❖ क्रोमोसोम अपने विखंडित ध्रुवों पर विघटित तथा जमा होते हैं। (Chromosomes disintegrate)
- ❖ क्रोमोसोमल क्लस्टर एक नाभिकीय आवरण से बंधे होते है। (Nuclear envelope)

अर्धसूत्री विभाजन (Meiosis)

Meiosis के चरण निम्न होते हैं:

1. अर्धसूत्री विभाजन I (प्रथम)

इसमें निम्नलिखित घटनाएं शामिल होती हैं–

- ❖ **प्रोफेज प्रथम (Prophase I)**

  गुणसूत्र व्यवहार (Chromosomal behaviour) के आधार पर प्रोफेज प्रथम निम्न चरणों में बाटी गयी हैं।

  - ■ **लेप्टोटीन चरण (Leptotene stage)** गुणसूत्रों का संघनन जारी रहता है।
  - ■ **युग्मन चरण (Zygotene stage)** ये गुणसूत्रों (Cromosomes) के युग्मन द्वारा चिन्हित किया जाता है। इसे सिनैपसिस (synapsis) कहते

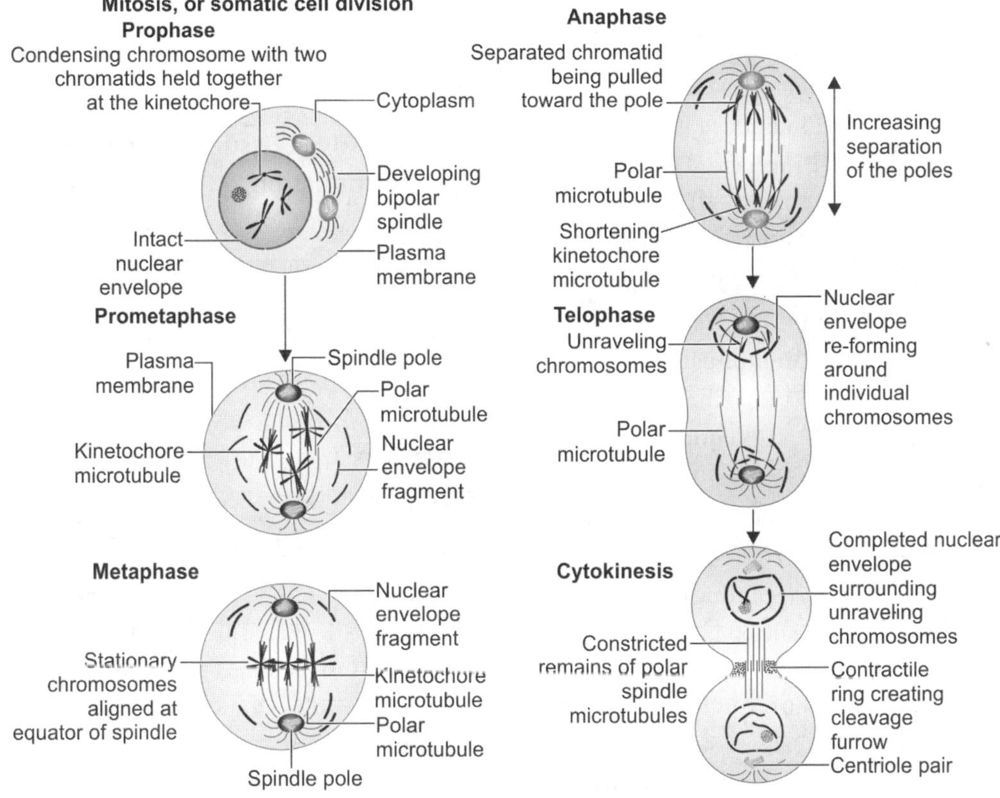

चित्र 2.17: समसूत्री विभाजन (Mitosis).

हैं। युग्मित गुणसूत्रों (Paired chromosomes) को समरूप गुणसूत्र (Homologus chromosomes) कहते हैं।

- **पेकाईटीन चरण** (Pachytene stage) इसमें द्विगुणित गुणसूत्र (Bivalent chromosomes टेट्राड के रूप में स्पष्ट रूप से दिखाई देते हैं। दो समरूप गुणसूत्रों के बीच आनुवंशिक पदार्थ के आदान–प्रदान को क्रॉसिंग ओवर कहा जाता है।

- **डिप्लोटीन चरण** (Diplotne stage) सिनेप्टोनेमल कॉम्प्लेक्स के विघटन की विशेषता है। (Dissolution of the synaptonemal complex)

- **डायकाइनेसिस (Diakinesis)** प्रोफेज प्रथम का अंतिम चरण है तथा यह कियास्माटा के आर्मिनलाइजेशन द्वारा उल्लेखनीय है।

❖ **मेटाफेज प्रथम (Metaphase I)**
यह चरण भूमध्यरेखीय प्लेट पर द्विगुणित के संरेखण द्वारा होती है। (Alignment of bivalent chromosomes)

❖ **ऐनाफेज प्रथम (Anaphase I)**
यह चरण सजातीय गुणसूत्रों के पृथक्करण द्वारा होता है। Separation of homologus chromosomes)

❖ **(Telophase I) टेलोफेज प्रथम**
यह चरण परमाणु झिल्ली तथा नाभिक के पुनः प्रकट होने के रूप में होता है।

(Reappearance of the Nuclear Membrane)

2. अर्धसूत्रीविभाजन द्वितीय (Mciosis II)

अर्धसूत्रीविभाजन द्वितीय की शुरूआत गुणसूत्रों के पूरी तरह से अलग हो जाने के पहले होती है। इसमें चार चरण होते हैं।

1. प्रोफेज द्वितीय (Prophase II)
2. मेटाफेज द्वितीय (Metaphase II)
3. ऐनाफेज द्वितीय (Metaphase II)
4. टीलोफेज द्वितीय (Telophase II)

❖ **प्रोफेज द्वितीय (Prophase II)**

इसमें नाभिकीय झिल्ली (Nucleolus Membrane) तथा केन्द्रका (Nucleolus), गुणसूत्रों (Chromosomes) के संघनन तथा स्पिंडल के निर्माण के गायब होने को दिखाता है।

❖ **मेटाफेज द्वितीय (Metaphase II)**

इस चरण में गुणसत्रों (Chromosomes) के भूमध्यरेखीय संरक्षण (Equatorial alignment) द्वारा होता है।

❖ **एनोफेज द्वितीय (एनाफेज द्वितीय)**

यह चरण प्रत्येक गुणसूत्र के गुणसूत्र बिन्दु के विभाजन से होता है। (Splitting of centromere)

❖ **(Telophase II) टेलोफेज द्वितीय**

इस चरण में नाभिकीय आवरण के पुनः प्रकट (Reappearance of nuclear envelope) होने से होता है। इसके बाद साइटोकाईनेसिस (Cytokinesis) होता है, जिससे कोशिकाओं (Cells) के टेट्राड (Tetrad) अर्थात चार अगुणित छोटी कोशीकाओं (Four haploid daughter cells) बनते हैं।

शरीर का ऊतक (Tissues of the Body) परिचय (Introduction)

ऊतक (Tissues) एक समान संरचना और कार्य (Function) करने वाली कोशिकाओं का एक समूह होता है।

ऊतकों को उनके कोशिका प्रकार (Cell type), मात्रा (Amount) एवं परिवेश के प्रकार (Type of Matrix) उनके द्वारा किए जाने वाले कार्यों तथा शरीर में उनके स्थान (Location) के आधार पर विभाजित किया जा सकता है।

ऊतकों का वर्गीकरण (Classification of Tissues)

शरीर की संरचना एवं कार्यों के आधार पर ऊतकों को चार भागों में विभाजित किया गया है।

❖ **ऊपकला ऊतक या अकलीय (Epithelial tissue):** यह उतक सुरक्षा एवं आवरण प्रदान करते हैं।

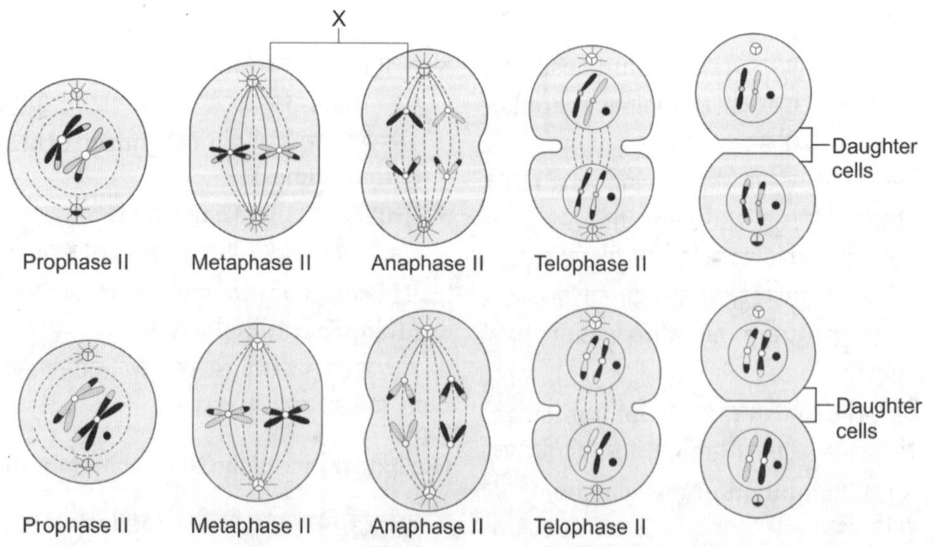

चित्र 2.18: अर्धसूत्रीविभाजन II के चरण (Stages of meiosis II).

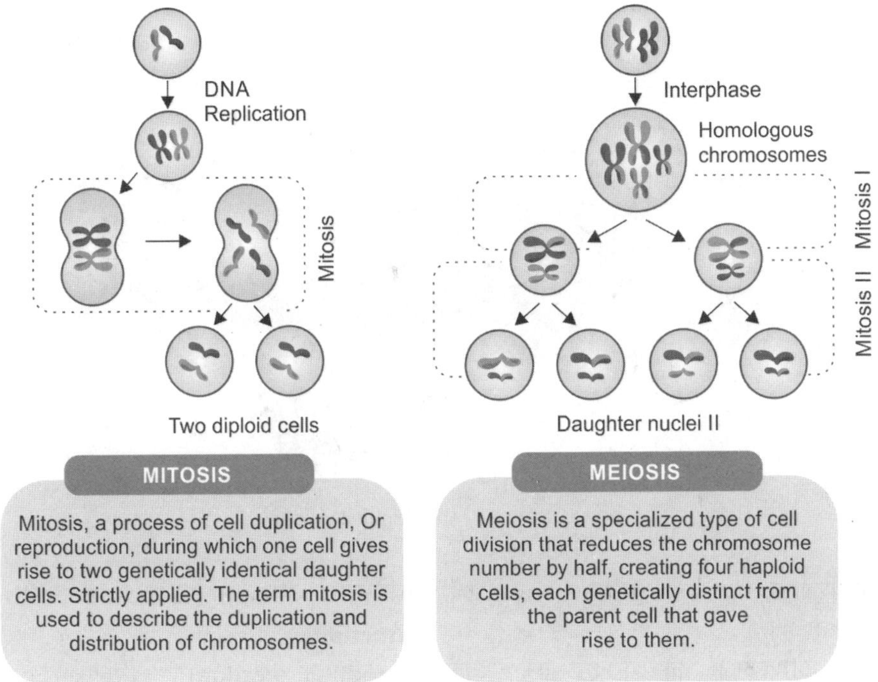

चित्र 2.19: समसूत्री एवं अर्द्धसूत्रीविभाजन मे अंतर (Difference between mitosis and meiosis).

- ❖ **पेशीय ऊतक (Muscular tissue):** यह शरीर के प्रचालन या गति के लिए उत्तरदायी होते हैं। (Movement of body)
- ❖ **संयोजी ऊतक (Connective tissue):** यह शरीर को संरचात्मक ढाँचा प्रदान करते हैं। (Structural framework)
- ❖ **तंत्रिका ऊतक (Nervous tissues):** शरीर के विभिन्न कार्यों का नियंत्रण करते है।

ऊतकों के कार्य (Functions of Tissue)

शरीर के अन्दर ऊतक (Tissues) निम्नलिखित कार्य करते है।

- ❖ रासायनिक पदार्थों का स्त्रावण (Secretion of chemical substances)
- ❖ विशेष प्रकार के रासायनिक पदार्थ, जैसे कि एन्जाइम (Enzymes), हॉर्मोन (Hormones) और स्नेहक तरल (Lubraicating fluids) शरीर के ऊतकों (Tissues) द्वारा स्रावित होते हैं।

- ❖ **घर्षण को कम करना (Reduction of friction):** यह ऊतकें बहने वाले रक्त एवं रक्त वाहिनियों के मध्य घर्षण (Friction) को कम करती है।
- ❖ **ऊर्जा का उत्पादन (Production of body heat):** ऊतक ऊर्जा का उत्पादन करते हैं तथा तरल के संतुलन को बनाए रखते हैं।
- ❖ **अम्ल–क्षार संतुलन (Acid-base balance)** ऊतक ऑक्सीजन ग्रहण एवं CO_2 निष्कासन की प्रक्रिया द्वारा शरीर का मूलभूत अम्ल क्षार संतुलन बनाये रखते है।
- ❖ **संरचनात्मक सहायता (Structural support)** ऊतकों द्वारा शरीर के ऊतकों एवं अंगों को रांरचनात्मक सहायता (Structural support) प्रदान किया जाता है।

1. उपकला ऊतक (Epithelial Tissues)

उपकला (एपीथीलियल) या एपिथेलिया बाहरी शरीर की सतह को कवर करता है तथा आंतरिक अंगों

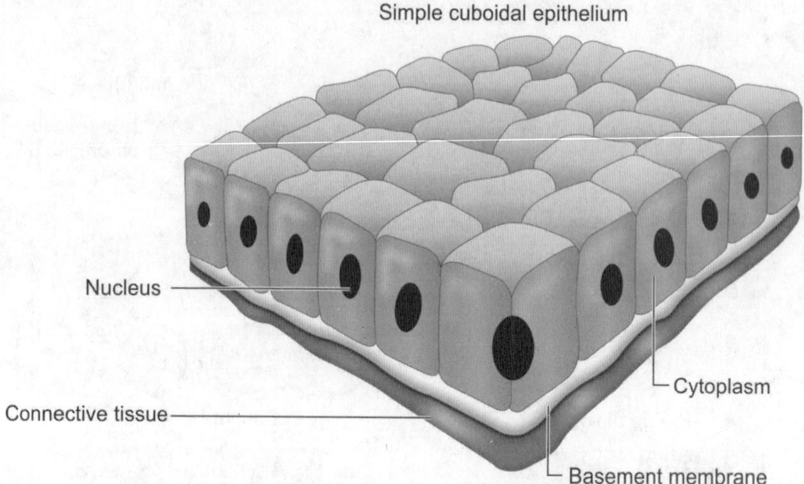

चित्र 2.20: उपकला ऊतक (Epithelial tissues).

नलिकाओं, शिराओं, तथा शरीर के प्रमुख गुहाओं को रेखाबद्ध करता है।

उपकला कोशिकाओं को प्रतिकृत बनाने एवं विभाजित करने की क्षमता काफी महत्व रखती है क्योंकि उपकला कोशिकाएं पर्याप्त टूट–फूट से गुजरती है।

प्रकार (Types)

उपकलीय ऊतकों को निम्न प्रकार से वर्गीकृत किया जाता है।

* सामान्य उपकला उपकला (Simple epithelium)
* सामान्य हल्की उपकला (Simple squamous epithelium)
* सामान्य धनाकार उपकला (Simple cuboidal epithelium)
* स्यूडोस्तरीकृत स्तम्भाकार उपकला (Pseudo-stratified)
* स्तरीकृत उपकला (Stratified Epithelium)
* स्तरीकृत षल्की उपकला (Squamous)
* स्तरीकृत घनाकार उपकला (Cuboidal)
* स्तरीकृत स्तम्भाकार उपकला (Columnar) तथा
* संक्रमण कालीन उपकला (Transitional)

ग्रन्थिमय उपकला (Glandular Epithelium)

Functions

* सुरक्षा (Protection)
* संवेदन (Sensation)
* स्त्रावण (Secretion)
* अवषोशण (Absorption)
* उत्सर्जन (Excretion)
* विसरण (Diffusion)
* सफाई
* घर्षण को कम करना

2. पेशीय ऊतक (Muscular Tissues)

परिचय (Introduction)

पेशीय ऊतक (Muscular tissue) ऊतक शरीर के सभी भागों में उपस्थित होते हैं। ये ऊतक शरीर को गति एवं संचालन में कंकाल तंत्र को सहायता करते हैं।

संकुचन (Contractions) एवं शिथिलन (Relaxation) इस ऊतक की विशिष्टता होती है।

प्रकार (Types)

पेशीय ऊतकों (Muscle fibers) की उपस्थिति के आधार पेशीय ऊतकों की संरचना भिन्न होती हैं।

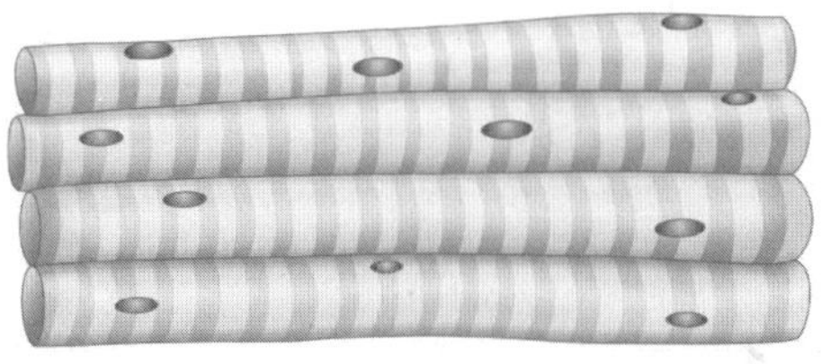
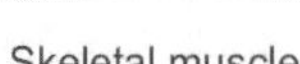

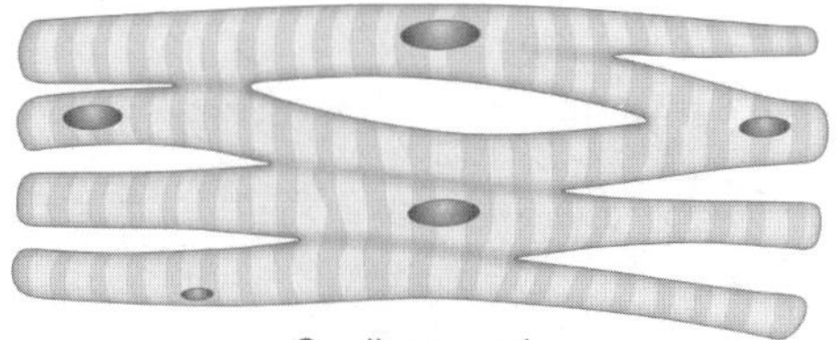

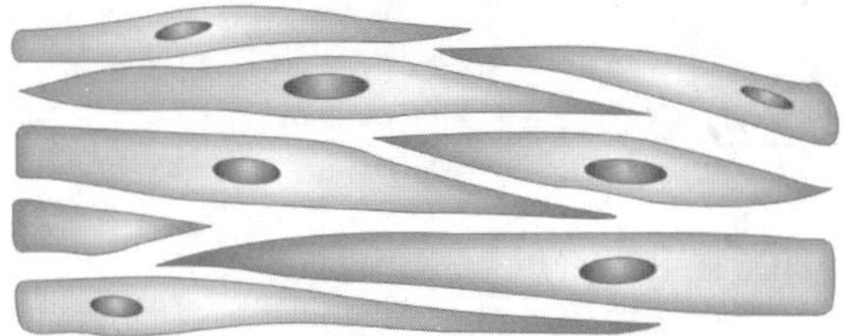

चित्र 2.21: पेशीय ऊतक (Muscular tissue).

- ❖ कंकाली / रेखित पेशियाँ (Skeletal muscles)
- ❖ चिकनी या अतंरागी पेशियाँ (Smooth or visceral muscles)
- ❖ (Cardiac muscles) हृदय पेशियाँ

कार्य (Functions)

- ❖ अस्थिमय ऊतक गति (Osseous tissue movement)
- ❖ शरीरिक संस्थित का रखरखाव (Body posture maintenance)
- ❖ शरीर में ऊष्मा उत्पादन (Body heat production)
- ❖ सुरक्षा (Protection)
- ❖ अभिव्यक्ति (Expressions)

3. संयोजी ऊतक (Connective Tissues)

परिचय (Introduction)

संयोजी ऊतक (Connective tissue) रेशेदार ऊतक होते है। प्राणियों के संयोजी ऊतकों का मुख्य घटक कोलेजन (collagen) नामक प्रोटीन होता है। यह ऊतक मानव शरीर में एक अंग को दूसरे अंग से जोडने का कार्य करता है। यह प्रत्येक अंग में पाया जाता है।

प्रकार (Types)

- ❖ तन्तुमय (उचित संयोजी ऊतक) Fibrous **(Connective tissue proper)**
    - ▪ शिथिल ऊतक (तन्तुमय) (Loose fibrous areolar)
    - ▪ वसायुक्त (Adipose)
        - ♦ श्वेत वसा (White fat)
        - ♦ भूरी वसा (Brown fat)
    - ▪ Reticular (जालिकीय)
    - ▪ Dense (संघन)
    - ▪ अनियमित (Irregular)
    - ▪ नियमित (Regular)
    - ▪ कोलैजनी (Collagenous)
    - ▪ लचीला (Elastic)
- ❖ अस्थि या हड्डी **(Bone)**
    - ▪ संधन (Compact)
    - ▪ सुबिर (स्पंजी) (Cancellous spongy)
- ❖ उपास्थि गा कार्टिलेज (Cartilage)
    - ▪ प्रभासी या हायलाइन उपास्थि (Hyaline)
    - ▪ तन्तुमय उपास्थि (Fibrocartilage)
    - ▪ लचीला (Elastic)
- ❖ रक्त **(Blood)**

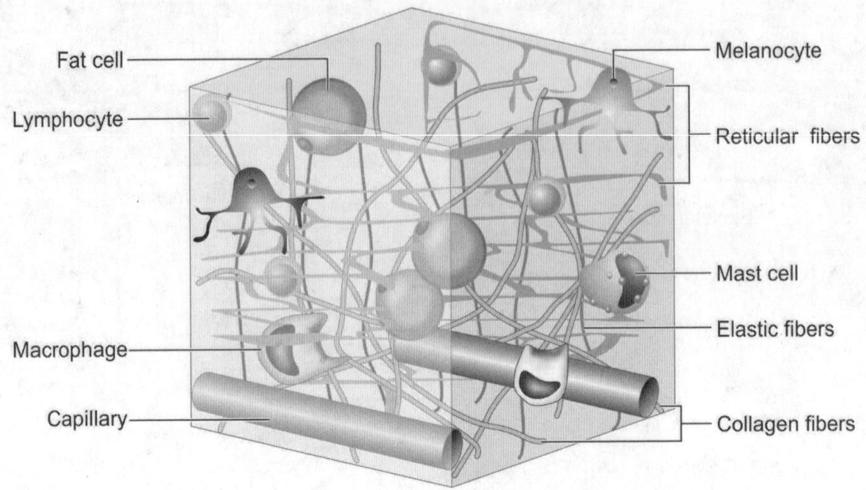

चित्र 2.22: संयोजी ऊतक (Connective tissues).

कार्य (Functions)

- ये शरीर के विभिन्न ऊतकों को जोडते हैं।
- ये शरीर के विभिन्न ऊतकों, अंगों व संरचना को सहायता देते है।
- रक्त बाहरी पदार्थो से शरीर की रक्षा करता हैं।
- रक्त श्वसन गैसों व पदार्थों का शरीर के एक अंग से दूसरे अंग तक परिवहन करता है।

4. तंत्रिका ऊतक (Nervous Tissue)

परिचय (Introduction)

सभी शरीर की कोशिकाओं में उत्तेजना, (Excitability), चिड़चिड़ापन (Irritability) और चालकता (Conductivity) का गुण होता है। तंत्रिका ऊतक मस्तिष्क, रीढ़ की हड्डी और तंत्रिकाओं में पाये जाते है। यह शरीर की गतिविधियों के समन्वय और नियन्त्रण के लिए जिम्मेदार होते हैं। यह मांसपेशियों के संकुचन को उत्तेजित करते हैं।

न्यूरॉन्स तंत्रिका कोशिका तंत्रिका ऊतक (Tissue) की कार्यात्मक (Functional) और संरचनात्मक (Structional) इकाई हैं।

कार्य (Function)

इनका मुख्य कार्य परिवर्तन (Transformation), एकीकरण (Integration) तथा पर्यावरण परिवर्तनों (Environmental changes) का संचरण होता है।

- उत्तेजनाओं के विश्लेषण तथा एकीकरण (Analysis) and integration
- अपवाही तथा प्रबल न्यूरॉन्स के साथ–साथ सी. एन. एस. के विभिन्न हिस्सों के बीच आवेगों की आपूर्ति करना। (Supply of impulses)
- ये अनैच्छिक ग्रांथियों (Glands) तथा मांसपेशियों के संचरण में मदद करते है। (Muscles)
- इनके द्वारा आंतरिक (Internal) तथा बाहरी वातावरण (External) वातावरण में उत्तेजना को महसूस किया जाता है।

संरचना (Structure)

तांत्रिका संयोजी (Connective) ऊतकों से बना होता है जो कई तांत्रिका कोशिका तंतु या न्यूरॉन्स से घिर होता है।

न्यूरॉन्स (Neurons)

न्यॉरान्स केन्द्रीय तंत्रिक तंत्र (Central nervous system) के भीतर होते हैं।

एक विशिष्ट न्यूरॉन में निम्नलिखित सरंचना (Structure) होती हैं।

- **कोशिका काय या कार्य (Cell body or soma)** सारे Neurons में एक कोशिका काय या काय होती है। एक प्लाज्मा मेंमरेन कोशिका कार्य को घेरती है। इसके मध्य में Nucleus होता है।

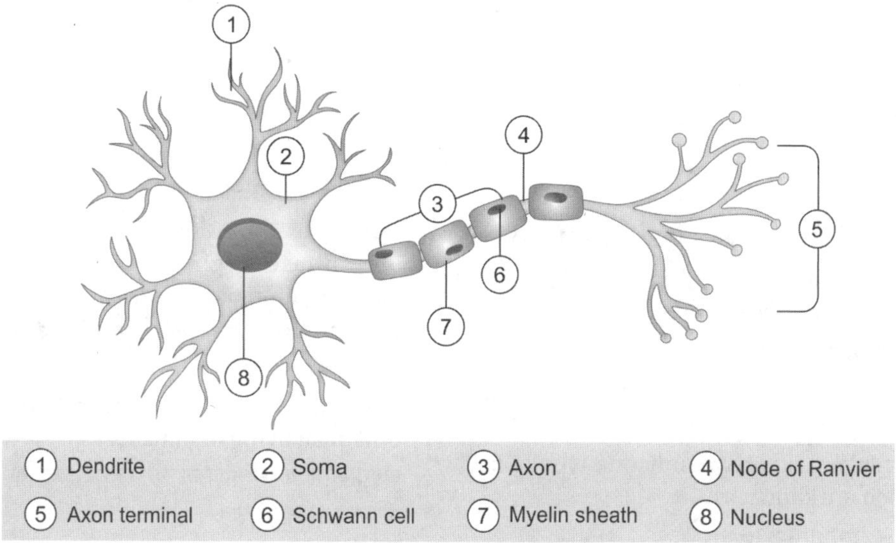

चित्र 2.23: तंत्रिका ऊतक (Nervous tissue).

कोशिका शरीर के साइटोप्लाज्म में दाने होते हैं जिन्हें निस्सल काय (Nissl bodies) कहा जाता है।

❖ सामान्यतः कोशिका काय मे कम से कम दो Cytoplasmic extensions) निकलते हैं।

■ **तंत्रिकाक्ष** (Axon) यह Impulses को Cell body से दूर पहुँचाता है।

■ पार्श्वतंतु (Dendrites): ये एक या एक से अधिक होती हैं।

❖ (माइलिन आच्छाद) — Myelin sheath यह Axon के चारों ओर एक सफेद वसीय (Fatty), अकोशिकीय (Noncellular layer) बनाने वाले Axon को ढकता है।

❖ (रेनवियर के वर्णसंधि) — Nodes of Ranvier ये दो श्वान Cells के बीच अंतराल (जगह) होती हैं।

(Glial cells) - ग्लाया कोशिकाः ये सहायक (Supporting cells) है तथा ये Neuroglial cells (तंत्रिका बंध) कोशिकाओं के रूप से भिन्न होती है।

■ ताराकोशिकाएं (Astrocytes): यह Neurons के कार्य को नियमित करते हैं।

■ सूक्ष्मंत्रिका बंध कोशिकाएं (Microglia cells) - वे रोगजनकों (Pathogens) को नष्ट करते हैं।

■ श्वान कोशिका एवं अल्पदद्रोन कोशिका — Schwann cells and oligodendrocytes

■ यह अपनी चालन गति को बढ़ाने के लिए विद्युत रूप से अक्षतंतु (Axons) को Insulate करते है।

ग्लाया कोशिकाएं न्यूरॉन्स को सहायता (Support) प्रदान करती हैं तथा तंत्रिका तंत्र के समन्वय में भी जरूरी होती है।

अभ्यास (Exercise)

बहुविकल्पीय प्रश्न (Multiple Choice Questions)

a. कोशिका के अन्दर मौजूद द्रव्य जो कोशिकाद्रव्यी अंग को स्नान करता है–

(क) उदर द्रव्य

(ख) मस्तिष्क मेरू द्रव्य

(ग) साइटोसाल्व

(घ) फास्फोलिपिड

The fluid present inside the cell which bathes the cytoplasmic organelles are:

(क) Abdominal fluid

(ख) Cerebrospinal fluid

(ग) Cytosol

(घ) Phospholipid

b. उपास्थि के उतकों में केवल एक प्रकार की कोशिकाएं होती हैं जिन्हें निम्न रूप से जाना जाता है–

(क) उपास्थि कोशिका

(ख) लामेल्ले

(ग) काचाझ

(घ) स्नायुबंधनों

Cartilage tissue have only one type of cell which are known as:

(क) Chondrocyte

(ख) Lamellae

(ग) Hyaline

(घ) Ligaments

c. रक्त कोशिकाओं का निर्माण अस्थिमज्जा तथा अन्य ऊतकों में प्रक्रिया द्वारा होता है–

(क) सूत्रीविभाजन

(ख) रक्तोत्पत्ति

(ग) अर्धसूत्रीय विभाजन

(घ) रक्ताणु उत्पत्ति

Blood cells are formed in the bone marrow and in other tissue by the process of:

(क) Mitosis　　　(ख) Haematopoiesis

(ग) Meiosis　　　(घ) Erythropoiesis

2. रिक्त स्थानों की पूर्ति कीजिए (Fill in the Blanks)

a. ....ने कोशिका संगठन लाइसोसोम की खोज की थी।

.... discovered the cell organelle lysosome.

b. ....को कोशिका का शक्ति केन्द्र कहते हैं।

.... is cell of the power house.

c. मानव कोशिका में गुणसूत्रों के ....युग्म होते हैं।

There is ....pair of chromosomes in human cell.

3. सही या गलत का चयन कीजिए (Identify True and False)

a. परमाणु आवरण के पूर्ण विघटन के साथ–साथ मेटाफेस चरण शुरू होता है।

Metaphase begins with the complete disintegration of nuclear envelope.

b. कोशिका सभी जीवों की मूल संरचनात्मक तथा कार्यात्मक ईकाई है।

Cell is the basic Structural and functional unit of all living organisms

c. राइबोसोम को कोशिका के सत्य केन्द्र के रूप में भी जाना जाता है।

Ribosomes are also known as the power house of the cell.

4. अति लघुउत्तरीय प्रश्न (Very Short Answer Type Questions)

a. कोशिका को परिभाषित कीजिए।
Define cell.

b. ग्रन्थि तथा अर्धसूत्रीय विभाजन के बारे में लिखिए।
Define gland and meiosis.

5. लघुउत्तरीय प्रश्न (Short Answer Type Questions)

a. कोशिका का नामांकित चित्र बनाकर संक्षिप्त विवरण दें।
Define draw a label diagram of cell.

b. ऊतक को परिभाषित करें तथा ऊतकों के प्रकारों को सूचीबद्ध करें।
Define tissue and enlist the type of tissue.

6. दीर्घउत्तरीय प्रश्न (Long Answer Type Questions)

a. कोशिका विभाजन के बारे में विस्तार से वर्णन करें।
Discuss in detailed about cell division.

b. प्लाजमा झिल्ली की संरचना के बारे में संक्षिप्त परिचय दें।
Explain the structure of plasma membrane.

उत्तर (Answers)

1. **बहुविकल्पीय प्रश्न (Multiple Choice Questions)**

   a. (ग) साइटोसाल्व   b. (क) उपास्थि कोशिका   c. (ख) रक्तोत्पत्ति

2. **रिक्त स्थानों की पूर्ति कीजिए (Fill in the Blanks)**

   a. क्रिश्चियन डी ड्यूव   b. माइट्रोक्रान्डिया   c. 22

3. **सही या गलत का चयन कीजिए (Identify True and False)**

   a. सही   b. सही   c. गलत

रक्त
(Blood)

<table>
<tr><td>

- रक्त
- रक्त के कार्य
- रक्त का संगठन
- हार्मोन्स एवं एन्जाइम
- लाल रक्त कोशिकाएं
- श्वेत रक्त कोशिकाएं
- प्लेटलेटस
- रक्त के थक्के के कारक
- एबीओ रक्त प्रणाली

</td><td>

- Blood
- Functions of Blood
- Composition of Blood
- Hormones and Enzymes
- RBC
- WBC
- Platelets
- Blood Clotting Factors
- ABO Blood System

</td></tr>
</table>

Key Terms

❖ **एन्जियोलाजी:** रक्त परिवहन–तंत्र का अध्ययन (Angiology: Study of circulatory system)

❖ **एग्रेन्यूलोसाइटस:** इसमें साइटोप्लाज्म में कणिकाएं या दाने नही रहते हैं। (Agranulocytes: A type of white blood cell)

❖ **एग्लुटिनोजन:** एक प्रक्रिया जिसमें लाल रक्त कोशिकाएं एक गुच्छे के रूप में एकत्रित हो जाता है। (Agglutinogen: An antigenic substance present in blood)

❖ **बेसोफिल कोशिकाएं** या कोई संरचना जो शीघ्र ही क्षार रंगों में रंग जाती है। (Basophils: Basophils are a type of white blood)

रक्त (Blood)

मानव शरीर में संचरण करने वाला तरल पदार्थ जो शिराओं के द्वारा हृदय में जमा होता है और धमनियों के द्वारा पुनः हृदय से सम्पूर्ण शरीर में परिसंचरित होता है रक्त कहलाता है।

Blood is a constantly circulating fluid providing the body with nutrition, O_2 and waste removal.

❖ **इओसिनोफिल्स (Eosinophils):** ये अम्ल से अभिरंजित हो जाने वाले श्वेत रक्त कोशिकाएं होती है।

❖ **इरिथ्रोसाइट सेडिमेंटेशन रेट (Erythrocyte sedimentation rate):** लाल रक्त कोशिकाएँ किस गति में नीचे बैठती है उसका पता लगाने के लिए यह एक परीक्षण है।

❖ **इरिथ्रोसाइटस (Erythrocyte):** रक्त प्लाज्मा में उपस्थित लाल रक्त कोशिकाएं।

❖ **हीपेरिन (Heparin):** यह रक्त का थक्का जमाने का कार्य करता है।

❖ **ल्यूकोसाइटस (Leucocytes):** रक्त में श्वेत रक्त कोशिकाएं यह फेगोसाइट कार्य करती हैं।

❖ **मोनोसाइटस (Monocytes):** ये लाल अस्थि मज्जा से उत्पन्न होने वालो श्वेतरक्त कोशिकाएं में सबसे बड़ी एक केन्द्रकीय कोशिकाएं होती है।

परिचय (Introduction)

❖ रक्त का अध्ययन Haematology कहलाता है।

❖ विलियम हार्वे William Harvey को एन्जियोलॉजी का जनक कहा जाता है।

❖ Blood शरीर में रक्त वाहिनियों से होकर बहने वाले एक तरल संयोजी ऊतक होता है जो रक्त वाहिनियों में हमेशा परिसंचरण करता है। यह कहीं पर ठहरती है। यह अपारदर्शक क्षारीय तरल होता है जो स्वाद में नमकीन होता है।

❖ इसका pH (7.36-7.41) है और रक्त की श्यानेता (Viscosity) 3.4 + 05.4 होती है। रक्त का लाल व बैंगनी रंग O_2 की उपस्थिति तथा अनुपस्थिति के कारण होता है।

❖ रक्त का विशिष्ट घनत्व (Specific gravity) 1.055-1.065 होता है। यह पानी से थोड़ा भारी होता है।

रक्त के कार्य (FUNCTIONS OF BLOOD)

❖ यह O_2 को फेफड़ो से शरीर के विभिन्न अंगो की कोशिकाओं तक पहुचाता है तथा CO_2 को वापिस कोशिका से फेफड़ों तक लाता है।

❖ यह Hormone को अन्तः स्रावी ग्रंथियों से अन्य ग्रंथियों और कोशिकाओं तक पहुँचाता है।

❖ Blood पोशक पदार्थो को आहार नाल से कोशिकाओं तक पहुचाता है।

❖ रक्त में स्थित White रक्त कणिकाओं द्वारा जीवाणु को नष्ट कर देती है जो रोग प्रतिरोधक क्षमता को बढाती है।

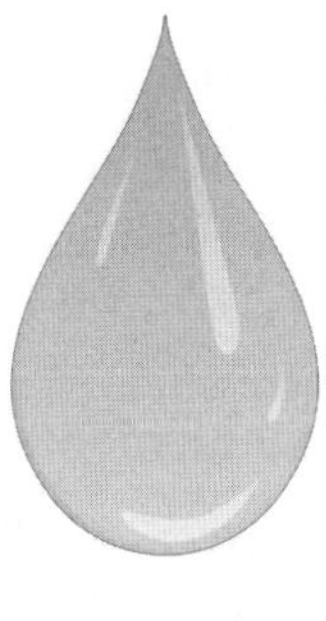

चित्र 3.1: रक्त (Blood).

❖ रक्त अपने आयतन एवं श्यानता में परिवर्तन लाकर Blood Pressure पर नियंत्रण करता है।

रक्त का संगठन (COMPOSITION OF BLOOD)

रक्त को सूक्ष्मदर्शी से देखने पर उसमें छोटी–2 गोलाकार संरचनाएॅं दिखाई देती है जिसे रक्त कोशिकाएॅं (Blood cells) कहते है।

❖ **प्लाज्मा (Plasma):** रक्त का तरल भाग (Fluid part) प्लाज्मा कहलाता है। प्लाज्मा में 90–92% जल पाया जाता है। यह सुनहरे पीले रंग जैसा होता है जिसमें द्रव और अन्य पदार्थो का संचरण होता है।

❖ **जल (Water):** यह बाह्य कोशिकाएॅं द्रव तथा अन्य कोशिकाएॅं द्रव की जल संयोजन (Hydration) को सामान्य रखता है। 90–92% शरीर की लगभग समस्त कोशिकाएॅं ऊतक जल के स्पर्श में रहती है।

❖ **प्रोटीन (Protein):** रक्त में उपस्थित प्रोटीन को प्लाज्मा प्रोटीन कहते हैं। इसका सामान्य भार 6–8 gm/100 mL होता है। यह प्लाज्मा प्रोटीन रक्त को चिपचिपा बनाए रखती है।

प्लाज्मा Protein में निम्न प्रोटीन पायी जाती है।
- Albumin
- Globulin
- Fibrinogen

❖ **एल्बुमिन (Albumin):** यह यकृत में संश्लेषित होती है। यह प्लाज्मा प्रोटीन में सबसे ज्यादा मात्रा में पायी जाती है।

❖ **ग्लोबुलीन (Globulin):** इसका निर्माण प्लाज्मा कोशिका तथा यकृत में होता है। यह प्रोटीन प्लाज्मा का लगभग 36 से 40% भाग बनाती है। इसे तीन श्रेणियों में बांटा गया है।
- **Alpha (α)**
- **Beta (β)**
- **Gamma (γ)**
- इस प्रोटीन (Protein) का निर्माण भी यकृत तथा लिम्फोइड ऊतको में होता है।
- ग्लोबुलिन का मुख्य कार्य संक्रामक रोगों से रक्षा करना है। साथ ही वसा में घुलनशील

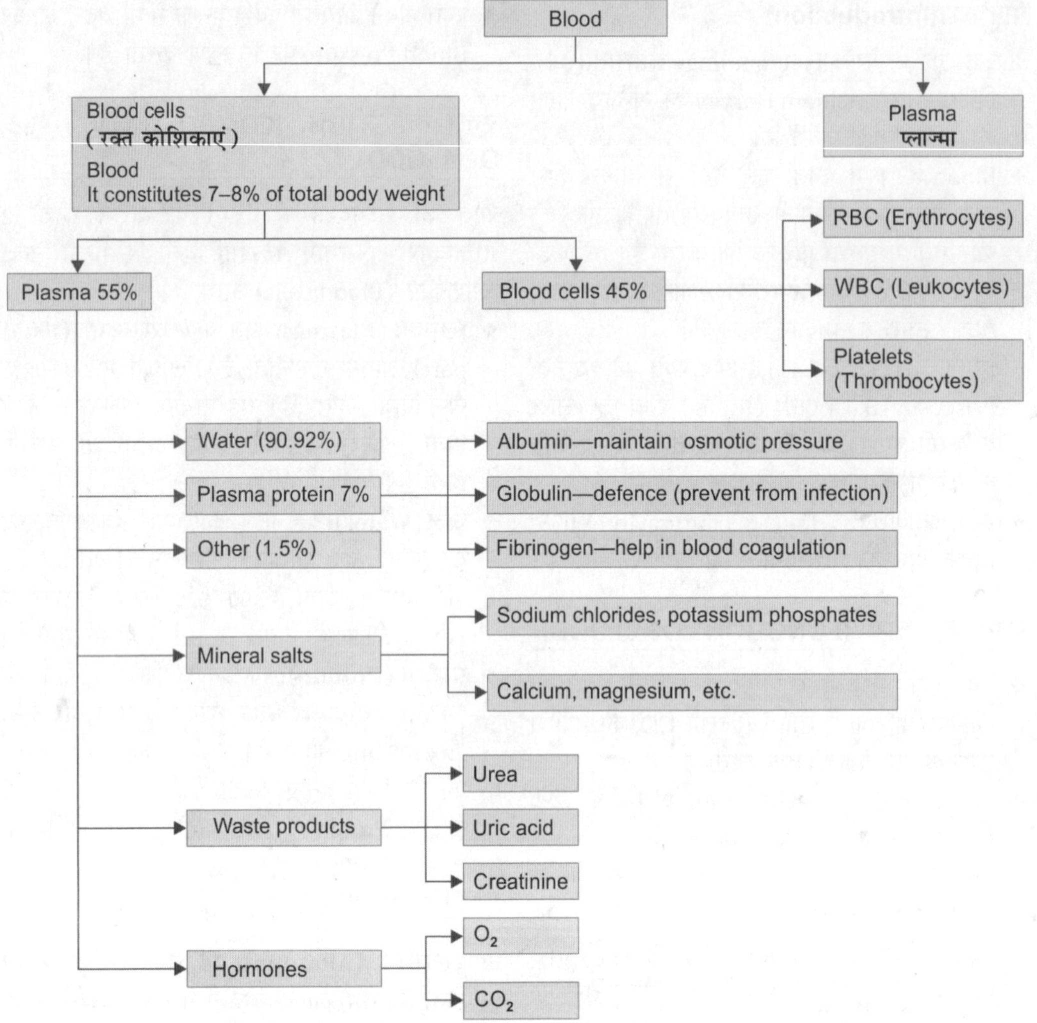

चित्र 3.2: रक्त का संगठन (Blood composition).

विटामीन को शरीर के अन्य भागों में संचारित करता है।

- अल्फा और बीटा ग्लोबलीन लिपिड में संचरण करता है

- गामा ग्लोबुलीन (Antibodies) प्रतिरोधकता या Immunoglobulin के द्वारा कार्य करता है, जिससे बीमारी को रोकने में सहायता मिलती है।

Example: Polio, Tetanus, Measles.

- ❖ **Fibrinogen:** यह कुल प्लाज्मा प्रोटीन का **4–5%** भाग बनाती है जिसका निर्माण यकृत में होता है। यह रक्त का थक्का **(Coagulation)** बनाने के लिए अनिवार्य है।

अन्य घटक (Other Elements)

- ❖ **Plasma electrolytes:** यह अकार्बनिक लवण व कण होते हैं जो सकारात्मक आवेशित आयन को अलग करता है।

Positive ions: Na$^+$, K$^+$, Ca$_2$+, Mg$_2$+
Negative ions: Cl$^-$, HPO$_2$ and HCO$_3$ शामिल होते है।
Functions:

- यह परासरणीय दाब को बनाये रखते हैं।
- यह निम्न प्रतिक्रिया में सहायक होते हैं।
  - Cell formation
  - पेशियों का संकुचन
  - संवेदन के आदान–प्रदान में
- पोषण (Nutrients): भोजन का पाचन हो जाने के पश्चात Corbohydrates, protein and fat के Large particles small particles टूट जाते हैं।

- गैस (Gases) and Plasma में O$_2$, CO$_2$ तथा N$_3$ पाई जाती है। RBC में हीमोग्लोबीन, O$_2$ तथा CO$_2$ का संचरण करता है।

- खनिज लवण (Mineral salt): ये सभी खनिज लवण जल में घुलने के पश्चात धनायन एवं ऋणायन में पृथक हो जाता है तथा निम्न कार्यों में सहयोग प्रदान करता है।
  - अम्ल तथा क्षारों में Balance
  - पेशीय संकुचन में मदद
  - परासरण दाब को बनाये रखना

- हार्मोन्स व एन्जाइम (Hormones and Enzyme)ः हार्मोन्स व एन्जाइम अन्तः स्रावी ग्रन्थियों द्वारा स्रावित होने वाले पदार्थ होते हैं जो रक्त में मिलने के पश्चात रासायनिक क्रियाओं को प्रतिपादित करते हैं। जैसे– एमाइलेज (Waste product)- प्लाज्मा में Urea creatinine, Uric, acid, Ammonia आदि waste Product blood से Kidney में पहुचते हैं और वहाँ Urine द्वारा बाहर निकाल दिये जाते हैं।

- रक्त कोशिकाएँ (Blood cells): जो Blood ESA 94% भाग बनाती है। रक्त कोशिकाएँ तीन भागों में विभाजित होती है।
  - लाल रक्त कणिका (Red blood cells)
  - श्वेत रक्त कणिका (White blood cells)
  - प्लेटलेट्स या थ्रोबोसाइट्स (Platelets or thrombocytes)

लाल रक्त कोशिकाएं (RED BLOOD CELLS)

- लाल रक्त कोशिकाओं (RBC) रक्त की महत्वपूर्ण कोशिका होती है जिसे लोहिका कोशिका भी कहते है।
- इनको Erythrocyte के नाम से भी जाना जाता है।
- इसका व्यास 7.8 um होता है। यह किनारे पर 2.2 um मोटी तथा बीच में 1 um मोटी होती है।
- लाल रक्त कोशिकाओं (RBC) फेफड़ो से शरीर के बाकी हिस्सों में O$_2$ ले जाने और कार्बन डाइआक्साइड CO$_2$ को वापस फेफडों तक ले जाने का कार्य करती है।
- लाल रक्त कोशिकाओं का जीवन काल 120 दिन होता है।
- लाल रक्त कोशिकाओं (RBC) गोलाकार आकृति छोटी, गोल उभयावतल चक्रिकाओं (Biconcave disc) और केन्द्रक हीन (Non-nucleated) होती है।

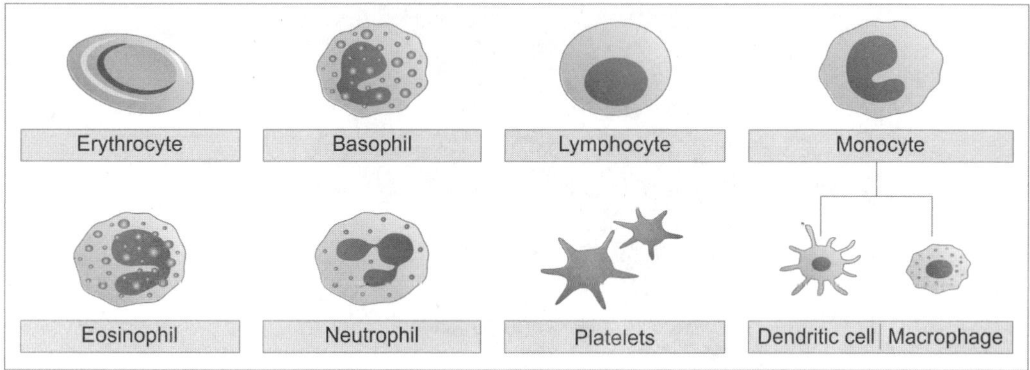

चित्र 3.3ः रक्त कोशिकाएँ (Blood cells).

❖ सामान्य गढना (Normal count): स्त्री, पुरुष तथा बच्चों में RBC की संख्या भिन्न–भिन्न होती है।

■ पुरुष (Men): 4.5-5.5 million/mm³

■ स्त्री (Women): 4-5 million/mm³

■ बच्चों (Child): 6-7 million/mm³

लाल रक्त कणिका का संगठन (Composition of RBC)

❖ Water 60-70%

❖ Solid Material 30-40%

❖ Haemoglobin, Phospholipids कार्बनिक अकार्बनिक पदार्थ पाये जाते है।

होमोग्लोबिन (Haemoglobin)

हीमोग्लोबीन एक (Conjugated protein) होती है जो कि अस्थि मज्जा में बनने वाला लाल रक्त कोशिकाओं का लौहयुक्त प्रोटीन होता है जो हिम (Heme) तथा ग्लोबिन 95% (Globin) से मिलकर बनता है।

इस प्रक्रिया में आयरन महत्वपूर्ण भूमिका निभाता है। यह आक्सीजन O_2 का वाहक होता है। RBC का लाल रंग की हीमोग्लोबिन की उपस्थिति की कारण ही होता है।

❖ RBC contains about 280 millions hemoglobin molecules.

❖ हीमोग्लोबिन का निर्माण हीम + ग्लोबिन के मिलने से होता है। जिसका अर्थ
Haem + Globin = Hemoglobin
(Iron) + (Protein)

❖ हीमोग्लोबिन के एक अणु में चार परमाणु पाए जाते हैं। प्रत्येक परमाणु आक्सीजन के एक परमाणु को ऊतको तक पहुचाता है।

❖ मैक्सपेरूट्ज ने 1959 में हीमोग्लोबिन की आणविक संरचना का वर्णन किया।

❖ रक्त का आयतन (Pack cell volume) (PCV): इसे Haematocrit के नाम से भी प्रदर्शन किया जाता है। यह दिये गये रक्त के नमूने में लाल रक्त कोशिकाओं (Red blood cells) का आयतन है, जो प्रतिशत में व्यक्त किया जाता है।
लिये गये रक्त के नमूने को एक लम्बी नलिका में डालकर उसे सेन्ट्रीफ्यूज मशीन के द्वारा सेन्ट्रफ्यूज किया जाता है, जिससे रक्त के नमूने में प्लाज्मा एवं रक्त कोशिकाएँ (Plasma and Blood cells) अलग–अलग हो जाती है। ये रक्त कोशिकाएँ नीचे बैठ जाती है। अतः इन बैठी हुई कोशिकाओं के आयतन को सम्पूर्ण रक्त के नमूने के आयतन के साथ अनुपात किया जाता है, वही Pack cell volume होता है। हीमोग्लोबिन (Haemoglobin) यह दिए गये रक्त के नमूने में हीमोग्लोबिन का

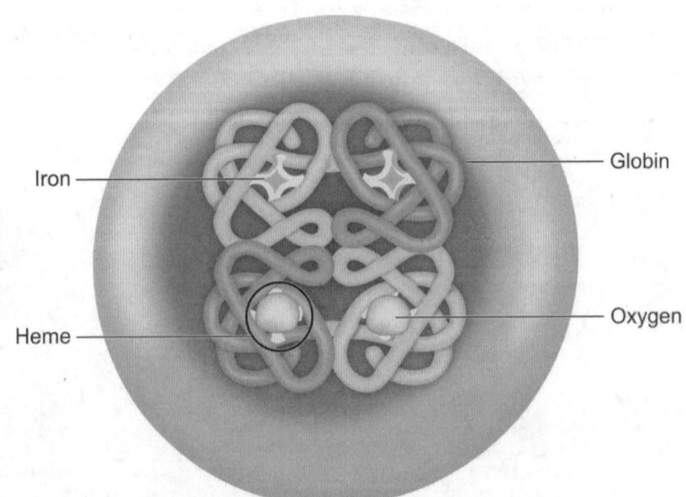

चित्र 3.4: हीमोग्लोबिन (Haemoglobin).

आयतन है, जो ग्राम प्रति 100 mL में व्यक्त किया जाता है।

हीमोग्लोबिन का अपघटन (Breakdown of Haemoglobin)

After 120 days old RBC starts breakdown in bone barrow.

हीमोग्लोबिन के कार्य (Function of Haemoglobin)

* Hb-RBC कोशिकाओं को बनाने वाला एक मेटल प्रोटीन जो फेफड़ों और गलफड़ों से शरीर के भीतर O_2 युक्त रक्त ले जाने का करता है।
* कार्बनडाइआक्साइड CO_2 एवं Protein को ऊतकों से फेफड़ों तक बाहर निष्कासित करने हेतु Transport करना।
* Hb RBC के लाल रंग के जिम्मेदार होता है।

श्वेत रक्त कणिका (WHITE BLOOD CELL)

* WBC को Leucocytes भी कहा जाता है। ये आकार में RBC से बड़ी से बड़ी तथा संख्या में RBC की तुलना में कम होती है। इसमे केन्द्रक पाया जाता है। वर्णक के अभाव में यह रंगहीन होती है।

* इसका व्यास लगभग 19–520 um होता है। यह मनुष्य में 5000–8000 mm³ होती है WBC भक्षक कोशिका होती है, जो रोगों से शरीर की सुरक्षा करती है।
* WBC में औसतन, प्रत्येक माइक्रोलीटर रक्त में WBC की कुल संख्या 4–11 हजार के बीच होती और एक स्वस्थ व्यक्ति प्रतिदिन लगभग 80 से 100 बिलियन WBC का उत्पादन करता है, WBC का जीवनकाल 13–20 दिनों के बीच होता है।
* WBC न्यूक्लियोटाइड रक्त कोशिकांए होती है जो सफेद रंग की होती है। इसलिए इन्हें WBC कहा जाता है। इन Blood cell को ग्रैन्यूलोसाइटस और एग्रानुलोसाइटस में वर्णित किया जाता है

श्वेत रक्त कोशिकाओं के प्रकार (**Type of WBC**): WBC (5) प्रकार की होती है जिन्हें मुख्य रूप से कणिकाओं की उपस्थिति और अनुस्थिति के आधार पर वर्गीकृत किया जाता है।

* ग्रैन्यूलोसाइटस– वे सफेद रक्त कोशिकाओं के प्रकार है उनके साइटोप्लाज्म में कणिकाओं की उपस्थिति के साथ दानेदार कोशिकाओं में शामिल है।
  * Basophils (5-1%)
  * Eosinophils (2-1%)
  * Neutrophils (60-70%)

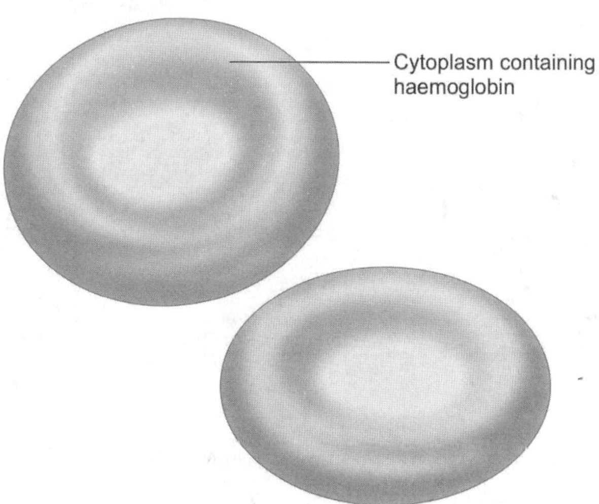

चित्र 3.5: लाल रक्त कोशिकाएं (Red blood cells).

❖ एग्रानुलोसाइटस– वे सफेद रक्त कोशिकाओं के प्रकार है उनके साइटोप्लाज्म में ग्रैन्यूल की अनुपस्थिति के साथ एवं दानेदार कोशिकाओं में शामिल है।
- Monocytes (3–8%)
- Lymphocytes (20–25%)

लिम्फोसाइट्स (Lymphocytes)

❖ इनकी संख्या लगभग 1600–2700/mm³ होती है।
❖ इनमें केन्द्रक Spherical होता है।
❖ इसको Diameter 5-17um होता है। इसका मुख्य कार्य प्रतिरक्षा प्रदान करना है।

मोनोसाइट्स (Monocytes)

❖ इनकी संख्या लगभग 400–800 m/m³ होती है।
❖ इनकी आकृति Kidney shaped nucleus
❖ इनका Diameter 14-24 um होता है इसका कार्य ऊतको की मरम्मत करना तथा भक्षण क्रिया करना है।

न्यूट्रोफिल्स (Neutrophils)

❖ इनकी संख्या 2000–3000 mm³ होती है।
❖ इनमें केन्द्रक Multilobed होता है।
❖ Granules का Diameter 10-12um होता है।
❖ Life span 6 घण्टो से कुछ दिनों तक होता है।
❖ इनका मुख्य कार्य भक्षण (Phagocytosis) करना है।

इओसिनोफिल्स (Eosinophils)

❖ इनकी संख्या लगभग 100-600 mm³ होती है।
❖ Granules diameter 10-14 um होता है।
❖ Life span लगभग 5 दिन होता है एलर्जी (Allergy) अवस्था में ये उत्तेजित हो जाती है।

बासोफिल्स (Basophils)

❖ इनकी संख्या लगभग 200 mm³ होती है। इनका कार्य Hypersensitivity में भाग लेना है इसमें केन्द्रक Bilobed होता है।

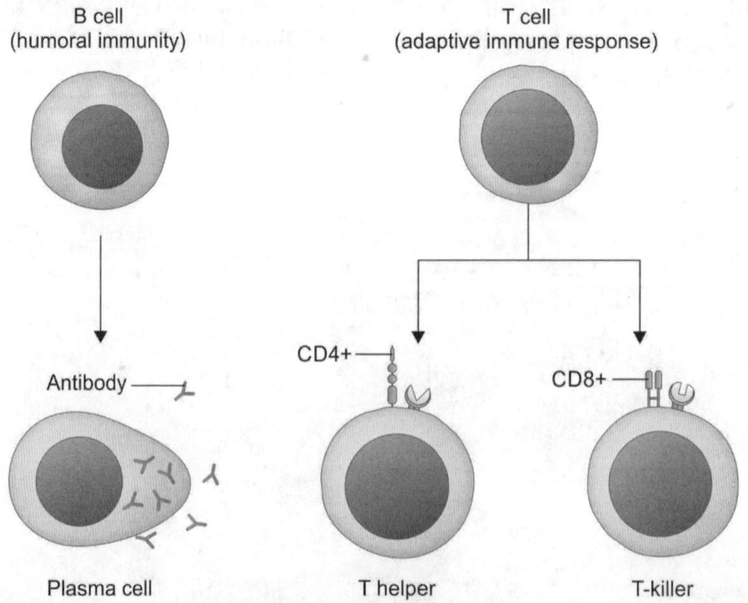

चित्र 3.6: लिम्फोसाइट्स (Lymphocytes).

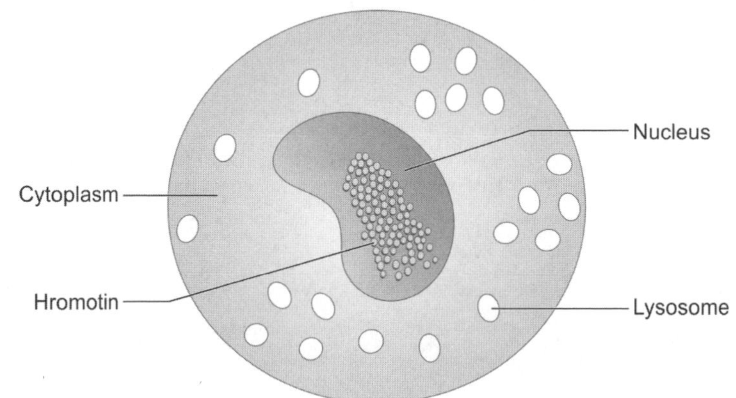

चित्र 3.7: मोनोसाइटैस (Monocytes).

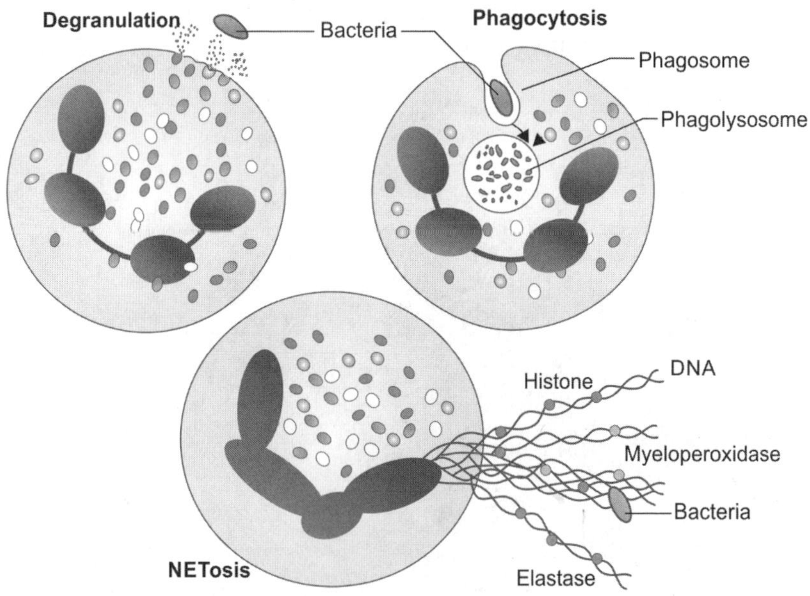

चित्र 3.8: न्युट्रोफिल्स (Neutrophils).

❖ Granules diameter 10–14 um होता है। इसका स्पैन (span) कुछ घण्टो से कुछ दिनों तक होता है।

श्वेत रक्त कणिआओं के कार्य (Function of WBC)

❖ रोग उत्पादक सूक्ष्म जीवों से शरीर की रक्षा करना इसका मुख्य कार्य है।

WBC का सामान्य स्तर

At birth (Newborn)	–	10000–25000 µl
Infant	–	6000–16000 µl
Adult	–	4000–11000 µl

प्लेटलेट्स (PLATELETS)

विम्बाणु को थ्रोम्बोसाइट्स (Thrombocytes) भी कहते हैं क्योंकि ये रक्त का थक्का जमाने में सहायक होती है। प्लेटलेट्स में केन्द्रक नहीं पाया जाता है। इसका Diameter लगभग 2–3 um तथा आकार में RBC से एक चौथाई होता है।

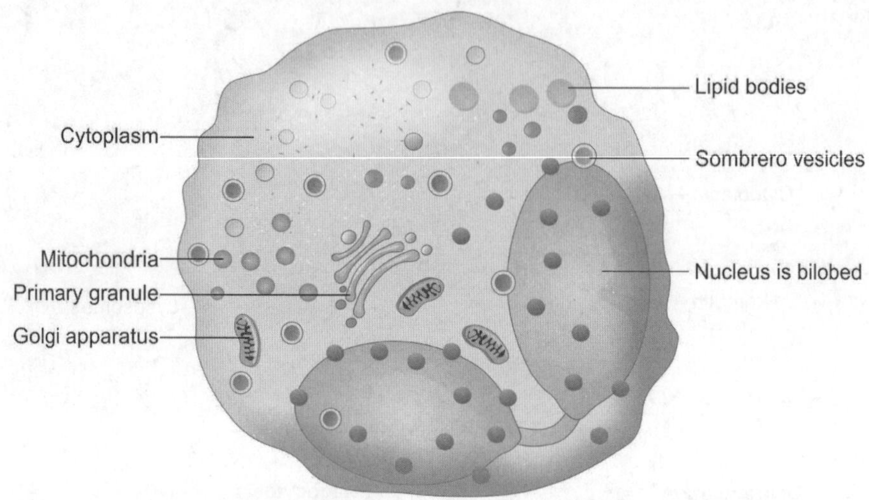

चित्र 3.9: इओसिनोफिल्स (Eosinophils).

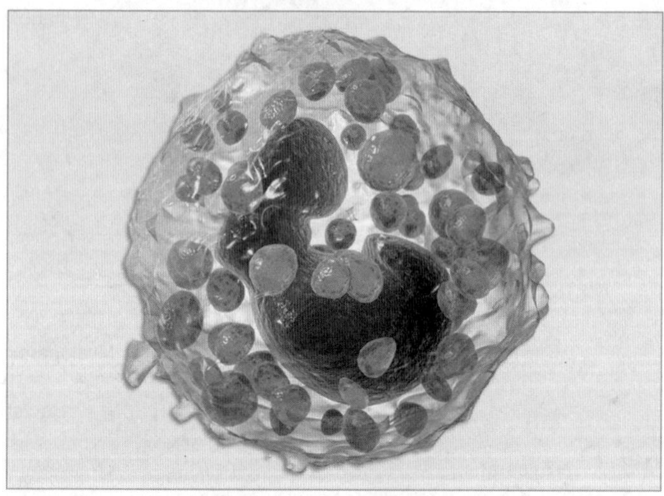

चित्र 3.10: बासोफिल्स (Basophils).

❖ Platelets चपटी व छोटी केन्द्रक रहित डिस्क के आकार की कोशिका होती है। Platelets का निर्माण Hematoblast कोशिका में होता है। Platelets का life span 5–9 दिन होता है।

Function of Platelets

❖ यह वाहिकी संकुचन (Vasoconstriction) का कार्य करता है।

❖ रक्त का थक्का बनाने की प्रक्रिया में सहायक होते हैं।

❖ Platetets plug formation तथा fibrinolysis में सहायता करती है।

रक्त स्कंदन (Coagulation clotting): रक्त की वह प्रक्रिया होती है जिसके द्वारा वह द्रव की अवस्था से अर्ध ठोस (जेल) की अवस्था में चला जाता है

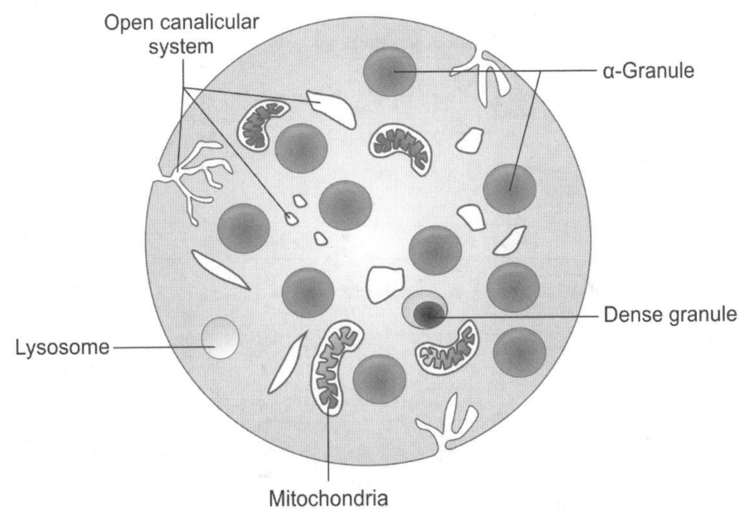

चित्र 3.11ः रक्त (Blood).

और एक जमावड़ा या थक्का बना लेता है। यह रक्तस्तम्भन (Hemostasis) के लिए आवश्यक है जिसमें घाव लगी हुई किसी रक्त वाहिका से खून का बहाव रोका जाता है।

रक्त के थक्के के कारक (Blood Clotting Factors)

- Fibrinogen
- Prothrombin
- Tissue factor (Thromboplastin)
- Calcium (Ca^{2+})
- Labile factor, Proaccelerin
- Stable factor, Proconvertin
- Antihemophilic globulin
- Christmas factor
- Stuart process factor
- Plasma thromboplastin antecedent
- Hageman's factor
- Fibrin stabilizing factor.

रक्त वर्ग (Blood Group)

- मानव रक्त के चार मूलभूत वर्ग होते है तथा प्रत्येक व्यक्ति किसी एक वर्ग समूह से संबन्धित रहता है। प्रत्येक रक्त समूह का नामकरण RBC पर उपस्थित एंटीजन के आधार पर किया जाता है।

- रक्त में RBC पर Antigen तथा Plasma में Antibody पाई जाती है।

- यदि भिन्न रक्त वर्गों के रक्त की मिलाया गया तो अंसगति incompatibility के फलस्वरूप RBC गुच्छों के रूप में एकत्रित हो जाती है। इसे समूह (Agglutination) कहते है जिसके फलस्वरूप RBC नष्ट हो जाती है।

- मानव रक्त को ABO रक्त प्रणाली व Rh रक्त वर्ग के आधार पर विभिन्न वर्गों में विभाजित किया गया है।

ABO रक्त वर्ग प्रणाली

- मनुष्य के शरीर में 4 तरह के Blood group पाए जाते है जिसमें A, B, AB और O ब्लड ग्रुप होते हैं। इनमें से ही निगेटिव (Negative) और (Positive) ब्लड ग्रुप बांटे होते हैं।

- रक्त प्रणाली के अनुसार यह प्रतिजन प्रोटीन, कार्बोहाइड्रेड, ग्लाइकोप्रोटीन या ग्लाइकोलिपिड होते हैं। और इनमें से कुछ प्रतिजन अन्य प्रकारों जैसे कि ऊतकों और कोशिकाओं की सतह पर भी उपस्थित हो सकते हैं।

- RBC की सतह A और B Antigen पाये जाते हैं जिसके आधार पर रक्त को चार वर्ग में विभाजित

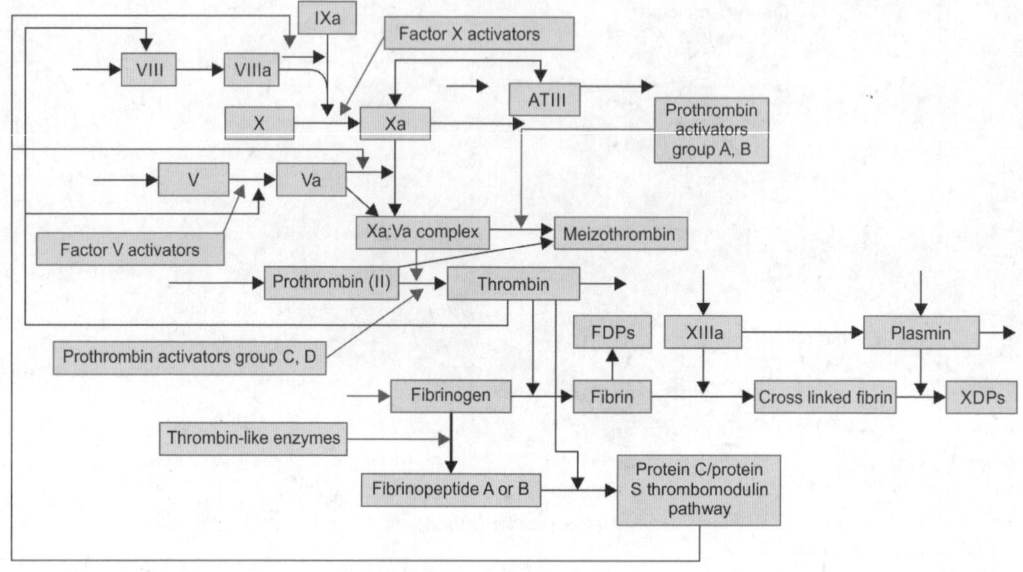

चित्र 3.12: एबीओ (ABO).

ABO blood group system				
Group	**A**	**B**	**AB**	**O**
Red Blood cell type				
Antigens present	Antigen A	Antigen B	Antigen A and B	None
Antibodies present	Anti-B	Anti-A	None	Antigen A and B

चित्र 3.13: एबीओ प्रणली (ABO System).

किया जाता है। A रक्त वर्ग वाले व्यक्ति की RBC पर A Antigen तथा Serum में B Antibody उपस्थित होती है।

❖ B रक्त वर्ग वाले व्यक्ति की RBC पर B Antigen तथा Serum में A antibody पाई जाती है।

❖ AB रक्त वर्ग वाले व्यक्ति की RBC पर A व B antigen पाया जाता है परन्तु Serum में A तथा B antibody अनुपस्थित होते हैं।

❖ रक्त वर्ग वाले व्यक्ति की RBC पर कोई Antigen नही होता है परन्तु A और B antibody present रहते हैं।

- Blood group O वाले व्यक्ति में A and B Antigen अनुपस्थित होते हैं तथा प्लाज्मा में A and B Antibody Absent होते हैं जिसके कारणवश यह सभी Blood group को Blood दे सकता है। इसलिए इसे Universal donor सर्वदाता कहा जाता है।
- Blood group AB, वाले व्यक्ति में Antigen Absent होते हैं। इसलिए इसे Universal recipient (सर्वग्राही) कहा जाता है।
- रक्त समूह A, AB, B की खोज कार्ल लेण्डस्टेनर तथा रक्त समूह O की खोज स्टेरली व डीकोस्ट द्वारा की गई।

Rh रक्त वर्ग (Rh Blood Group)

RBC की सतह पर Rh Antigen का उपस्थित होना (+Ve) Blood कहलाता है। लगभग 80% व्यक्तियों में Rh सकारात्मक होते हैं। Rh Factor एक प्रोटीन हैं जो रेड ब्लड रोल्रा की रातह पर मौजूद होता है। जिन लोगों की रेड ब्लड सेल्स की सतह पर ये प्रोटीन उपस्थित होता है उन्हें Rh- Positive कहते हैं। इससे उलटा जिन लोगों के RBC के ऊपर ये Protein नहीं होता है उन्हें Rh-Negative कहा जाता है।

- Rh कारक की खोज सन् 1940 रीसस बन्दर में कार्ल लेण्डेस्टेन व वीनर द्वारा की गई थी।
- यदि Rh-ve व्यक्ति को Rh+Ve व्यक्ति का Blood चढ़ाया जाता है तो उसमें Antibody या Agglutinin उत्पन्न हो जाता है। यदि बाद में कभी Rh+Ve का Rh-Blood Transfusion किया जाता है तो Blood group में Hemolysed हो जाता है।
- यदि Rh-Ve महिला का विवाह Rh+Ve व्यक्ति से होता है तो उनका 1st Bady Normal होता है लेकिन Mother में Rh-Ve antibody का निर्माण हो जाता है। 2nd baby Rh+Ve हो तो उस में Erythroblastosis foetalis द्वारा मृत्यु हो जाती है। इस स्थिति में शिशु को बचाने के लिए Anti-D injection या Immunoglobulin G का उपयोग किया जाता है।

Reci-pient	Donor							
	O-	O+	A-	A+	B-	B+	AB-	AB+
O-	✓	*	*	*	*	*	*	*
O+	✓	✓	*	*	*	*	*	*
A-	✓	*	✓	*	*	*	*	*
A+	✓	✓	✓	✓	*	*	*	*
B-	✓	*	*	*	✓	*	*	*
B+	✓	✓	*	*	✓	✓	*	*
AB-	✓	*	✓	*	✓	*	✓	*
AB+	✓	✓	✓	✓	✓	✓	✓	✓

रक्त व लासिका में अन्तर

	रक्त	लसिक
1.	लाल रक्त कणिकाएँ उपस्थित होती है।	लाल रक्त कणिकाए अनुपस्थित होती है।
2.	WBC की संख्या सामान्य होती है।	सामान्य रो अधिक होती है।
3.	RBC में Red रंग होता है।	ये रंगहीन होती है।
4.	उपापचयी पदार्थों की मात्रा कम होती है।	उपापचयी पदार्थों की मात्रा अधिक होती है।
5.	CO_2 कम होती है।	CO_2 अधिक होती है।
6.	परिवहन तंत्र बनाता है।	लसिका तंत्र बनाता है।

धमनी व शिरा में अन्तर

	धमनी (Arteries)	शिरा (Veins)
1.	हृदय से निकलने वाली रक्त वाहिनियों धमनियॉं कहलाती है।	हृदय में प्रवेश करने वाली वाहिनियॉं शिराएँ कहलाती है।
2.	धमनियों में शुद्ध रक्त प्रवाहित होता है।	शिराओं में अशुद्ध
3.	धमनियों के अन्दर कपाटों का अभाव होता है	शिराओं के अन्दर कपाट उपस्थित रहते है।
4.	धमनियों में रक्त दाब उच्च High पाया जाता है।	शिराओं में रक्त दाब Low निम्न पाया जाता। हैं।
5.	इनका रंग लला या गुलाबी होता है	इनका रंग नीला होता है।

अभ्यास (Exercise)

1. बहुविकल्पीय प्रश्न (Multiple Choice Questions)

a. आर बी सी का आयुकाल है–
(क) 120 दिन   (ख) 8 दिन
(ग) 7 सप्ताह   (घ) 2 सप्ताह
Life span of RBC is:
(क) 120 days   (ख) 8 days
(ग) 7 weeks   (घ) 2 weeks

b. सार्वभौमिक ग्राही रक्त समूह है–
(क) O   (ख) AB
(ग) B   (घ) B
The universal recipients blood group is:
(क) O   (ख) AB
(ग) B   (घ) B

c. डब्लू बी सी के निर्माण की प्रक्रिया निम्नानुसार है–
(क) रक्तोत्पत्ति   (ख) श्वेताणु उत्पत्ति
(ग) रक्ताणु उत्पत्ति   (घ) थक्का उत्पत्ति
The process of formation of WBC is known as:
(क) Haemopoiesis
(ख) Leucopoiesis
(ग) Erythropoiesis
(घ) Thrombopoiesis

2. रिक्त स्थानों की पूर्ति कीजिए (Fill in the Blanks)

a. रक्त का पी एच .... की सीमा में है।
pH of blood is in the range of................

b. आर.बी.सी. के विकास की प्रक्रिया को .... कहा जाता है।
Process of development of RCB is called ....

c. शरीर के अंगों की आपूर्ति के लिए.......................... ऑक्सीजन युक्त रक्त देती हैं।
.....................carries oxygenated blood to supply body parts.

3. सत्य या असत्य का चयन कीजिए (Identify True and False)

a. रूधिर निर्माण वह प्रक्रिया है जिसके द्वारा इसकी द्रव अवस्था से रक्त एक जेल जैसी स्थिरता में परिवर्तित हो जाता है।
Haemopoiesis is the process by which blood from its liquid state changes to a gel-like consistency.

b. दूसरे Rh⁺ बच्चे की स्थिति में, मां के प्रतिरक्षी गर्भनाल को भ्रूण के रक्त तक पहुंचने के लिए पार कर सकते हैं।
In case of second Rh^+ child, mother's antibodies can cross the placenta to reach the foetus's blood.

c. आर बी सी के विकास की प्रक्रिया को रक्ताणु उत्पत्ति कहा जाता है।
Process of development of RBC's is called erythropoiesis.

4. अति लघुउत्तरीय प्रश्न (Very Short Answer Type Questions)

a. समस्थैतिक को परिभाषित करें।
Define homeostasis.

b. रक्त समूह को परिभाषित करें।
Define blood group.

5. लघुउत्तरीय प्रश्न (Short Answer Type Questions)

a. रक्त के घटक को सूचीबद्ध करें तथा रक्त को परिभाषित करें।
Define and enlist components of blood.

b. रक्त के कार्यों का विवरण दें।
Describe about functions of blood.

6. दीर्घउत्तरीय प्रश्न (Long Answer Type Questions)

a. रक्त स्कंदन की क्रियाविधि की व्याख्या करें।
Explain the mechanism of blood clotting.

b. रक्त निर्माण की प्रक्रिया को समझाइए।
Explain the process of blood formation.

उत्तर (Answers)

1. बहुविकल्पीय प्रश्न (Multiple Choice Questions)

a. (क) 120 दिन   b. (ख) AB   c. (ख) श्वेताणु उत्पत्ति

2. रिक्त स्थानों की पूर्ति कीजिए (Fill in the Blanks)

a. 7–35 से 7–45   b. एरिश्रोपोएसिस   c. धमनी

3. सही या गलत का चयन कीजिए (Identify True and False)

a. गलत   b. सही   c. सही

परिसंचरण तन्त्र
(The Circulatory System)

■ हृदय (परिचय)	■ Heart (Introduction)
■ संरचना	■ Structure
■ हृदय के कक्ष	■ Chambers of Heart
■ हृदय की संचालन प्रणाली	■ Conduction System of Heart
■ हृदय चक्र	■ Cardiac Cycle

हृदय चक्र

हृदय (Heart): हृदय सभी कशेरूकियों (Vertebrates) में उपस्थित एक पेशीय (Muscular) अंग होता है जो रूधिर यानि (Blood) को पूरे शरीर में पम्प करता है। इसका आकार हाथ की मुट्ठी के बराबर होता है।

इसका भार महिलाओ (Females) में 250–300 gm तथा पूरूषों (Males) में 300–350 gm होता है।

मनुष्य के हृदय में औसत धडकन 70–72 बार प्रति मिनट होती है।

संरचना (STRUCTURE)

हृदय (Heart) वक्ष गुहा यानि Thoracic cavity में डायाफ्राम के ठीक ऊपर Mediastinum space में Lungs के बीच स्थित होता है। हृदय शरीर की मध्य रेखा में होता है तथा बाई और थोड़ा झुका होता है। यह एक गोल शंक्वाकर (Cone shaped) होता है।

हृदय दीवार (Heart wall): हृदय की दीवार तीन परतों से बनी होती है।

❖ इपीकार्डियम या आशयिक हृदयावरण (Epicardium or visceral pericardium): यह हृदय की दीवार की बाहरी परत बनाती है। यह पारदर्शी (Transparent) पतली (Thin) परत होती

है तथा ये Specialised epithelial tissue से बनी हुयी होती है जिसे (Mesothelium) कहते है। Pericardial cavity (हृदयवाणी गुहा) हृदय की बाहरी तथा भीतरी थैली के बीच का स्थान होता है इसमें एक तरह पदार्थ जिसे हृदय वरण तरल (Pericardial fluid) कहते है। यह तरल हृदय को घर्षण व बाहरी आघातों से सुरक्षा देता है।

❖ मध्यहृदस्तर (Myocardium): यह सबसे मोटी परत होती है तथा हृदय की पेशी ऊतकों (Cardiac muscle tissue) से बनी होती है। (Cardiac muscle tissue) तन्तु सीधे, अनैच्छित तथा शाखित होते हैं। Myocardium के संकुचन (Contraction) के द्वारा ही हृदय संकुचित (Contract) होता है।

❖ अन्तःहृदस्तर (Endocardium) यह हृदय की दीवार की सबसे भीतरी व तीसरी परत होती है। यह Endothelium से बनी होती है जो कि संयोजी ऊतक (Connective tissue) की पतली परत पर फैली रहती है।

❖ यह हृदय एवं वाहिनियों (Blood vessels) में रूधिर (Blood) के बहने के लिए चिकनी सतह प्रदान करती है। यह हृदय की आन्तरिक गुहाओं में भी होती है, वाल्व को ढकना तथा वाहिनियों की आन्तरिक दीवार बनाती है।

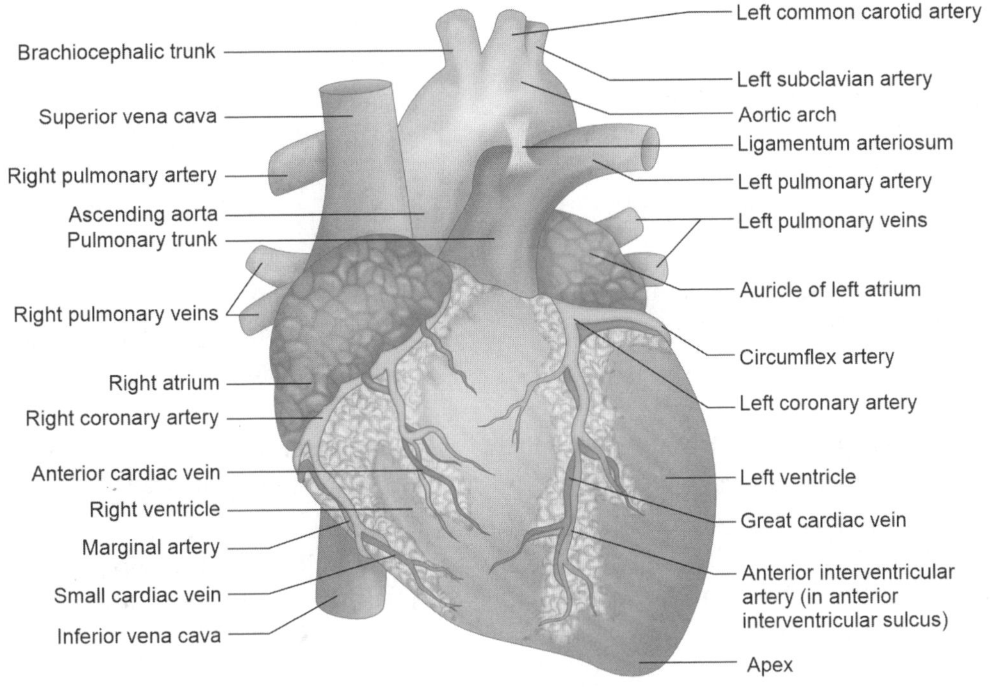

चित्र 4.1: हृदय (Heart).

हृदय के कक्ष (Chambers of Heart)

हृदय माँसपेशियों की दीवारों से बना होता है। इसमें अलग—अलग चार कक्ष होते हैं।

1. बायाँ आलिन्द (Left atrium)
2. दायाँ आलिन्द (Right atrium) ऊपर की तरफ तथा
3. बायां निलय (Left ventricle)
4. दायां निलय (Right ventricle) नीचे की तरफ

निलय (Ventricles) मोटी दीवार वाले बड़े कक्ष होते हैं जो भिन्न कार्य करते है।

❖ बॉया निलय (Left ventricle) LV: इसमें माइट्रल वाल्व उपकरण (Mitral valve apparatus), महाधमनी बहिर्वाह (Subaortic outflow portion); तथा एक जालीदार एपिक क्षेत्र (Trabeculated apical zonc) के साथ प्रवेश द्वार है।

❖ दायॉ निलय (Right ventricle) RV: इसमें प्रवेश (Inlets) एवं बाहर (Outlets) जाने के लिये द्वार होते हैं। इसमें प्रवेश द्वार त्रिनलनी कपाट के वलय से होता है। पैपिलरी मांसपेशियों के जोड. से निलय के शीर्ष तक और पूर्वकाल की दीवार के साथ नीचे तक फैलता है। कोनस बहिर्वाह स्थान एक पेशी उपपल्मोनरी चैनल है। त्रिवलनी एवं फुफ्फुसीय कपाट वाल्व को आकृतियों के पेशी काठी द्वारा विभेदित किया जाता है।

❖ दायां अलिन्द (Right atrium) RA: चारों कक्षों में से यह सबसे पतला होता है। यह हृदय के दायं सीमा के रूप में भाग लेता है। यह उच्च तथा निम्न (Inferior) कटाशिरा (Vena superior). Cava एवं कोरोनरी साइनस (Coronary sinus) से Blood ग्रहण करता है। त्रिवलनी वाल्व (Tricuspid valve) द्वारा RV मे मुक्त करता है।

❖ बायां अलिन्द (Left atrium) LA: हृदय का आधार (पिछली सतह) LA से बनी होती है। बायं बिलय में मिट्रल कपाट की सहायता से खाली होता है।

दो दायं तथा दो बायं फुफ्फसीय शिराएँ (Pulmonary veins) इसमें प्रवेश करती हैं।

हृदय के कपाट (Valves of heart)

हृदय में मुख्यतः 4 Valves (वाल्व) या कपाट होते है–जो रक्त प्रवाह को नियंत्रित करते है।

1. Tricuspid valve ट्राइकसपिड वाल्व
2. Mitral valve मिट्रल वाल्व
3. Pulmonary valve पल्मोनरी वाल्व
4. Aortic valve एओर्टिक वाल्व

- **Tricuspid valve:** ये वाल्ब दायं आलिन्द (Atrium) तथा दाएँ वेन्ट्रिकल्स (Ventricles) के बीच स्थित होते हैं जिन्हे Right atrioventricular valve भी कहते है।

इसमें त्रिकोणाकार पल्ले या कस्प्स (Cusps) होते है

ये वाल्व तन्तुमय ऊतक से बने कण्डरा रज्जु या कॉर्डेटेंडिने (Chordae tendineae) द्वारा संलग्न रहते हैं। ये रक्त के Backflow को नियंत्रित करते है।

- **Mitral valve:** यह वाल्ब बायं आलिन्द (Atrium) तथा बायं निलय के बीच स्थित होते है। (Ventricles)
- इसमें दो पल्ले या Cusps होते है।
- इन्हें बाइकस्पिड (Bicuspid) वाल्व भी कहते है।
- इनकी रचना ट्राइकस्पिड वाल्व के समान होती है।
- **पल्मोनरी वाल्व** (Pulmonary valve): यह वाल्व दायें निलय तथा पल्मोनरी धमनी के बीच स्थित होता है। इसमें स्थित अर्धचन्द्राकार (Semilunar) कस्पस होते हैं इसलिये इन्हें (Semilunar) अर्धचन्द्रकार Valve भी कहते है।
- **एओर्टिक वाल्व** (Aortic valce): यह वाल्व बायें निलय (Ventricles) तथा महाधमनी (Aorta) के बीच स्थित होता है। इसकी रचना पल्मोनरी वाल्व के समान ही होती है।

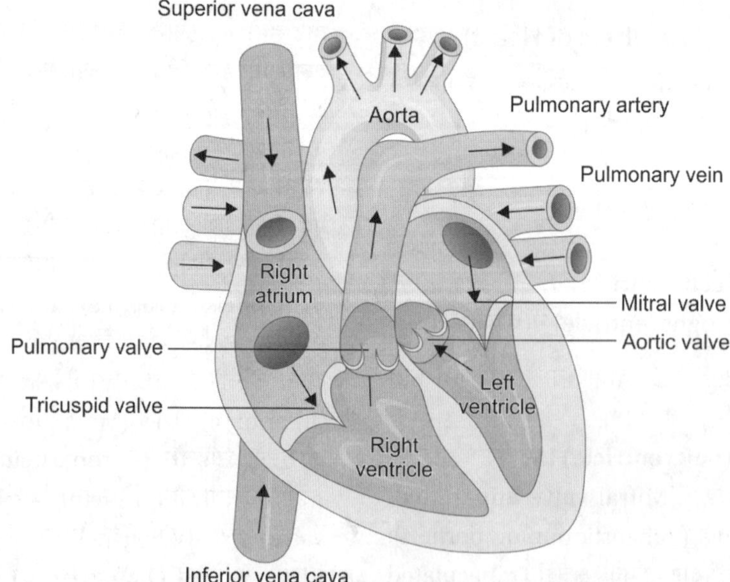

चित्र **4.2**: हृदय (Heart).

हृदय की संचालन प्रणाली (Conduction System of Heart)

हृदय की मायोकार्डियम परत में विशेष तंत्रिका पेशियों का समूह पाया जाता है जो हृदय पेशियों में संकुचन उत्पन्न करते हैं।

हृदय के अंदर आंतरिक तंत्र (Intrinsic system) पाया जाता है जिसके कारण हृदय पेशियाँ अनैच्छिक रूप से संकुचन उत्पन्न करती है व इसके लिए मस्तिष्क से संवेदनाओं की आवश्यकता नही होती।

हृदय की संचालन प्रणाली में निम्नलिखित संरचनाओं को वर्णित किया गया है जहाँ से आवेग उत्पन्न होते हैं और सम्पर्ण हृदय मे फैल जाते हैं। ये संरचनाएँ निम्नलिखित है:

* Sinoatrial node
* AV node
* Bundle of His
* Purkinje fibres

- **साइनो-एट्रियल नोड (SA node):** यह एक विशेष प्रकार की कोशिकाओं का समूह (Mass of specialized cells) होता है जो दाएँ अलिन्द में उच्च महाशिरा के खुलने के स्थान पर स्थित होता है। यह लम्बाई में 1.5 cm तथा चौडाई में 0.5 cm होता है। इसे हृदय गतिचालक के नाम से भी जाना जाता है। इसमें पेसमेकर कोशिकाए तथा कुछ पेशीय तंतु शामिल है। क्योंकि सर्वप्रथम यही से हृदय धडकन प्रारम्भ होती है।

- **एट्रियोवेंटीक्यूलर नोड (AV node):** इसकी संरचना SA Node के समान ही होती है। यह ट्राईकस्पिड वाल्व के निकट स्थित रहता है। AV नोड मे पेसमेकर कोशिकाएं भी पाई जाती है लेकिन आमतौर पर AV नोड पेसमेकर नही होता है। AV Node की पेसमेकर कोशिकाओं को SA node आवेगों द्वारा दवा दिया जाता

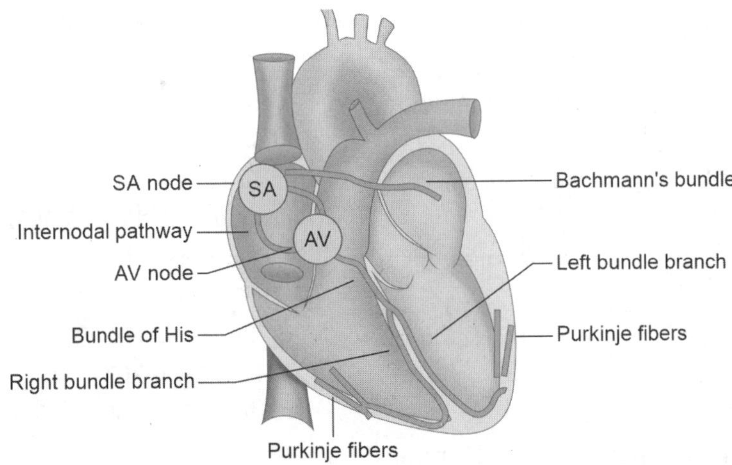

चित्र 4.3: हृदय चालन प्रणाली (Conduction system of heart).

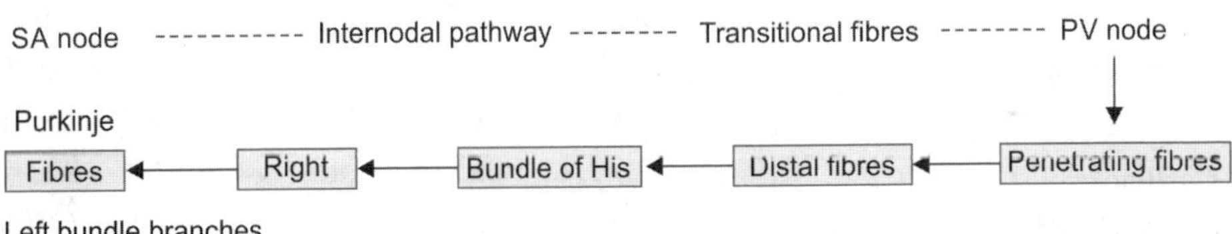

है जब SA नोड प्रेरणाओं का उत्पादन बन्द कर देता है तब AV Node हृदय के स्पदन में मददगार होता है कभी–कभी इसे हृदय के गति केन्द्र के रूप में जाना जाता है।

- **बंडल ऑफ हिज** (Bundle of His): यह छोटे Fibre bundle का गुच्छा होता है जो कि AV node से शुरु होकर Purkinje System तक पहुचता है। यह AV node के नीचे स्थित होता है। AV node आग्र जाकर Interventricular (अन्तरानिलय) Septum पर दो भागों में विभक्त हो जाता है। जो एक Right और Left ventricles को जाती हैं। यह दोनों निलयों को आवेग संचालित करती है। इसकी लम्बाई लगभग 1 cm होती है।

- **परकिंजे तन्तु (Purkinje fibers)**: बण्डल ऑफ हिज से परकिंजे तन्तु निकलते है। ये वेन्ट्रिकल्स के सभी भागों को आवेग संचालित करते है। गुच्छक शाखाओं में भी आवेग को उत्पन्न करने की क्षमता होती है। इन्हे 2 भागों मे बॉटा गया है।

दायं गुच्छक शाखा–यह केवल दायं निलय की आपूर्ति करती है।

बायं गुच्छक शाखा–यह बायं निलय को प्रेरित करती है।

हृदय गुच्छक शाखा–यह बायं निलय को प्रेरित करती है।

हृदय की पेशियों से गुजरने वाली आवेगों के मार्ग का अध्ययन निम्न प्रकार किया जा सकता है।

परिचय (Introduction): अलिंद एवं निलय के वैकल्पिक संकुचन तथा विश्राम, जिसके परिणामस्वरूप एक दिल की घड़कन को हृदयचक्र के रूप में जाना जाता है। एक स्पन्दन की अवधि में हृदय में जो परिवर्तन होते है उनकी पुनरावृत्ति दूसरे हृदय स्पन्दन में भी दिखाई देती है। यह निरन्तर चलने वाली घटना चक्र (Cardiac cycle) कहलाती है।

"Cardiac cycle is sequence of events during each heart beat".

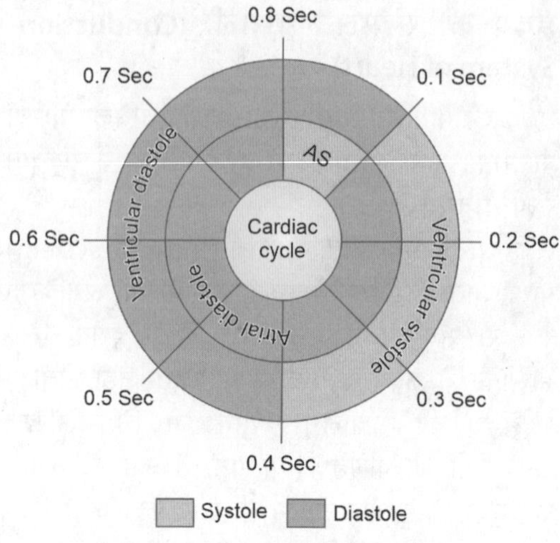

चित्र 4.4: हृदय चक्र (Cardiac cycle).

हृदय चक्र (Cardiac Cycle)

- ❖ एक प्रकुंचन हृदय कक्ष से रक्त को बाहर निकालने का संकेत देता है जबकि अनुशियिलन एक हृदय कक्ष में रक्त के प्रवेश को दर्शाता है।

- ❖ Blood flow in the heart during cardiac cycle

- ❖ हृदय चक्र के दौरान हृदय में रक्त का प्रवाह

- ❖ एक हृदय चक्र पूरा होने में (0.8 Sec) का समय लगता है।

- ❖ प्रत्येक हृदय चक्र के दौरान (Contraction) एवं (Relaxation) की क्रिया होती है जिसे Systole तथा Diastole कहते है।

- ❖ यह सम्पूर्ण क्रिया हृदय चक्र के अन्तर्गत आती है इसमें निम्न तीन प्रावस्थाएँ (Phases) होती है।

  - **आलिन्द प्रकुचंन (Atrial systole): SA node** से उठने वाले वैद्युत आवेग से दोनों आलिन्दो में साथ–साथ संकुचन होता है जिससे रक्त आलिन्दों से निलयों में पहुँच जाता है।

  - **निलय प्रकुचन (Ventricular systole):** निलय का सुकुचन होता है क्योंकि दोनों निलय के माध्यम से संकुचन की तरंग फैलती है। यह AV Node उत्तेजना द्वारा प्रेरित है Bicuspid and tricuspid वाल्ब बंद हो जाते है तथा पहले दिल की ध्वनि, अर्थात Lub (0.16–0.90 sec) के लिए उत्पादन करते है।

- **निलय अनुशिथिलन (Ventricular diastole):** निलय के रूप में ध्वनि अन्तरण के साथ दोनों अर्ध–चन्दांकार वाल्वों को बंद करते है इस समय निलय के भीतर दबॉव लगातार कम हो जाता हैं।

- **संयुक्त अनुशिथिलन (Joint diastole):** इससे पहले कि चक्र फिर से शुरू होता है दोनो अलिद एवं निलय तनाव मुक्त है तथा इस अवस्था को संयुक्त अनुशिथिलन के रूप में जाना जाता है। इस अवस्था के दौरान रक्त उच्च व निम्न वेना कावा से अलिद में एवं अलिद से निलय में भी बहता है।

Cardiac Events and their Duration

S. No.	Event	Duration
1.	Auricular system	0.18 sec
2.	Auricular diastole	0.08 sec
3.	Ventricular systole	0.30 sec
4.	Ventricular diastole	0.32 sec

रक्त वाहिकाएं (Blood Vessels)

Blood vessels एक हृदयावरणी / कार्डियोवास्कुलर System का मुख्य भाग होती है जो नलिकाओं के एक बन्द पथ का निर्माण करती है जो Blood को Heart से अलग-अलग ऊतकों में ले जाती है तथा फिर इसे Heart से वापस लाती है। शरीर में विभिन्न ऊतकों की आपूर्ति करने वाले Blood vessels की लम्बाई लगभग 60,000 Miles होती है।

Types: Various kinds of blood vessels are discussed below from beginning to the last end.

- ❖ **Arteries:** ये Elastic vessels होती है जो Heart से (उच्च दबाव में) विभिन्न ऊतकों एवं अंगों तक रक्त ले जाती है। Example: Aorta (The largest artery, carries flood out of the heart. Any tube canal that carries body fluid called vessel).

- ❖ **Arterioles:** ये धमनियों का Subdivisions होते हैं। ये Arteries की तुलना में पतले होते हैं।

- ❖ **Capillaries:** इन Blood vessels में सबसे छोटा Diameter होता है। ये धमनियों को धमनियों से जोड़ता है।

- ❖ **Venules:** ये सबसे कम व्यास की नसे होती है जो Capillaries को Largest veins से जोड़ने का काम करती है।

- ❖ **Veins:** ये Blood vessels विभिन्न अंगों एवं ऊतकों से रक्त को हृदय तक ले जाती है।

धमनियों तथा शिराओं की संरचना (Structure of Artery and Vein)

धमनियों की दीवार ऊतकों की निम्न तीन परत से मिलकर बनी होती है।

1. **Tunica adventitia:** यह Fibrous tissue की बनी सबसे ऊपरी परत होती है।

2. **Tunica media:** यह धमनियों की मध्य परत होती है जो चिकनी smooth musle तथा Elastic tissue से बनी होती है।

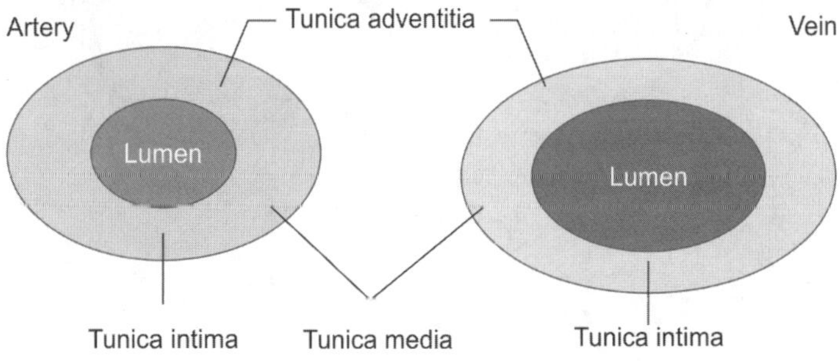

चित्र 4.5: धमनी और शिरा की संरचना (Structure of artery and vein).

3. Tunica intima: Squamous epithelium tissue से निर्मित सबसे भीतरी परत होती है।

Difference between Arteries and Vein

S. No.	Arteries	Vein
1.	ये Blood को Heart से Organ तक पहुचाती है।	ये Blood को Organ से Heart तक पहुँचाता है।
2.	इसके O_2 युक्त Blood बहता है।	इसमें बिना O_2 युक्त Blood बहता है।
3.	ये Deep में स्थित होते है।	ये Superficial रहते है।
4.	Arteries में वाल्व या केपार नही होते है।	Vein में वाल्व या कपाट होते है।
5.	Arteies की wall मोटी होती है	Vein की दीवारें Arteries की अपेक्षा पतली होती है।

रक्त संचरण (Blood Circulation)

Circulation of blood through the heart प्रत्येक हृदय की धड़कन के साथ रक्त की दो परिपथ अर्थात The pulmonary उचय the systemic circulation में पंप किया जाता है। इन दोनों परिपयों की व्यवस्था श्रंखलू के रूप मे होती है।

Heart के माध्यम से Blood circulation के निम्नलिखित 3 मार्गो पर बात की है जो निम्न हैः

1. दैहिक परिसंचरण (General or systemic circulation)
2. पल्मोनरी परिसंचरण (Pulmonary circulation)
3. पोर्टल परिसंचरण (Portal circulation)

दैहिक परिसंचरण (Systemic Circulation)

General circulation को पूर्ण होने में लगभग 30–35 सेकेण्ड लगते है। इस Circulation में Heart का Left part systemic circulation में भाग लेता है तथा Lungs से O_2 युक्त रक्त प्राप्त करता है।

❖ Left ventricle से Blood महाधमनी में पंप किया जाता है aortic valve द्वारा प्रतिप्रवाह संरक्षित होता है।

❖ Aorta विभिन्न प्रणालीगत Systemic arteries में विभाजित होती है जो फेफड़ों के Alveoli को छोड़कर परे शरीर में सभी अंगो तक Blood ले जाती है। Lungs के alveoli को Pulmonary circulation द्वारा आपूर्ति की जाती है।

❖ जब Deoxygenated blood systemic venules में प्रवेश करता है तब Venules आगे बड़ी प्रणालीगत

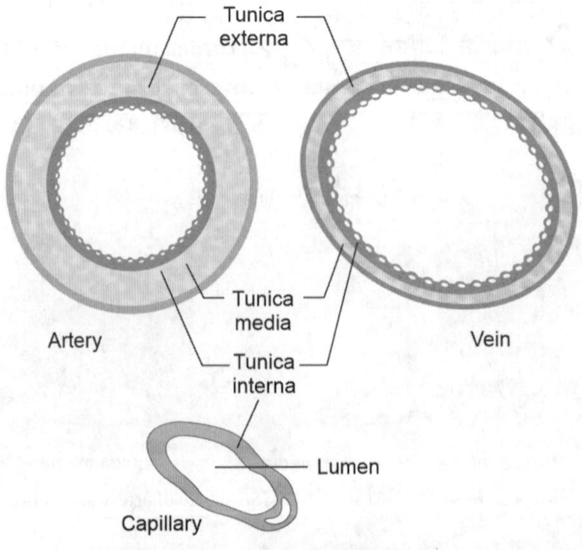

चित्र 4.6ः रूधिर परिसंचरण (Blood circulation).

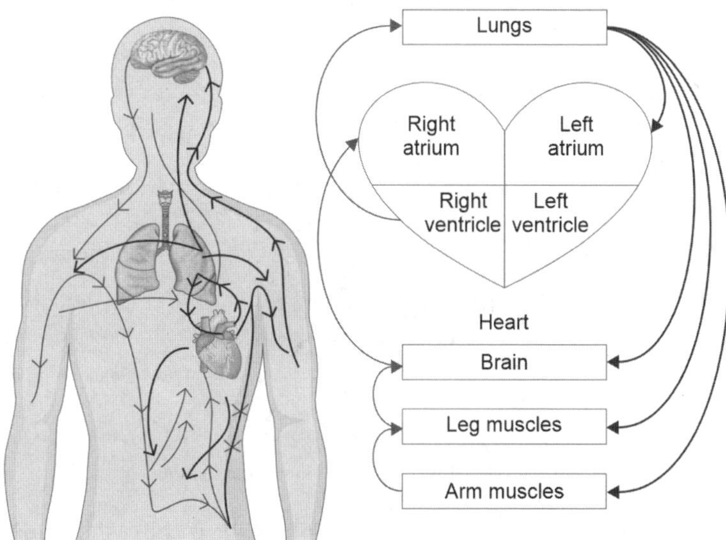

चित्र 4.7: प्रणालीगत संचरण (Systemic circulation).

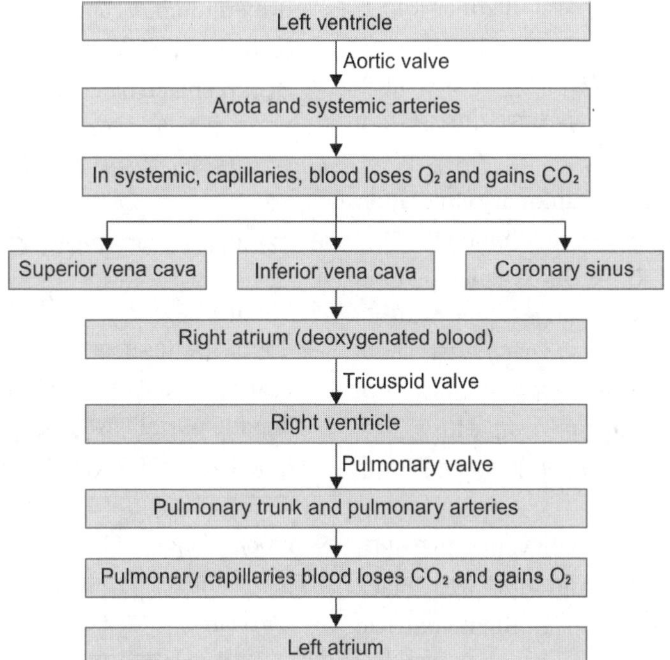

चित्र 4.8: फुप्फुसी परिसंचरण (Pulmonary circulation).

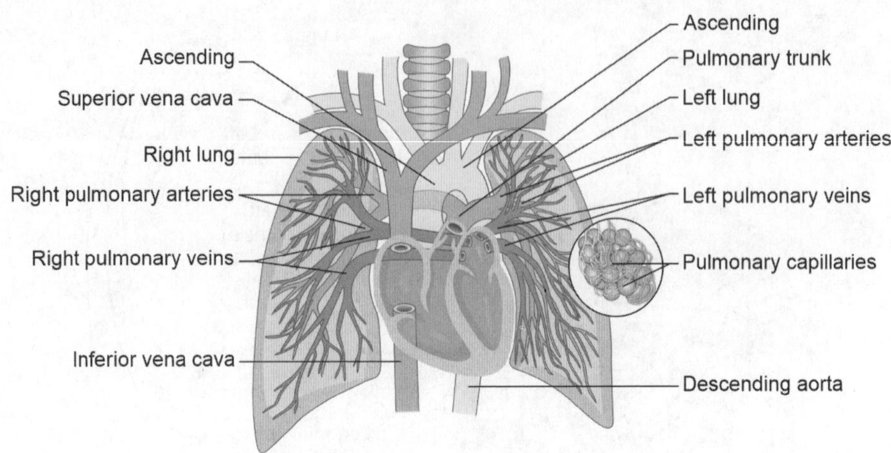

चित्र 4.9: फुप्फुसी परिसंचरण (Pulmonary circulation).

नसों को बनाने के लिए एकजुट होते हैं। ये Tissue से Deoxygenated blood को बहा ले जाती है।

- Sytemic circulation के माध्यम से Blood Superior व Inferior vena cava तथा Coronary sinus में प्रवेश करता है तथा Right atrium के लिए Oxygenated blood वापस लाता है।

- पल्मोनरी या फुफ्फस परिसंचरण में पल्मोनरी आर्टरी तथा पल्मोनरी शिरा का महत्वपूर्ण योगदान रहता है।

- Heart का Right part pulmonary circulation में वापस हुए Deoxygenated blood को प्राप्त करता है तथा वापस हुए Deoxygenated blood को प्राप्त करता है तथा Lungs को पंप करता है।

- दाये निलय में आने वाला अशुद्ध रक्त अधिक दाब के कारण पल्मोनरी धमनी में धकेल दिया जाता है। फिर यह दो भागों में बंट जाता है जिसे दांयी पल्मोनरी धमनी तथा बॉंयी पल्मोनरी धमनी कहते हैं।

- Deoxygenated blood right ventricle में प्रवेश करता है तथा Tricuspid वाल्व द्वारा Black flow की जॉंच की जाती है Right ventricle से Blood को Pulmonary trunk में तथा फिर Pulmonary arteries में pump किया जाता है तथा Pulmonary valve द्वारा प्रतिप्रवाह की जॉंच

की जाती है फिर Pulmonary circulation deoxygenated blood को Lungs के लिए वहन करता है।

- Gaseous exchange, alveoli की सतह पर होता है तथा Pulmonary capillaries में Deoxygenated blood हो जाता है।

- Deoxygenated blood को Pulmonary veins के माध्यम से Left atrium मे ले जाते है जहाँ से इसे शरीर के शेष हिस्सों में प्रवाहित किया जाता है।

पोर्टल परिसंचरण (Portal Circulation)

- Blood दो तरीकों से Liver में प्रवेश करता है। Hepatic artery abdominal aorta से Deoxygenated blood की आपूर्ति होती है तथा hepatic portal शिरा पाचन अंगों से O_2 रहित Blood का वहन करती है। Heart में लौटने से पहले पाचन अंगों से Liver तक Deoxygenated blood के प्रवाह को Liver/Portal circulation कहा जाता है।

- एक Vein जो हृदय तक सीधे रक्त नहीं ले जाती है लेकिन Heart तक पहुचने से पहले किसी अन्य या मध्यवर्ती अंग में कोशिकाओं का एक जाल बनाती है जिसे Portal vein कहा जाता है। Portal vein

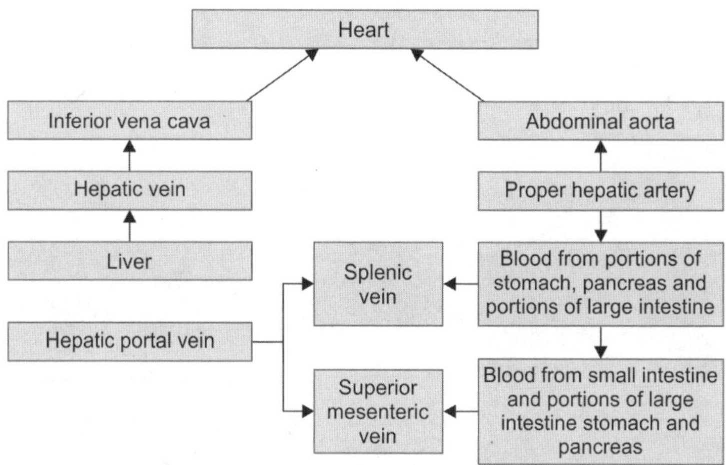

चित्र 4.10: प्रणालीगत संचरण (Systemic circulation).

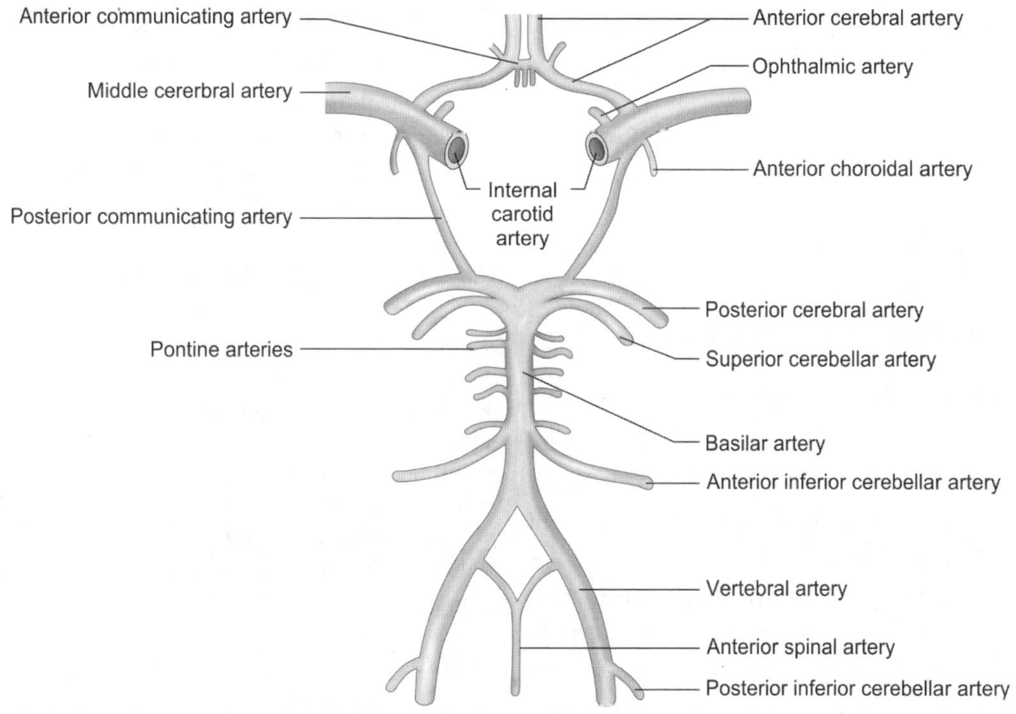

चित्र 4.11: विलिस का वृत्त (Clrcle of Willis).

छोटी छोटी नसों से साथ मिलकर Blood प्राप्त करता है जिसे Portal system कहा जाता है।

Vertebral arteries सबक्लेवियन धमनियो से निकलती है। ये धमनियाॅ ग्रीवा कशेरूका के Transverse

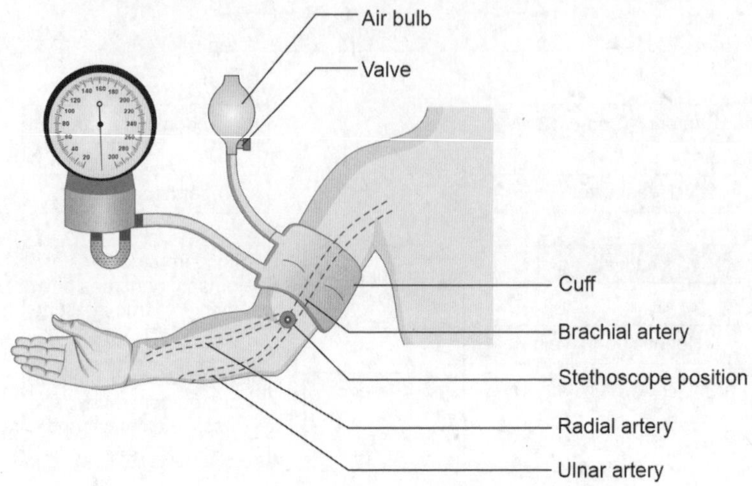

चित्र 4.12: रक्त प्रवाह (Blood pressure).

Processes में स्थित रंधो में से होती हुई गर्दन के ऊपर जाती है जहाँ Foramen magnum द्वारा कपाल में प्रवेश करती है।

❖ यहाँ से धमनियाँ मिलकर आधार धमनी बनाती है।

❖ इस धमनी में से Right and left posterior cerebral artery निकलती है।

❖ इस धमनियों की शाखाएँ सामने की ओर आती है तथा मध्य और अग्र प्रमस्तिष्क धमनियों से मिलकर विलिस के वृत्त की रचना करती हैं।

रक्तचाप (Blood Pressure)

❖ रक्त दाब (Blood pressure): Blood pressure उस Pressure को कहते है जिसके द्वारा Blood, Blood vessels की भित्तियों को दबाता है जिनमें वह प्रवाहित होता है।

❖ Blood pressure वह hydraulic pressure होता है जो रूधिर द्वारा रूधिर वाहिनियों पर लगता है। धमनियों में सातान्य रूधिर दाब का उच्च प्राकुंचक वाल्व 120 mm Hg तथा निम्न आंकुचन वाल्व 800 mm Hg होता है।

❖ Pressure दो प्रकार का होता है। Systolic pressure (सिस्टोलिक दाब)– निलय प्रकचन के समय जब बायाँ निलय रक्त को Aorta में बलपूर्वक प्रवाहित करता है तो Blood pressure सर्वाधिक होता है वह सिस्टोलिक दाब कहलाता है।

❖ Diastole pressure (डायस्टोल दाब): अनुशिथिलन अथवा डायस्टोल के समय रक्तदाब घट जाता है तथा इस निम्नतम दाब को डायसिस्टोलिक दाब कहते है।

Factors Affecting the Blood Pressure

❖ Age
❖ Race
❖ Family history
❖ Obesity or being overweight
❖ Lack of exercise
❖ Tobacco use or vaping
❖ Too much salt
❖ Low potassium levels
❖ Unhealthy diet
❖ Sleep

Posture

Pulse नाड़ीदर पल्सः हृदय की धडकन के कारण धमनियों से गुजरने वाले रक्त द्वारा उसमें नियमित संकुचन तथा प्रसार होता है उसे पल्स कहते हैं।

नाड़ीदर सामान्य रूप से हृदय गति के समान होती है 100 beat/minute से अधिक तेजी से दिल

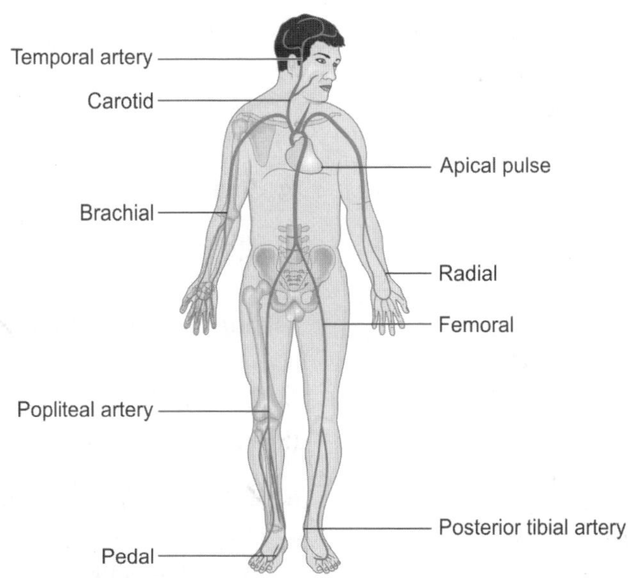

चित्र 4.13: सामान्य नाड़ी स्थल (Common pulse sites).

या नाडी की दर Tachycardia नाम से जानते है यदि यही दर 50 Beat/minute से कम हो तो Bradycardia नाम से जानते हैं।

Factors can Influence Heart Rate

❖ Age
❖ Fitness and activity levels
❖ Being a smoker
❖ Having cardiovascular disease
❖ Air temperature
❖ Body position
❖ Emotions
❖ Body size

Common Pulse Sites

❖ Temporal artery
❖ Carotid artery
❖ Apical artery
❖ Brachial artery
❖ Radial artery
❖ Femoral artery
❖ Posterior tibial artery
❖ Dorsalis pedis

Bone के नाम से भी जाना जाता है।

❖ कशेरूका दण्ड 26 अस्थियों या वर्टिब्रा (Vertebrae) से मिलकर बनी होती है। इनकी आकृति अंग्रेजी के अक्षर S के समान होती है।

❖ एक वयस्क में कशेरूका दण्ड लगभग 60–70 सेन्टीमीटर लम्बी होती है। पुरूषों में यह 70 सेमी तथा स्त्रियों में 60 सेमी होती है।

❖ इनका वर्गीकरण तथा नामाकरण उनकी स्थिति के अनुसार होता है जो निम्न प्रकार से है–

7 ग्रीवा कशेरूका (Cervical vertebrae)- ये ग्रीवा प्रदेश (Neck region) बनाती है।

12 वक्ष कशेरूका (Thoracic vertebrae)- ये कटि वक्ष (Thorax) का पिछला भाग बनाती है।

5 कटि कशेरूका (Lumbar vertebrae)

5 सैक्रम (Sacrum)

1 कोक्सीक्स (Coccyx)

अभ्यास (Exercise)

1. बहुविकल्पीय प्रश्न (Multiple Choice Questions)

a. महिलाओं के हृदय का औसत आकार होता है।
   (क) 250–300 ग्राम
   (ख) 300–350 ग्राम
   (ग) 350–400 ग्राम
   (घ) 450–500 ग्राम

   Average heart size of females is:
   (क) 250–300 g   (ख) 300–350 g
   (ग) 350–400 g   (घ) 450–500 g

b. कौन सी शिरा सबसे बड़ी है जो शरीर से हृदय तक ऑक्सीजन रहित खून पहुंचाती है?
   (क) फुफ्फुसीय धमनी
   (ख) फुफ्फुसीय शिरा
   (ग) निम्न महाशिरा
   (घ) उच्च महाशिरा

   Which of the largest vein that carries deoxygenated blood from the body to heart?
   (क) Pulmonary artery
   (ख) Pulmonary vein
   (ग) Inferior vena cava
   (घ) Superior vena cava

c. हृदय का वजन लगभग होता है।
   (क) महिला में 250 ग्राम, पुरूष में 300 ग्राम
   (ख) महिला में 200 ग्राम, पुरूष में 250 ग्राम
   (ग) महिला में 300 ग्राम, पुरूष में 350 ग्राम
   (घ) महिला में 650 ग्राम, पुरूष में 250 ग्राम

   The weight of hearts is about:
   (क) 250 g in female, 300 g in male
   (ख) 200 g in female, 250 g in male
   (ग) 300 g in female, 350 g in male
   (घ) 650 g in female, 250 g in male

2. रिक्त स्थानों की पूर्ति कीजिए (Fill in the Blanks)

a. बाएं अलिंद तथा बांए निलय के बीच.................... वाल्व होता है।

There is............. value between Left Atrium and Left Ventricle.

b. ....हृदय का पेसमेकर होता है।
   .... is the pacemaker of heart.

C. हृदय की भीतरी परत को .... कहा जाता है।
   Inner layer of the heart is called.............

3. सही या गलत का चयन कीजिए (Identify True and False)

a. औसत मानव हृदय प्रति मिनट लगभग 70–72 बार धड़कता है।
   Average human beats around 70-72 times per minute.

b. एक अनुशिथिलन हृदय कक्ष से रक्त को बाहर निकालने को दर्शाता है, जबकि एक प्रकुंचन एक हृदय कक्ष में रक्त के प्रवेश को दर्शाता है।
   A diastole signifies pumping out of blood from the cardiac chamber, whereas a systole signifies the entry of blood into a cardiac chamber.

c. हृदय मध्यस्थानिका में स्थित होता है।
   Heart is situated in the mediastinum.

4. अति लघुउत्तरीय प्रश्न (Very Short Answer Type Questions)

a. ड्यूरा पदार्थ तथा नाड़ी को परिभाषित करें।
   Define dura mater and pulse.

b. धमनी एवं शिरा के बीच अंतर स्पष्ट कीजिए।
   Differentiate between artery and vein.

5. लघुउत्तरीय प्रश्न (Short Answer Type Questions)

a. धमनी को परिभाषित करें।
   Define artery.

b. संचार प्रणाली के अंगों की सूची बनाइये।
   List the organs of the circulatory system

6. दीर्घउत्तरीय प्रश्न (Long Answer Type Questions)

a. चित्र की सहायता से हृदय की संरचना तथा कार्यों का वर्णन करें।

Describe the structure and functions of the heart with the help of diagram.

b. हृदय का नामांकित चित्र बनाएं तथा रक्त परिसंचरण की व्याख्या करें।

Draw the label diagram of heart and explain blood circulation.

उत्तर (Answers)

1. बहुविकल्पीय प्रश्न (Multiple Choice Questions)

a. (क) 250–300 ग्राम   b. (ग) निम्न महाशिरा   c. (क) महिला में 250 ग्राम, पुरुष में 300 ग्राम

2. रिक्त स्थानों की पूर्ति कीजिए (Fill in the Blanks)

a. द्विपर्दीय कपाट   b. एस एन नोड   c. अन्तर्द्धकला

3. सही या गलत का चयन कीजिए (Identify True and False)

a. सही   b. गलत   c. सही

लसिका तंत्र
(The Lymphatic System)

- लसीका तंत्र का निर्माता
- लसीका कोशिकाएं
- लिम्फ नोड के कार्य
- प्लीहा
- थाइमस ग्लैंड
- लसीका तंत्र के कार्य

- Lymphatic Capillaries
- Functions of Lymph Nodes
- Spleen
- Thymus Glands
- Functions of Lymphatic System

परिचय (INTRODUCTION)

जब रक्त कोशिका से होकर बहता है तब द्रव (Liquid) का कुछ भाग रासायनिक (Chemical) व शारीरिक प्रतिक्रिया (Physical) के वजह से कोशिकाओं की पतली दीवारों से छनकर बाहर आता है, रक्त का यही भाग लसिका (Lymph) कहलाता है जिसमें रक्त कणों का अभाव होता है। यह लसिका वाहिनियों (Lymph vessels) में बहता है।

लसिका तंत्र (Lymphatic system) का निर्माण निम्न संरचना (Structures) से मिलकर बनता है-

- लसिका (Lymph)
- लसिका वाहिकाएँ (Lymph vessels)
- लसिका पर्व (Lymph node)
- लसिका उत्तक (Lymphoid tissue) Ex: Torsi
- लसिका अंग (Lymphatic organs) Ex: Spleen; thymus gland
- अस्थि-मज्जा (Bone marrow)

लसिका तंत्र के कार्य (FUNCTIONS OF LYMPHATIC SYSTEM)

- शरीर में प्रवेश करने वाले जल के लिए लसीका वाहिनियाँ अस्थायी आशय (Reservoir) का कार्य करती है।
- अधिशेष जल (Excess water) का अवशोषण करना।
- दीर्घाणुओं का परिवहन (Transport of macromolecules)
- वसा (Fat) का परिवहन (Transport)
- संक्रमण (Infection) से सुरक्षा (Protection)

लसिका (Lymph)

लसिका, लसिका वाहिनियों एवं वसा लसिका कुण्ड (Cisterna chyli) में विद्यमान रंगहीन, पारदर्शी, स्वच्छ, क्षारीय तरल होता, जो प्लाज्मा के समान होता है लेकिन इसमें प्रोटीन कम होता है। यह मृत ऊतक तथा सूक्ष्म जीव को **Lymph** nodes में नष्ट करने हेतु ले जाता है।

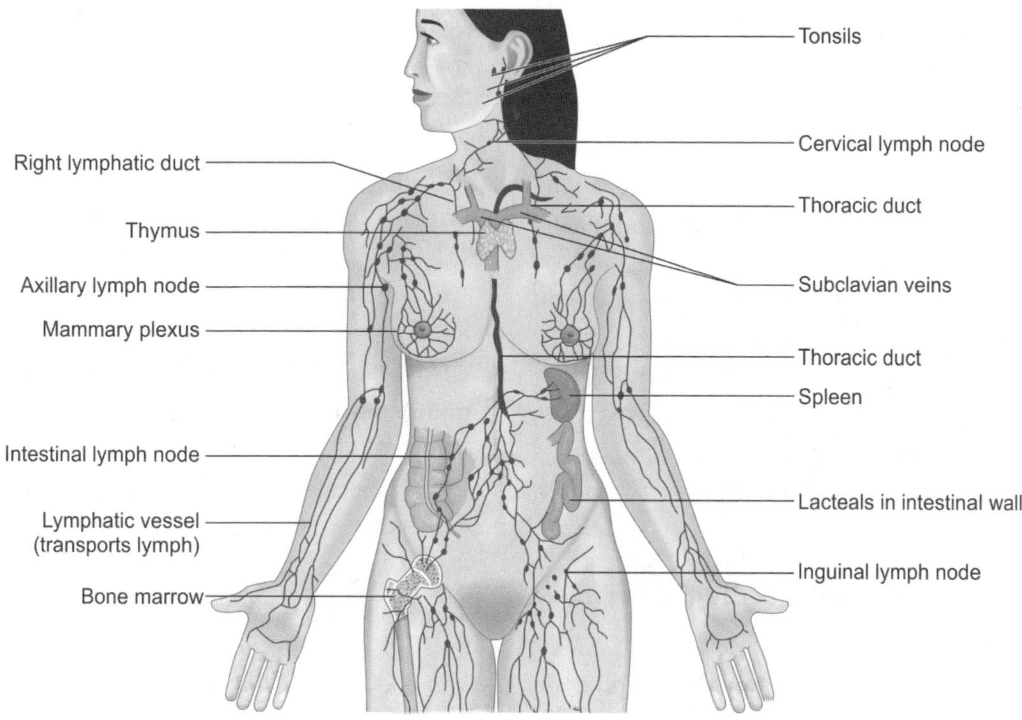

चित्र 5.1ः लसिका तंत्र (Lymphatic system).

इसके अंदर Lymphocytes cell पाई जाती है जो पूरे शरीर में घूमती रहती हैं।

लसिका वाहिकाएँ (Lymph Vessels)

❖ वाहिनियों में एकत्रित होने के बाद इसे लसीका कहते हैं और जिस लसिका वाहिनी मे एकत्रित हो उसे लसीका वाहिनी Lymph Vessel कहते है।

❖ लसिका वाहिकाओं की भित्ती की मोटाई छोटी शिराओं के जैसी होती है तथा यह भित्ती के समान प्रकार के उत्तकों की परतों पाई जाती है। लसिका वाहिकाओं में कप (Cup) के आकार के अंसख्य Valves पाए जाते है जो लसिका के एक दिशा में बहाव को बनाती है।

❖ Lymph Vessels जुड़कर Two large lymph Vessels बनाती है Thoracic duct व Large Lymph duct जो Subclavian vein में खाली होती है।

❖ **Thoracic duct वक्षीय वाहिकाः** लसिका प्रणाली में दो बड़ी लसिका नलिकाए होती है। यह फैली हुई लसिका चैनल जिसे सिस्टर्ना चिली कहा जाता है। पहले दो काठ / कटिवात कशेरूकाओं के अग्र / अग्रगामी में स्थित होती है।

❖ Thoracic duct का स्तर आमतौर पर 12 वें वक्षीय कशेरूक (T12) से शुरू होता है और गर्दन की जड़ तक फैला रहता है। यह 40 cm लम्बी होती है। यह दोनों पैरों में श्रोणी मेखला, उदरीय गुहा बांया आधा वक्ष, सिर, ग्रीवा तथा बायी भुजा से लसिका डालती है।

दायीं लसिका तंत्र (Right Lymphatic Duct)

दाहिनी लसिका वाहिनी तक महत्वपूर्ण लसिका वाहिका है जो शरीर के दाहिने ऊपरी चतुर्भुज को निकालती है। यह दाहिनी सबक्लेवियन नस और दाहिनी आंतरिक जुगुलर नस के साथ विभिन्न संयोजन बनाती है।

लसिका कोशिकाएँ (Lymph Capillaries)

लसिका कोशिकाएँ (केन्द्रीय तंत्रिका तंत्र और गैर-संवहनी ऊतको को छोड़कर) के बीच की जगहों में स्थित छोटी, पतली दीवार वाली माइक्रोवेसल्स है जो बाह्य तरल पदार्थ को निकालने और संसाधित करने का काम करती है। इनमें Endothelial कोशिकाओं की एक परत पायी जाती है जिसके कारण अर्न्तकोष्ठीय द्रव Protein तथा मृत कोशिकाओं छनकर बाहर आ जाती है। छोटी वाहिकाएँ मिलकर बड़ी लसिका वाहिकाओं का निर्माण करती है। शरीर में सभी जगह लसिका वाहिकाओं का जाल उपस्थित होता है लेकिन तंत्रिका तन्त्र अस्थियों तथा त्वचा के सबसे ऊपरी भाग में लसिका वाहिनियों में अनुपस्थित होती है।

लसिका संबन्धी अंग और उतक (Lymphatic Organ and Tissue)

❖ **लसिका पर्व (Lymph node):** Lymph node प्रतिरक्षा प्रणाली के भाग है और छोटे बेर के आकार के (अण्डाकार) या सेम आकार के पिण्ड होते हैं।

ये शरीर के विभिन्न भागों मे स्थित है, जैसे—ये मुख्य रुप से गर्दन, बगल, वक्ष, उदर एवं जांघ के बीच में अधिक संख्या में तथा कोहनी एवं घुटनों के जोड़ के पीछे कम सख्या में पाऐ जाते हैं। इनका कार्य Lymphatic cells का निर्माण करना तथा Lymph का Filtration करना होता है।

ये 8–10 की संख्या में पाये जाते है जो मुख्यत: गर्दन, Axilla, छाती, उदर व जांघ में स्थित होते हैं।

❖ **लसिका पर्व की संरचना (Structure of lymph node):** लसिका पर्व का बाहरी सतह तंतुमय संयोजी उतक द्वारा ढकी रहती है जो भीतर की तरफ Trabeculae का निर्माण करती है। लसिका पर्व में मुख्यतः जालिका लसिका उतक पाये जाते है जिनमें Lymphocytes व Macrophages विद्यमान होती है। Lymph node के अंदर रक्त वाहिकाओं का सघन जाल पाया जाता हैं।

Lymph node को दो भागों में बाँटा गया है।

1. Cortex
2. Medulla

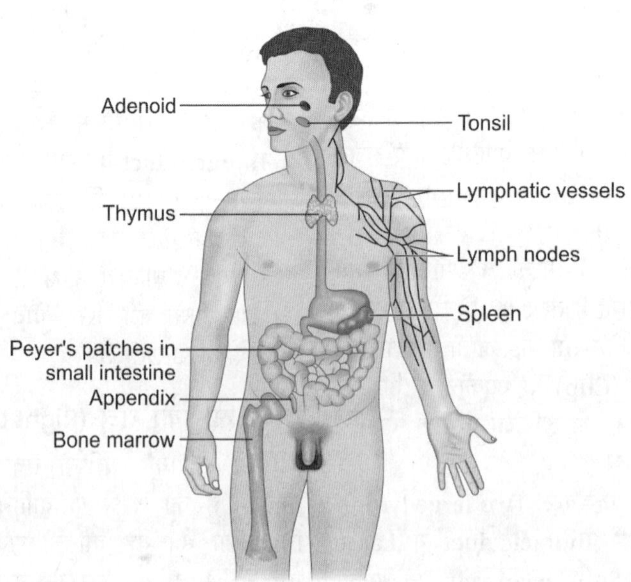

चित्र 5.2: लसिका अंग एवं ऊतक (Lymphatic organ and tissue).

Lymph node में प्रवेश करने वाली Afferent lymphatic vessels व बाहर निकालने वाली efferent lymphatic vessels कहलाती है। प्रत्येक node पर अवतल सतह पायी जाती है जहाँ से धमनी से घमनी तथा शिरा प्रवेश करती है व लसिका वहिकाएं node को छोड़ती है। यह Hylum कहलाती है।

लिम्फ नोड के कार्य (Function of Lymph Node)

लसीका कई महत्वपूर्ण कार्य करता है। लिम्फ के कुछ प्रमुख कार्यों का उल्लेख है-

❖ यह शरीर की कोशिकाओं को नम रखता है।

❖ यह शरीर के विभिन्न भागों में O_2, हार्मोन और पोषक तत्वों का परिवहन करता है और कोशिकाओं से चयापचय अपशिष्ट को हटाता है।

❖ यह एंटीबॉडी और लिम्फोसाइटों को रक्त की मात्रा को बनाए रखते है।

❖ ऊतक द्रव की संरचना और रक्त की मात्रा को बनाए रखना।

❖ छोटी अंत से वसा का अवषोषण लसीका वाहिकाओं के माध्यम से होता है।

❖ लिम्फ नोड्स के अंदर रोगाणुओं और विदेशी पदार्थों के आक्रमण को रोकता है।

मानव में लसिका के अन्य अवयव

❖ कार्बोहाइड्रेट

❖ लिम्फोसाइटों

❖ क्रिएटिनिन

❖ पानी 94%

❖ यूरिया

❖ क्लोराइड

❖ एंजाइम

❖ प्रोटीन—एल्बुमिन, ग्लोब्युलिन और फाइब्रिनोजेन नॉन—प्रोटीन नाइट्रोजनी पदार्थ।

प्लीहा (Spleen)

प्लीहा (Spleen) मानव शरीर का एक महत्वपूर्ण अंग है जो उदर में बांयी तरफ, ऊपर की ओर स्थित होती है। यह पुरानी लाल रक्त कोशिकाओं को नष्ट करती है तथा शरीर की प्रतिरक्षा प्रणाली को इसकी वास्तविक सामर्थ्य प्रदान करती है।

Spleen शब्द की उत्पत्ति, प्राचीन यूनानी शब्द Splen से हुई है जिन्होंने इस अंग का सबसे पहले पता

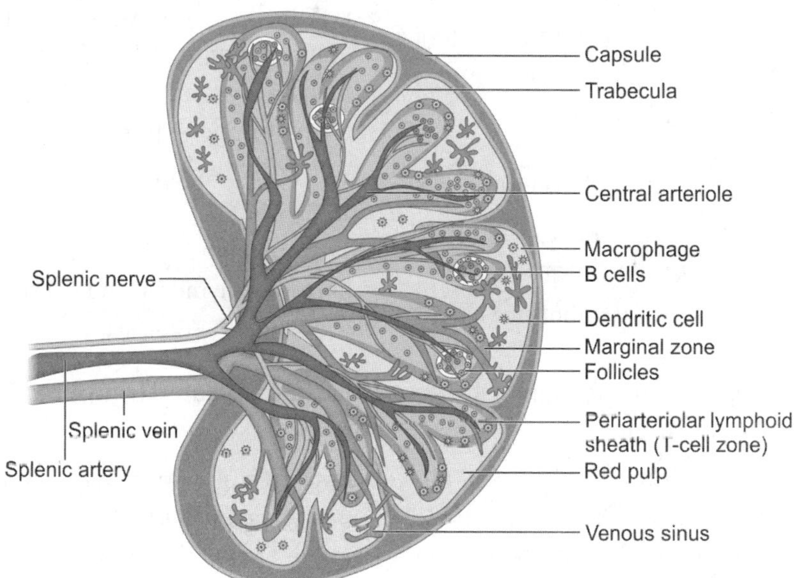

चित्र 5.3: प्लीहा (Spleen).

लगाया था। यह शरीर का सबसे बड़ा Lymphatic Organ है जो Reticular तथा Lymphatic tissue से मिलकर बना होता है। इसका आकार अण्डाकार होता है तथा लम्बाई 12 cm, मोटाई 2.5 cm तथा चौड़ाई 17 cm होती है। इसका भार 200 ग्राम होता है।

संरचना Structure

Speen की आंतरिक रचना संयोजी ऊतक (Connective tissue) तथा स्वतंत्र पोशियों से होती है। इसके अंदर प्लीहा वस्तु भरी रहती है जिसमें बड़ी—2 प्लीहा कोशिकाएँ रहती है। इनके अतिरिक्त रक्तकरण तथा लसिका कोशिकाएँ भी मिलती है। यह चारों ओर से Fibroelastic capsule के द्वारा ढका रहता है जो Trabeculae का निमार्ण करती है।

इसकी कोशिकीय संरचना में Lymphocytes व Macrophages पायी जाती है जो Trabeculae में स्थित होती है जिन्हें splenic pulp कहा जाता है। यह दो प्रकार के होते हैं।

❖ **Red Pulp:** जो रक्त से मिलकर बना होता है।
❖ **White Pulp:** जो Lymphatic Tissue से मिलकर बना होता है।

White pulp B lymphocytes की संख्या में वृद्धि तथा Antibody उत्पादन कर रोग प्रतिरोधक क्षमता को बढ़ाता है जबकि Red pulp सूक्ष्मजीवी RBC व pasteles को नष्ट करता है।

प्लीहा के कार्य (Function of Spleen)

❖ **Phagocytosis:** इसके द्वारा Microbes व RBC का भक्षण कर उन्हे नष्ट किया जाता है।
❖ यह प्रोटीन के उपापचय (Metabolism) में योग देती है।
❖ यहाँ रूधिर कणों का विघटन भी होता है। इसलिए Spleen में Iron ज्यादा होता है।
❖ **Blood storage:** Spleen में लगभग 350 mL रक्त एकत्रित होता है जिसे Sympathetic के समय Circulation में वापस लौटा दिया जाता है।

❖ **Immunity response:** Antigen द्वारा Spleen उपस्थित T व B Lymphocyte को Antibody के उत्पादन के लिए सक्रिय किया जाता है जिससे रोग प्रतिरोधक क्षमता में वृद्धि होती है।

थाइमस ग्रन्थि (Thymus Gland)

थाइमस ग्रन्थि वक्षीय गुहा (Thoracic cavity) में स्टर्नम के पीछे स्थित लसीका ऊतक से निर्मित एक ग्रन्थि होती है। इसका Weight at birth 15 gram व वयस्क (Adult) में 30 gram होता है। वयस्क अवस्था के बाद यह निरतंर नष्ट होता है। थाईमस ग्रन्थि दो खण्डों से मिलकर बनी है। एक वह जो Areolar tissue द्वारा आपस में जुड़े रहते हैं और दूसरी ओर Fibrous capsule द्वारा ढके रहते हैं तथा प्रत्येक खंड अनेक उपखण्डों में उपकला कोशिका व Lymphocytes के Framework द्वारा विभाजित होता है। प्रत्येक Lobule का बाहरी भाग Cortex व आंतरिक भाग Medulla कहलाता है।

थाइमस ग्रन्थि हल्के गुलाबी भूरे रंग की होती है। इसे नलिका विहीन गंथि होती है जिसे लिंमफाइड अंग कहा जाता है।

Function of Thymus Gland

❖ Lymphocytes bone Marrow की Pluripotent Cell द्वारा उत्पन्न होती है जो थाईमस ग्रन्थि में प्रवेश कर सक्रिय T-Lymphocyte का निर्माण करती है। यह कोशिकाएँ अपने विशिष्ट गुणों द्वारा विशिष्ट Antigen को पहचानने व मारने की क्षमता रखती है।
❖ Thymus gland द्वारा स्त्रावित Thymosin hormone thymus gland व Lymphatic Cell परिपक्वन में सहायता करता है।

Mucosa-associated Lymphoid Tissue (MALT)

❖ मानव शरीर में लसिकाभ ऊतक का लगभग 50% होता है। ये प्रतिआविश टीकों में पूर्वनिर्मित प्रतिरक्षी होते हैं जबकि पोलियो की बूदों में जिन्हें मुख द्वारा दिया जाता है।

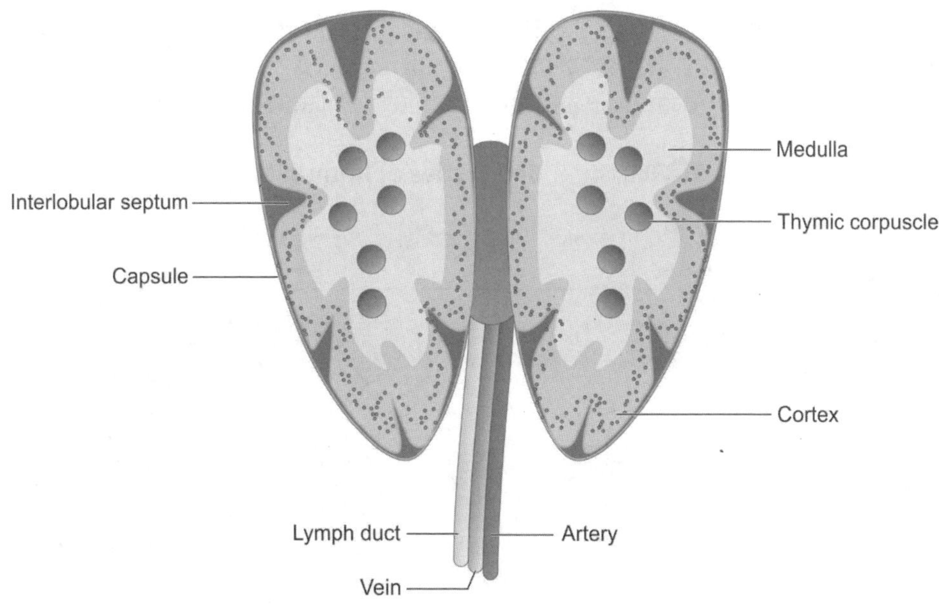

चित्र 5.4: थाइमस ग्रन्थि (Thymus gland).

❖ यह अण्डाकार संरचनायें जिनके ऊपर Capsule नहीं पाया जाता है। ये मुख्यतः आमाशय आहारनाल श्वास, मूत्रंदकनली व प्रजनन नली में स्थित होते हैं।

❖ **Tonsils:** मनुष्य के तालु के दोनों ओर बादाम के आकार की दो ग्रंथियाॅ होती है जिन्हे हम गलगुटिका या टॉन्सिल कहते हैं। यह ग्रसनी के मध्य भाग व Oral cavity के संधी स्थल पर पायी जाती है। यह भोजन व श्वास में उपस्थित Antigens को नष्ट करने का काम करते हैं। ये तीन प्रकार के होते हैं।

1. Pharyngeal
2. Palatine
3. Lingual

1. **फेरिंजियल टॉसिल (Pharyngeal):** यह नाक के पीछे ग्रसनी के ऊपरी पश्च भित्ती में स्थित होता है, जिसे एडिनॉयड भी कहा जाता है।

2. **पेलेटाईन टॉसिल (Palatine):** यह ग्रसनी के दोनों और कष्छ (Fauces) के स्तंभों के बीच स्थित रहता हैं।

3. **लिंगुअल (Lingual):** यह जिह्वा के पश्च भाग पर स्थित रहते हैं।

Peyer's Patches: यह Lymphoid tissue छोटी आंत व अवरूद्ध निकले हुए Antigen में पाये जाते हैं।

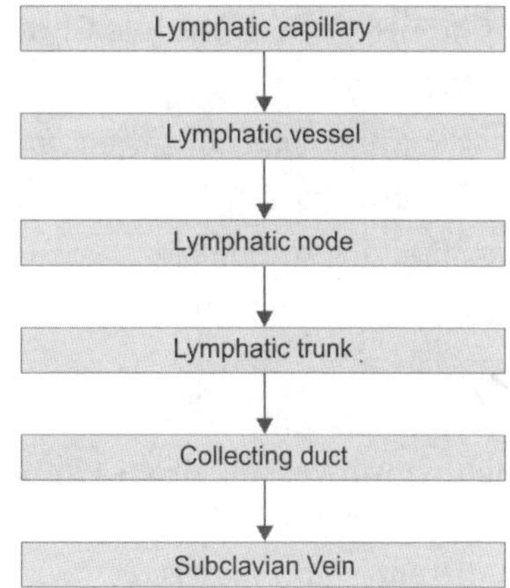

प्रतिरक्षा (Immunity)

❖ **Introduction:** प्रतिरक्षा किसी व्यक्ति की वह क्षमता है जो सूक्ष्म जीवों से लड़ने अथवा रोग उत्पन्न होने से रोकती है।

❖ **परिभाषा (Definition):** WHO के अनुसार Immunity व्यक्ति के शरीर की वह क्षमता है जिसकी सहायता से वह एन्टिजन (Antigen) जैसे बैक्टीरिया बाइटस, प्रोटीन या अन्य रोगाणु आदि को पहचान कर नष्ट करके निष्कासित कर सके प्रतिरक्षा शक्ति कहलाती है।

प्रतिरक्षा के प्रकार (Types of Immunity)

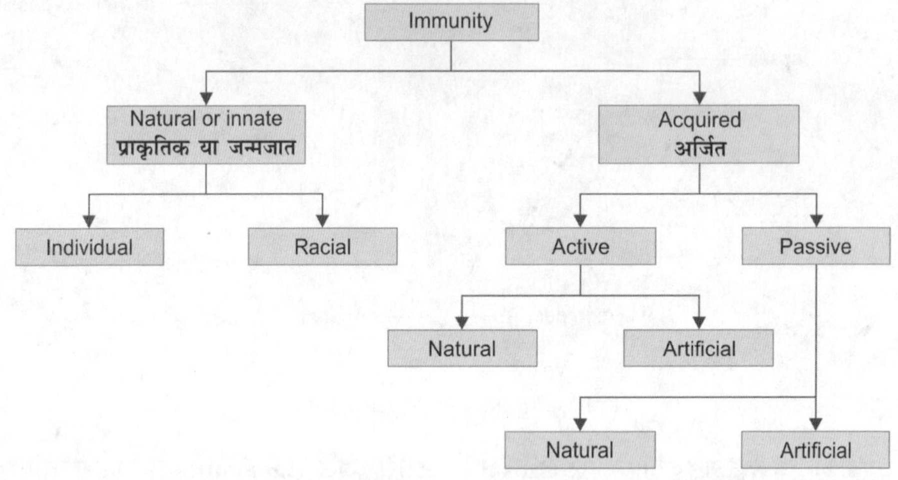

अभ्यास (Exercise)

1. बहुविकल्पीय प्रश्न (Multiple Choice Questions)

a. कौन सी लसिका वाहिकाएं लसिका को क्षेत्रीय लसीका ग्रंथि में बहा देती हैं?

(क) प्रभावित लसिका, वाहिकाएं

(ख) सरल लसिका वाहिकाएं

(ग) उपरोक्त दोनों

(घ) इनमें से कोई नहीं

Which lymph vessels drain lymph into regional lymph nodes?

(क) Afferent lymph vessels

(ख) Efferent lymph vessels

(ग) Both of them

(घ) None of these

b. आंत एवं परिशेषिका की दीवारों में क्या उपस्थित है, जो बड़ी आंत के अधान्त्र से जुड़ा हुआ है:

(क) गलतुण्डिका

(ख) लसिका ग्रंथि

(ग) लसिका वाहिकाएँ

(घ) पीयर के पैच

What are present in the walls of the intestine and the appendix attached to the cecum of the large intestine?

(क) Tonsils

(ख) Lymph nodes

(ग) Lymph vessels

(घ) Peyer's patches

c. लसीका वाहिकाओं की प्रज्वलन–

(क) लसिकापर्वशोध

(ख) ल्यूकेमिया

(ग) लसीकावाहिनीशोध

(घ) गलतुण्डिकाशोध

Inflammation of the lymphatic vessels:

(क) Lymphadenitis

(ख) Leukemia

(ग) Lymphangitis

(घ) Tonsillitis

2. रिक्त स्थानों की पूर्ति कीजिए (Fill in the Blanks)

a. प्लीहा का बढ़ना...................... कहलाता है।
Enlargement of spleen is called as............

b. .... सबसे बड़ा लसिका अंग है।
.... is largest lymphatic organ

c. लाल अस्थि मज्जा........................... के उत्पादन के स्थान के रूप में कार्य करता है।
The red bone marrow acts as the site of production of ....

3. सही या गलत का चयन कीजिए (Identify True and False)

a. लसिका वाहिकाएं सिराबंद नलियों के रूप में अंतरालीय स्थानों में उत्पन्न होती है।
Lymph vessels originate in the interstitial spaces in the form of blind-end tubes.

b. मस्तिष्क को छोड़कर सभी मृदूतक अंगों में खुला–अंत लसिका कोशिकाओं का एक तंत्र उपस्थित है।
A network of open-ended lymphocytes capillaries is present in all the parenchymal organs, except the brain.

c. शरीर में तीन मुख्य लसिका नलिकाएं होती हैं।
There are three main lymphatic ducts in body.

4. अति लघुउत्तरीय प्रश्न (Very Short Answer Type Questions)

a. लसीकापर्वशोध तथा लसिका ग्रंथि को परिभाषित कीजिए।
Define lymphadenitis and lymph node.

b. द्वितीयक लसिका अंगों का उल्लेख करें तथा उनको समझाएं।
Mention secondary lymphatic organs and explain them.

5. लघुउत्तरीय प्रश्न (Short Answer Type Questions)

a. लसिका प्रणाली के कार्यों का उल्लेख कीजिए।
Mention the function of lymphatic system.

b. लसिका को परिभाषित करें तथा लसिका के कार्यों को सूचीबद्ध करें।
Define lymph and enlist the functions of lymph.

6. दीर्घउत्तरीय प्रश्न (Long Answer Type Questions)

a. प्लीहा पर एक विस्तृत टिप्पणी लिखिए तथा इसके कार्य बताइए।
Write a detailed note on spleen and give its functions.

b. लसिका ग्रंथि तथा लसीका वाहिकाओं की संरचना तथा कार्यों पर एक विस्तृत टिप्पणी लिखिए।
Write a detailed note on structure and functions of lymph nodes and lymph vessels.

उत्तर (Answers)

1. बहुविकल्पीय प्रश्न (Multiple Choice Questions)

a. (क) प्रभावित लसिका, वाहिकाएं   b. (ग) लसिका वाहिकाएं   c. (ग) लसिकावाहिनीशोध

2. रिक्त स्थानों की पूर्ति कीजिए (Fill in the Blanks)

a. प्लीहा वृद्धि   b. प्लीहा   c. रक्त कोशिकाएं

3. सही या गलत का चयन कीजिए (Identify True and False)

a. सही   b. सही   c. गलत

श्वसन तंत्र
(The Respiratory System)

■ श्वसन पेशियां	■ Intercostal Muscles and Diaphragm
■ ग्रसनी	■ Pharynx
■ स्वरयंत्र	■ Larynx
■ श्वसन प्रणाली	■ Trachea
■ फेफड़े या फुफ्फस	■ Lungs
■ फुस्फुस और फुस्फुस गुहा	■ Pleura and Pleural Cavity
■ फेफड़ों की रक्त आपूर्ति	■ Blood Supply of the Lungs
■ श्वसन क्रिया विधि	■ Physiology of Respiration
■ श्वसन क्रिया चक्र	■ Cycle of Breathing
■ श्वसन केन्द्र	■ The Respiratory Centre

KEY TERMS

❖ यह एक संकुचनशील प्रोटीन है जो कि पेशीय तन्तुओं के पतले फिलोमेण्ड का भाग है।

❖ Respiration वायुमण्डल में O_2 ग्रहण करके तथा शरीर की कोशिकाओं के द्वारा उपयोग में लेने के बाद व्यर्थ पदार्थ CO_2 को बाहर निकालने की क्रिया Respiration कहलाती है।

❖ Adam's apple: लेरिंक्स और स्वर यंत्र का दूसरा नाम।

❖ Mediastinum: दोनों फेफड़ों के बीच का अवकाश।

❖ Acute bronchitis: यह Respiratory tract का द्वितीयक संक्रमण होता है जो मुख्यतः Cold Influenza द्वारा फैलता है।

❖ Alveoli: फुफ्फुस में पतले छिद्र जहाँ पर O_2 और CO_2 का आदान प्रदान होता है।

❖ Apnea: श्वसन का रुक जाना।

❖ Bradypnea: Respiration rate

परिचय (INTRODUCTION)

श्वसन तंत्र (Respiratory system): कोशिकाओं मे ऑक्सीजन की उपस्थित में खाद्य पदार्थ का आक्सीकरण जिसमें ऊर्जा उत्पन्न होती है श्वसन कहलाता है।

❖ ऊर्जा प्राप्त करने हेतु कोशिकाएँ पोषक तत्वों का O_2 द्वारा आक्सीकरण करती है। इस क्रिया के फलस्वरूप ATP का निर्माण होता है तथा हानिकारक CO_2 गैस उत्पन्न होती है।

❖ ऊर्जा (ATP) = भोजन + O_2 श्वसन एक जैव रासायनिक प्रक्रिया है जिसमें ग्लूकोज का ऑक्सीकरण तथा विघटन होता है जिसके फलस्वरूप CO_2, जल तथा ATP के रूप में ऊर्जा का निर्माण होता है।

❖ श्वसन तंत्र हमारे शरीर का एक महत्वपूर्ण तंत्र है। यह हमें जीवन व्यतीत करने के लिए प्राण वायु देता है। श्वसन का संबद्ध सांस लेने से है। श्वसन

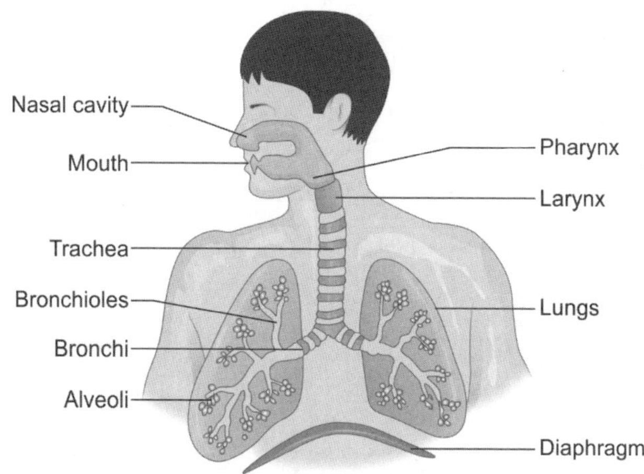

चित्र 6.1: श्वसन तंत्र (Respiratory system).

प्रक्रिया में वातावरण रक्त एवंम कोशिकाओं के मध्य गैसों का आदान प्रदान किया जाता है जिसमें O_2 को शरीर के अन्दर लिया जाता है व CO_2 को शरीर से बाहर निकाला जाता है।

❖ आक्सीजन O_2 के अभाव में शरीर की Cells, Tissue तथा Organ कुछ ही मिनटों में निष्क्रिय हो जाते है। वस्तुतः O_2 ही जीवन है।

❖ श्वसन प्रक्रिया दो पूर्णतः भिन्न प्रक्रिया का सम्मिलित रूप है। जिस प्रक्रिया में वायु–मण्डलीय O_2 को शरीर के अन्दर लिया जाता है। उसे Inspiration व जिस प्रक्रिया से अपशिष्ट गैसों को शरीर से बाहर निकाला जाता है उसे Expiration कहा जाता है।

❖ यह प्रक्रिया शरीर के भिन्न–2 स्थानों पर सम्पन्न होती है।

■ **आन्तरिक श्वसन (Internal respiration):** आन्तरिक श्वसन में आन्तरिक श्वसन गैसों का आदान–प्रदान रक्त तथा कोशिकाओं के बीच होता है। इसे Tissue respiration (ऊतक श्वसन) भी कहते है।

■ **बाह्य श्वसन (External respiration):** इस प्रकार का श्वसन बाह्य श्वसन Blood (रक्त) व स्नदह (फेफड़ों) के वायुकोष (alveoli) के मध्य पाया जाता है। इसे Pulmonary respiration कहा जाता है।

Important organs of respiratory system: श्वसन तंत्र को दो भागों में विभाजित किया गया है।

1. **Upper respiratory tract**
2. **Lower respiratory tract**

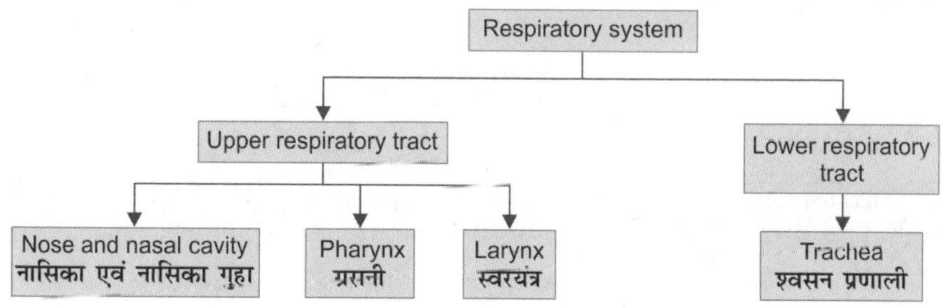

चित्र 6.2: श्वसन अंग का वर्गीकरण (Classification of respiratory organ).

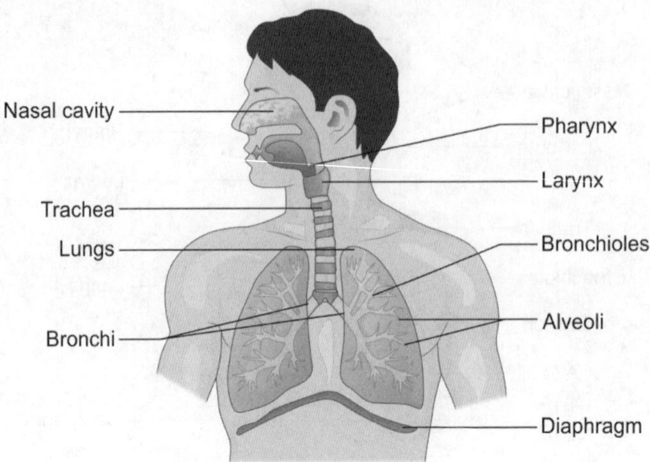

चित्र 6.3: नासा गुहा (Nasal cavity).

Upper Respiratory Tract

❖ Nose and nasal cavity: नासिका पट द्वारा दो भागों में विभाजित होता है जिसे नासिका पट कहा जाता है। नासिका श्वसन तंत्र का ऊपरी अंग है जो वातावरण से सम्पर्क में रहती है। इसमें छिद्र द्वारा यह वातावरण को शरीर से जोड़ती है। नाक श्वसन पथ का सबसे प्रथम अंग होता है। जो चेहरे के बीच स्थित होता है। नाक में एक Nasal cavity स्थित होती है।

❖ Nasal cavity septum द्वारा दो भागों में विभाजित रहती है। Nasal cavity में Mucous membrane, blood vessels पायी जाती है।

❖ नासा गुहा का आन्तरिक स्तर रोमयुक्त श्लेष्मिक घनाकार उपकला ऊतक से आस्तप्ति रहता है जिसमें Goblet cell पाई जाती है।

श्वसन पेशियां (INTERCOSTAL MUSCLES AND DIAPHRAGM)

❖ नासागुहा की छत (Roof) ethmoid bone, Sphenoid bone तथा frontal bone से घिरी होती है।

❖ Nasal cavity का आधार मुख की छत में स्थित कठोर ताल एवं कोमल ताल से मिलकर बना होता है जिसमें वायुसाइनस (Air sinus) पाए जाते हैं।

❖ Nostril में Hairs पाए जाते हैं जो नासा Nose में प्रवेश करने वाली वायु को शुद्ध करते हैं।

नाक के कार्य (Function of Nose)

❖ नाक में उपस्थित बाल वायु में उपस्थित धूल के कण व सूक्ष्म जीवों को रोकते हैं।

❖ नासिका में प्रवेश करने वाली वायु Vestibules से गुजरने पर हवा में उपस्थित धूल के कण व सूक्ष्म

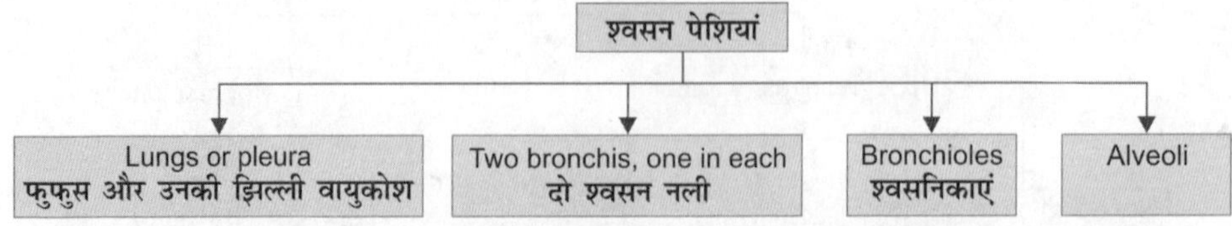

चित्र 6.4: पसलियों के बीच की मांसपेशियाँ (Intercostal muscles).

जीव श्लेष्मा में चिपक जाते हैं व फेफड़ों तक शुद्ध वायु पहुँचती है।

❖ शरीर में प्रवेश करने वाली वायु सधन रक्त संचरण के कारण शरीर के तापमान के अनुकूल हो जाती है।

❖ नमश्लेष्मा के कारण शुक्कवायु नम हो जाती है जो Mucosal irritation से बचाती है।

❖ नाक का मुख्य कार्य गंध पहचानने का है। इसमें तंत्रिकाओं को सघन जाल पाया है जो ethmoid bone व superior conchae में होता है। यह Olfactory nerve को सूचनायें पहुचाता है।

ग्रसनी (PHARYNX)

यह ऊपरी श्वास प्रणाली का भाग है। यह Respiration तथा Digestion में महत्वपूर्ण योगदान देती है। यह Respiratory tract में वायु Nasal cavity के पीछे Larynx तक मार्ग प्रदान करती है। इस tract की लम्बाई 12–14 समी. तक तथा चौड़ाई 3.5 cm तक होती है। ये पेशियों से निर्मित नलिकाकार संरचना है। Pharynx skull के आकार से प्रारम्भ होकर 6th Cervical vertebrae तक फैली होती है। इसका ऊपरी भाग थोड़ा चौड़ा एवं निचला संकरा होता है।

Pharynx को तीन भागों में विभाजित किया गया है।

Nasopharynx: यह Pharynx का Nasal cavity के पीछे कोमल ताल के स्तर से ऊपर वाला भाग होता है। इस भाग में Auditory tubes खुलती है जिससे वायु दोनों ओर के कणों तक पहुँचता है। इसकी पश्चभिति पर lymphoid tissue से निर्मित संरचना पाई जाती है। जिसे adenoiods या Pharyngeal tonsils कहते है।

Oropharynx: यह Pharynx के पीछे वाला भाग होता है जो कोमल तालु से Epiglottis तक होता है जहाँ trachea और esophagus के रूप में अलग–2 हो जाते हैं। यह Soft palate से 3rd cervical vertebrae तक फैला रहता है। मुख ग्रसनी की पार्श्वीय भित्ति पर लसीका ऊतक से निर्मित Palatine tonsil स्थित होते हैं।

Laryngopharynx: यह Pharynx का सबसे निचला भाग होता है जो स्वरयंत्र के पीछे स्थित होता है जो 3rd or 6th cervical vertebrae के Front में होता है।

ग्रसनी की परतें (Layers of pharynx): Pharynx में मुख्यतः 3 प्रकार की परतें पायी जाती है:
1. Mucous membrane
2. Fibrous
3. Muscle tissue

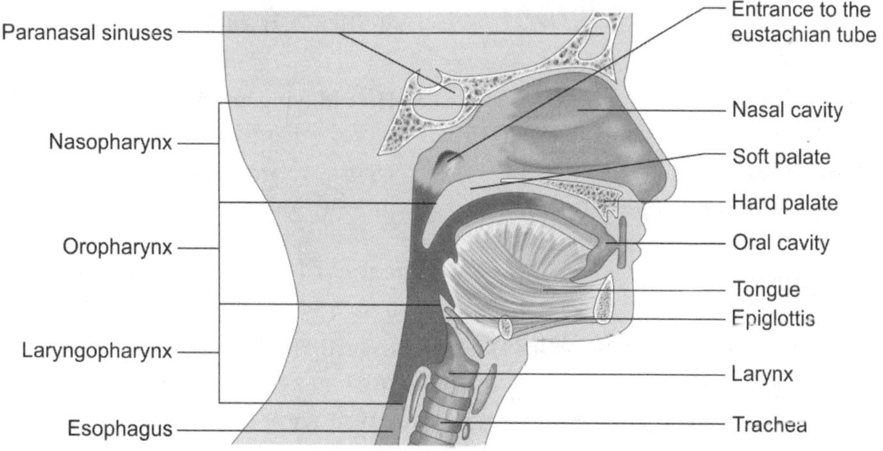

चित्र 6.5: ग्रसनी के भाग (Pharynx).

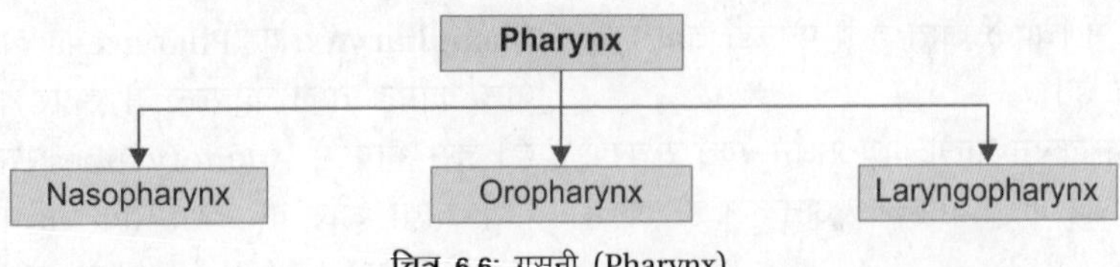

चित्र 6.6: ग्रसनी (Pharynx).

Mucous membrane: यह सबसे आन्तरिक (Internal) परत होती है जो चिकना स्त्राव उत्पन्न करती है जिसे Mucus कहा जाता है।

Fibrous tissue: यह Collagen तन्तुओं से बनी मध्य (Middle) परत होती है। यह Nasopharynx में मोटी होती है।

Muscle tissue: यह सबसे बाहरी (External) परत होती है जो Swallowing की क्रिया में Help करती है।

Blood supply रक्त आपूर्ति– Arterial supply to pharynx is via branches of the internal carotid artery ascending pharyngeal, lingual, facial and maxillary arteries.

Nerve supply: Sensory nerve supply to part of pharynx is:
- Nasopharynx by maxillary nerve
- Oropharynx by glossopharyngeal nerve
- Laryngopharynx by vagus nerve

ग्रसनी के कार्य (Functions of Pharynx)

- वायु को गर्म करना।
- वायु को नमी प्रदान करना।
- सुनना Hearing स्वाद (Taste) तथा बोलना (Speaking) में मदद करना।
- वायु को नमी (Humidification) प्रदान करना।

स्वरयंत्र (LARYNX)

Larynx को Vocal cords भी कहते हैं स्वरयंत्र ऊपर की ओर Laryngopharynx तथा नीचे की ओर श्वासनली से जुड़ा हुआ रहता है। Adult में इसके आकार में लिंक के अनुसार परिवर्तन आते हैं तथा नर को प्रभावी (Adam apple) का निर्माण होता है। इसके अन्दर Vocal cords पाये जाते हैं जिसके हवा से टकराने के कारण ध्वनि उत्पन्न होती है।

यह Root of tongue कष्ठिका अस्थि एवं Trachea से जुड़ा Larynx oropharynx से 5th Cervical Vertebrae तक फैला हुआ होता है।

स्वरतन्त्र के कार्य (Function of Larynx)

- Sound production ध्वनि उत्पादन– ध्वनि के पास Pitch volume and resonance (or tone)
- Speech भाषण– वाणी की उत्पन्न करने के लिए जो स्वर मुखर होते हैं उनमें वाणी उत्पन्न करने के लिए Tongue cheeks तथा lips द्वारा की जाती है।
- Lower respiratory tract protection: जब भोजन को निचले श्वसनमार्ग की सुरक्षा से निगल जाता है तब स्वतन्त्र ऊपर की ओर गति करता है तथा ग्रसनी के खुलने को बन्द करता है।
- Air passageway वायु प्रवाह मार्गः यह मार्ग वायु नाल एवं ग्रसनी के बीच होता है तथा वायु को मुख्यग्रसनी से श्वासनली की ओर प्रवाहित करता है।
- Humidifying filtering and warming नमीकरण, छानना एवं गर्म करना–ग्रहण की जान वाली वायु स्वरयंत्र से गुजरने पर नम निस्पंदित तथा गर्म हो जाती है।

Vocal cord (स्वररज्जु): Vocal cord इलास्टिक संयोजी उतक के तन्तु से बनी डोरी समान संरचना होती है जो थॉयराइड उपस्थित की आन्तरिक भित्ती से प्रारंभ होकर पीछे की ओर एप्टीनाइड उपास्थि तक फैली रहती है। इन्हे true vocal cord कहा जाता है।

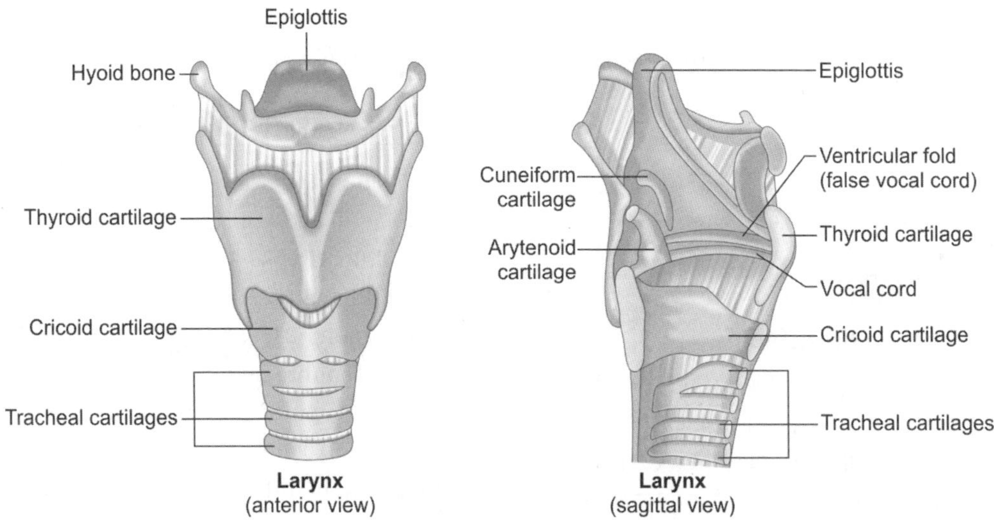

चित्र 6.7: स्वरयंत्र (Larynx).

Function of Vocal Cord

❖ Production of sound
❖ Protection of lower respiratory tract

श्वसन प्रणाली (TRACHEA)

श्वसन प्रणाली या ट्रैकिया को Windpipe भी कहते हैं। यह लगभग 10–11 cm लम्बी एक नलिका के

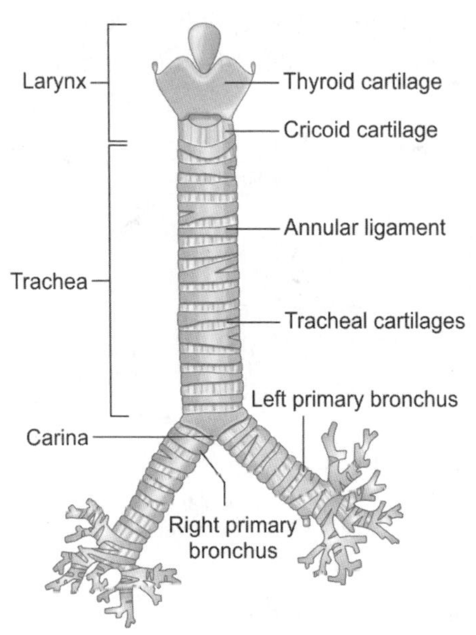

चित्र 6.8: वायु नली (Trachea).

समान संरचना होती है। श्वासनली स्वरयंत्र के नीचे से प्रारंभ होकर फेफड़ों के शीर्ष तक पहुँचने वाली नलिकाकार संरचना होती है। इसकी गित्ती में C आकार की उपास्थि की बनी संरचना के कारण यह खुली दिखाई देती है। इसकी संख्या 16–20 तक होती है। यह Sternum bone के पीछे तथा Oesophagus के सामने स्थित होती है। 5th कक्ष कशेरूका पर जाकर ट्रेकिया हो जाती है जिसे श्वसनियाँ कहा जाता है।

Layers of trachea श्वास प्रणाली में निम्नलिखित ऊतक की तीन परतें पाई जाती है।

1. बाहरी परत (Outer layer): श्वास प्रणाली की बाहरी परत Fibrous परत तथा Elastic ऊतक की बनी होती है।

2. मध्यपरत (Middle layer): श्वास प्रणाली की यह परत Cartilage तथा Smooth muscle की बनी होती है।

3. आंतरिक परत (Inner layer) श्वास प्रणाली की आंतरिक परत Ciliated columnar epithelium की बनी होती है।

Goblet cell श्लेष्मा का स्त्रवण करती है।

Blood supply रक्त आपूर्ति– Upper 2/3 of trachea is supplied by inferior thyroid artery and lower 1/3 is supplied by brachial arteries.

Nerve Supply

Sensory nerve supply is from vagus and recurrent laryngeal nerves.

Functions of Trachea

- ❖ Filteration of air
- ❖ Humidification of air
- ❖ Warming of air
- ❖ Cough reflex

Bronchi and Bronchioles

- ❖ Bronchi (Singular bronchus) श्वसन पथ में वायुमार्ग है। ये सांस की वायु को फेफड़े तक ले जाते हैं ये गैसीय विनिमय के लिए स्थल नहीं बनाते हैं। एक जोड़ी दाएँ तथा बाएँ प्राथमिक श्वासनलियाँ अपने सम्बन्धित फेफड़े में प्रवेश करते हैं।
- ❖ श्वसनियों की भित्ती पर श्लेष्मिक गंथिया तथा रोमक स्तंभाकार उपकला ऊतक पाया जाता है **जो आगे श्वसनिकाओं** (Bronchioles) में धनाकार तथा वायुकोषों (Alveolar sac) में सरल शल्कीय उपकला ऊतक में परिवर्तित हो जाती है।
- ❖ Lungs में प्रवेश करने के बाद Bronchus अनेक शाखाओं में पुनः विभक्त हो जाता है श्वसनिकाएं या ब्रोकियोल्स कहा जाता है।
- ❖ इनकी संरचना छोटी–2 नलिकाओं के समान होती है। ये श्वसनिकाएँ रोमक स्तम्भाकार उपकला ऊतक (Ciliated columnar epithelial tissue) द्वारा आच्छादित होती है।

फेफड़े या फुफ्फुस (LUNGS)

फेफडे श्वसन तंत्र के मुख्य अंग है जो कि मुख्य स्पंजी अंग होते हैं। ये मुख्यतया दो प्रकार के होते हैं जिन्हें दायॉ तथा बायॉ Left फुफ्फुस कहते है। ये वक्ष गुहा में Right दोनो ओर स्थित होते हैं तथा मध्य में Mediastinum द्वारा एक दूसरे से अलग होते है जो reck से Diaphragm तक फैले होते है जिसकी आकृति Cone-shaped होती है। Right lung left lungs की तुलना में भारी होता है। Right lungs का weight 625 gram तथा Left lungs का weight 575 gram होता है।

Heart की तरह Lungs में भी निम्नलिखित संरचना होती है–

- ❖ Apex-1
- ❖ Base-1
- ❖ Surface-2
- ❖ Border-3

ऊपरी भाग Apex: यह फुफ्फुसावरण द्वारा स्तरित रहता है जो गोलाकार एवं संकुचित होता है। इसके साथ जुड़ी संरचनाए पहली Ribs व Neck के आधार में स्थित रक्त वाहिकाएँ तथा तंत्रिका होती है।

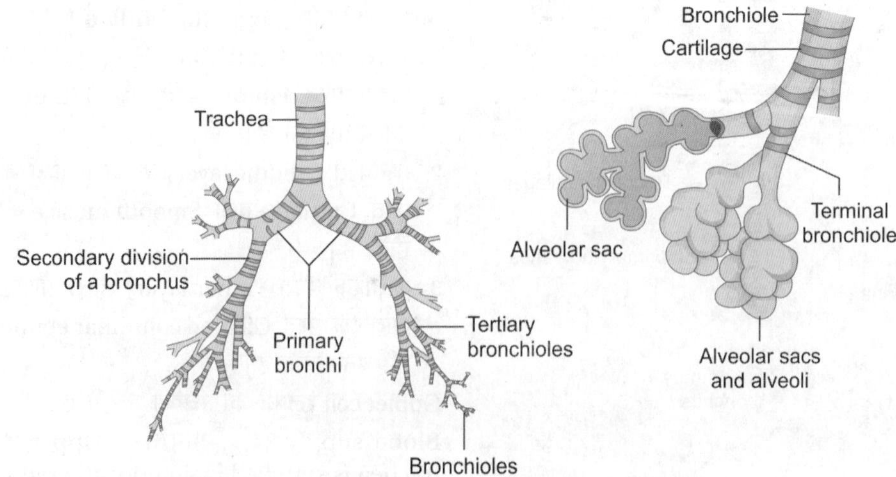

चित्र 6.9: ब्रोंची और ब्रोन्किओल्स (Bronchi and bronchioles).

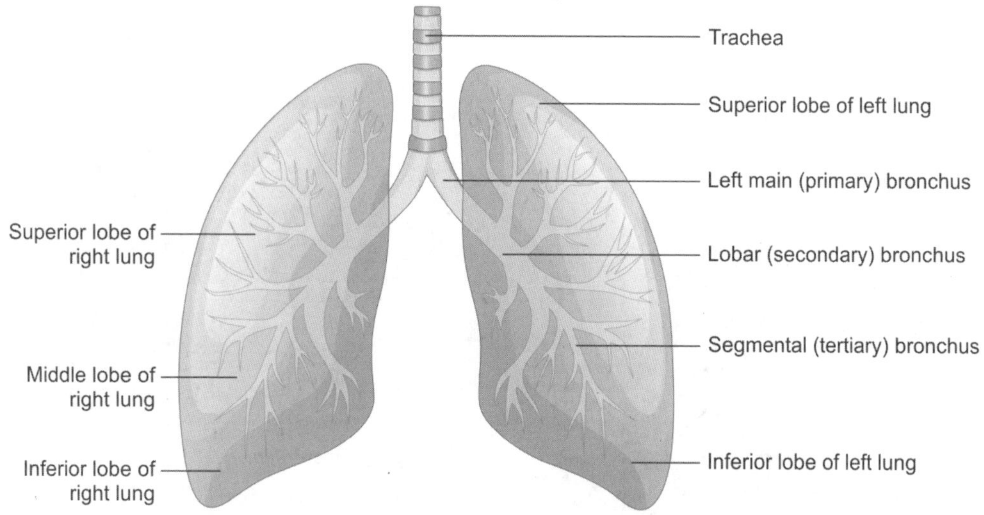

चित्र **6.10**: फेफड़े (Lungs).

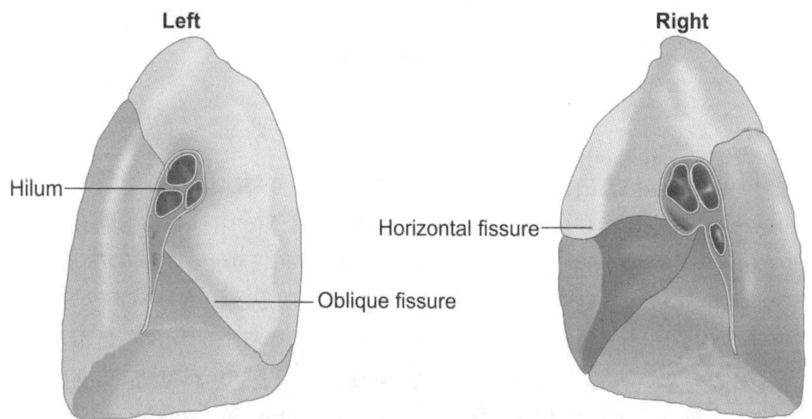

चित्र **6.11**: दाएं एवं बाएं फेफड़े (Right and left lungs).

आधार Base: यह Lungs का अर्द्धचन्द्रकार भाग होता है जो वक्षीय गुहा के तल में Diaphragm पर स्थित होता है जो Concave आकृति का होता है। Surface सतह—फेफड़ों में दो सतहें पाई जाती है।

❖ External surface: यह बाहरी पृष्ठ पसलियों के संपर्क में रहती है।

❖ Middle surface: यह सतह पर क्षेत्र देता है जिसे hilum कहते है वह एक Entrypoints आदि प्रवेश करते है

❖ किनारे (Borders): Lungs के संचरना में निम्नलिखित तीन किनारे दिखाई देते है:
1. Anterior border
2. Posterior border
3. Inferior border

Lobes of lungs (फुफ्फुस के खण्ड) Lungs fissures द्वारा lobes में विभाजित होता है:

❖ Right lungs में 3 Lobe होते हैं

❖ Left lungs में 2 Lobe होते हैं।

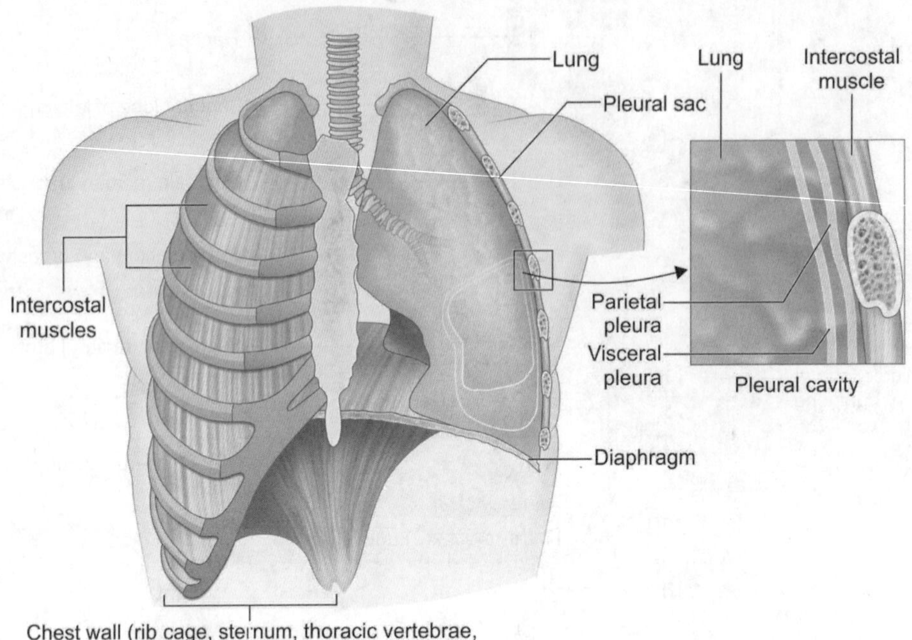

चित्र 6.12: फुप्फुस के खण्ड (Lobes of lungs).

प्रत्येक Lobe अनेक Lobules से मिलकर बना होता है। प्रत्येक Lobe में एक छोटी श्वसनी नलिका प्रवेश करती है। यह प्रवेश करने के बाद पुनः विभाजित होती है। अन्ततः ये पुनः विभाजित सूक्ष्म Pulmonary alveolus कहलाते हैं।

फुस्फुस और फुस्फुस गुहा (PLEURA AND PLEURAL CAVITY)

एक दोहरी परत वाली सीरस कला (Double serous membrance) है जिसे प्लूरा कहते है

फुप्फुस गुहा फुप्फुस थैली के फुप्फुस के बीच का संभावित स्थान है जो प्रत्येक फेफडे को घेरता है। सीरस झिल्ली जो फेफडे की सतह को कवर करती है। आंतरिक फुप्फुस का आवरण है और बाहरी झिल्ली से पार्शिक फुप्फुस को फुप्फुस तरल में फुप्फस फेफडों के विदरों की फिल्म द्वारा अलग किया जाता है। आंत का फुप्फुस फेफडे के विदर और फेफड़े की संरचनाओं की जड़ का अनुसरण

करता है। इसमे दो परते होती है। इसमें एक परत फेफड़ों से संलग्न रहती है। इसे Visceral layer कहते हैं जो Lungs से बिल्कुल सटी रहती है और फेफड़ों के (Fissures) में फुप्फुस खण्डों को पृथक करती है एवं उनसे चिपकी रहती है।

❖ Parietal pleura यह सबसे बाहरी परत है। यह परत Thoracic cavity की दीवार के आलावा पसलियों की Internal layer और Diaphragm की ऊपरी होती है। फुप्फुसावरण की दोनों परतों के बीच दरार के समान खाली स्थान होता है जिसे फुप्फुसावरण गुहा (Pleural cavity) कहते हैं।

फेफड़ो की रक्त आपूर्ति (BLOOD SUPPLY OF THE LUNGS)

Pulmonary artery heart के दाएँ निलय से अशुद्ध अर्थात O_2 रहित को फेफड़ों में ले जाती है। यहाँ यह दो शाखाओं में विभाजित होकर एक–एक

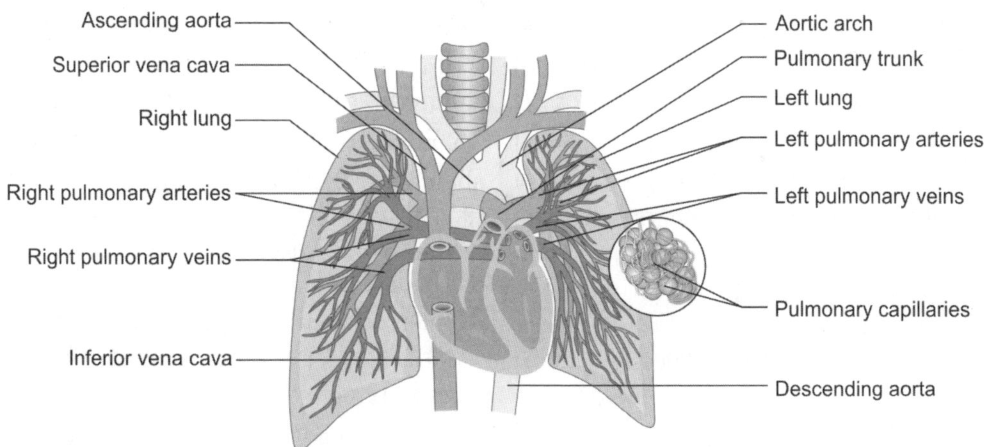

चित्र 6.13: फेफड़ो की रक्त आपूर्ति (Blood supply of the lungs).

शाखा द्वारा प्रत्येक फेफड़े में शुद्धिकरण के लिए अशुद्ध रक्त पहुँचाती है।

फेफड़ों का आयतन और क्षमता (Lung Volumes and Capacities)

फेफड़ों एवं चारों ओर की वायु के बीच वायु के आदान–आदान (Pulmonary ventilation) को एवं Lungs में वायु की मात्रा को निम्न आयतनों एवं धारिताओं में विभाजित करके वर्णित किया जाता है। इन्हें एक विशेष यन्त्र (Spirometer) से नापा जाता है–

❖ प्राण वायु या श्वास आयतन (Tidal volume): यह वायु की वह मात्रा है जो सामान्य शान्त श्वसन के दौरान Inhale एवं Exhale की जाती है जो स्त्री एवं पुरूषों दोनों में लगभग 500 मिली होती है।

❖ प्रश्वसित आरक्षित आयत (Inspiratory volume or complementary air) यह वायु की वह मात्रा है जो बल पूर्वक दीर्घ प्रश्वास लेकर भीतर ली जाती है। सामान्य श्वास आयतन (Tidal volume) से अधिक वायु ही प्रश्वसित आरक्षित आयतन होता है जो पुरूषों में 3300 मिली तथा स्त्रियों में (Female) 1900 मिली होता है।

❖ निःश्वसित आरक्षित आयतन (Expiratory reserve volume supplementary air): वह हवा की मात्रा कहते हैं जिसे व्यक्ति बलपूण निःश्वसन Forcible expiration कर सकता है। ERV के लिए 1000–1100 mili तथा स्त्रियों (Female) में 700 mili होता है।

❖ Residual volume – यह एक बलपूर्ण निःश्वसन के बाद भी फेफड़ों के शेष वायु की मात्रा होती है। RV के लिए यह औसत मान 1100–1200 mL होता है। RV का आयतन पुरूषों Male (1200 mL) तथा स्त्रियों में 1100 mL होता है।

❖ ऊपर वर्णित श्वसन मात्राओं को जोड़कर विभिन्न फुप्फुसीय क्षमताओं के मान की गणना करके नैदानिक निदान में उपयोग किया जा सकता है।

फेफड़े की क्षमता– दो या अधिक फुप्फसीन मात्रों का संयोजन होता है।

❖ श्वसन क्षमता (Inspiratory capacity) यह इन्सपाइरेटरी रिजर्व वाल्यूम एवं टाइटल वोल्यूम के कुल योग के बराबर होता है। यह वायु की वह मात्रा है जिसे व्यक्ति अन्दर ले सकता है।
Male = 3300 + 500 = 3800 mL
Female = 1900 + 500 = 2400 mL
इसमें TV + IRV शामिल होता है। इसका मान लगभग 3500 mL होता है।

❖ निःश्वसन क्षमता (Expiratory capacity)– यह हवा की कुल मात्रा है जिसे एक व्यक्ति सामान्य

श्वसन के बाद निःश्वसन कर सकता है। इसमें TV+ERV शमिल होता है। इसका औसत मान लगभग 1600 mL होता है।

* कार्यात्मक शेष क्षमता (Functional residual capacity): यह हवा की मात्रा है जो सामान्य निश्वासन के बाद फेफडो में शेष रहती है। इसमें ERV+RV शामिल होता है। इसका औसतन मान लगभग 2300 mL होता है।
  * F.R.C = E.R.V + R.V
  * F.R.C in Male = 1000 + 1200
  * F.R.C = 2200 Male
  * Female = 700 + 1100
  * F.R.C = 1800

* Total lung capacity (फेफड़ों) की कुल वायु धारिता– यह फेफड़ों की प्राणभूत वायु क्षमता एवं अवशिष्ट वायु आयतन का कुल योग है यह वायु का वह अधिकतम आयतन है जिससे फेफड़ों की पूरी शक्ति के साथ फैलाया जा सकता है। इसका आयतन Male में 6000 मिली तथा Female 4200 मिली होता है।

* फेफड़ों की प्राणभूत वायुक्षमता (Vital capacity of the lungs): यह Inspiratory reserve volume tidal volume and expiratory reserve volume के योग द्वारा प्रदर्शित की जाती है।
VCL = IRV + ERV + Tidal Volume. Normal Vaue is 4800 mL in male and 3100 in female.

श्वसन क्रियाविधि (PHYSIOLOGY OF RESPIRATION)

* श्वसन तंत्र को समझने के लिए उसकी श्वसन क्रिया विधि को समझना बहुत आवश्यक है।

* श्वसन का अर्थ Meaning of respiration:
  श्वसन क्रिया तक ऐसी क्रिया विधि है जिसके द्वारा मानव शरीर की कोशिकाओं तथा बाहरी वातावरण के बीच गैसों का आदान–प्रदान होता है।
  इस क्रिया में O_2 अन्दर ग्रहण करके CO_2 बाहर निकाली जाती है।

श्वसन की मांसपेशियां (Muscles of Respiration)

श्वसन क्रिया के द्वारा दो Muscles का महत्वपूर्ण योगदान होता है जो आंशिक रूप से Voluntary एवं Voluntary रूप से कार्य करती है। साथ ही Neck, shoulder तथा Abdominal muscles भी श्वसन क्रिया में पेशीय संकुचन में सहायता करती है।

* Intercostal muscles
* Diaphragm
* Intercostal muscles: ये पेशियाँ संख्या में 11 जोड़ी होती है। ये पेशियाँ 12 जोड़ी पसलियों के बीच पाई जाती है।
  ये पेशियाँ दो पंक्तियों में व्यवस्थित (Arrange) होती है।

  * External intercostal muscles: ये पेशियाँ पसलियां के टयुबरकल भाग से costochondral joint तक फैली रहती है तथा ऊपर नीचे बाली पसलियों से Attached रहती है।

  * Internal intercostal muscle: ये पेशियाँ ऊपरी पसली के Costal groove से निकलकर निचली पसली के ऊपरी Border के आन्तरिक भाग से जुडी रहती है।

* Diaphragm: यह Dome-shape की पेशी होती है जो Thoracic cavity का तल एवं Abdominal cavity का Roof बनाती है।

श्वसन क्रिया चक्र (CYCLE OF BREATHING)

* एक Adult व्यक्ति का Respiration rate 12–16 breath/minute होती है
* Respiration process में तीन अवस्थाएं सम्मिलितः
  I. Inspiration
  II. Expiration
  III. Pause

Mechanism of Breathing

* Inspiration: Inspiration पेशियों द्वारा होने वाली सक्रिय गति है।

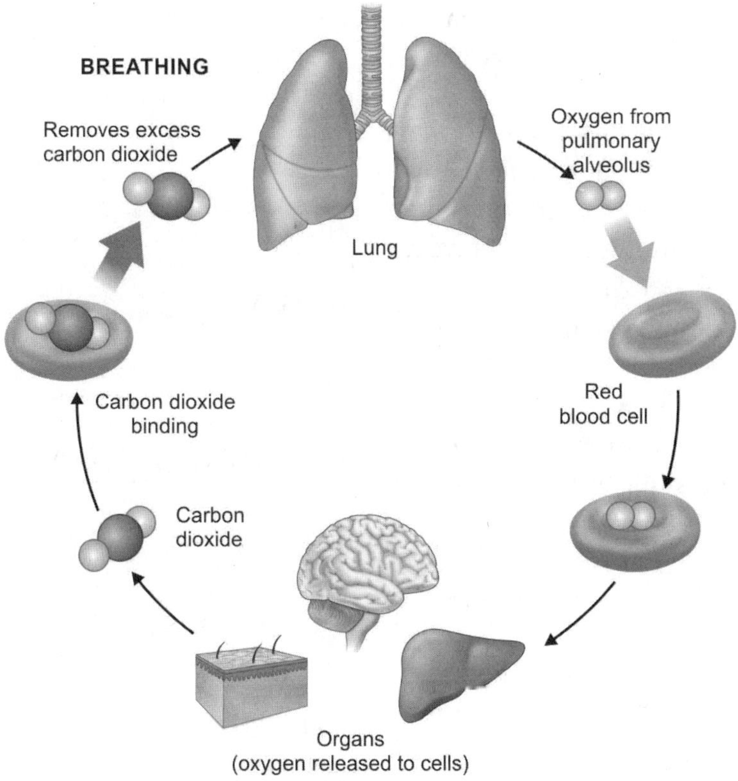

चित्र 6.14: श्वसन क्रिया चक्र (Cycle of breathing).

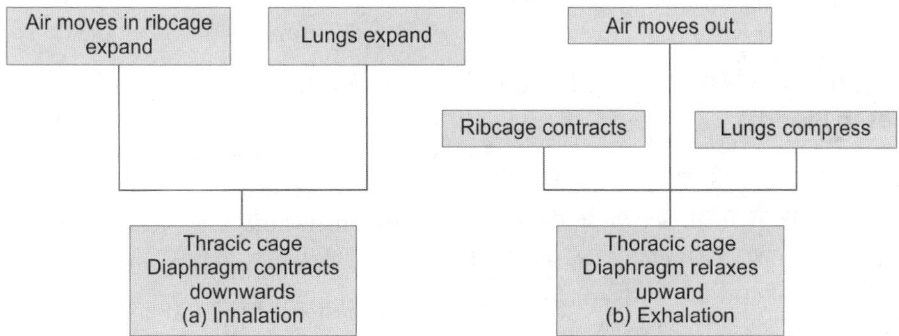

चित्र 6.15: श्वसन क्रिया चक्र प्रवाह-चित्र (Cycle of breathing).

Inspiration process मे Intercostal muscle diaphragm दोना में एक साथ contraction होता है।

■ संकुचन होने से thoracic cavity का आयतन बढ़ जाता है। इस बढ़े हुए आयतन उत्पन्न रिक्त स्थान को भरने के लिए फेफडे फैलते हैं। पसलियाँ ऊपर उठती है तथा वक्ष अग्रपश्च तथा पार्श्व में बढ़ते हैं।

■ Thoracic cavity में आयतन बढ़ने से फेफड़ों में उपस्थिति Alveoli में वायु दाब वातावरणीय वायुदाब से कम हो जाता है जिससे External वायु Respiration द्वारा स्नदहे में प्रवेश करती है और अन्तः श्वसन Inspiration की क्रिया पूर्ण होती है।

❖ Expiration: इस Process में दोनों पेशियाँ अनतरापर्शुका पेशियाँ तथा डायाफ्राम शिथिल हो जाती है जिससे वक्षीय गुहा का आयतन कम हो जाता है और फेफड़ों पर दबाव पड़ता है।

■ **Lungs** पुनः पहले जैसे आकार ग्रहण कर लेता है और वायु बाहर निकल जाती है जिसे बर्हिश्वसन (Expiration) के नाम से जानते हैं।

❖ Pause: Inspiration तथा Expiration दोनों के बीच की अवस्था Pause कहलाती है।

रक्त में गैसों का परिसंचरण (Exchange of Gases in Blood)

❖ जब हम श्वास लेते हैं तो वायु के साथ कई गैसे हमारे शरीर में प्रवेश कर जाती हे। जैसे– नाइट्रोजन, O_2 तथा CO_2 etc. शरीर के अन्दर उक्त गैसों का आदान–प्रदान Alveoli द्वारा होता है जो निम्न है।

❖ ऑक्सीजन (O_2)

❖ सांस लेने से O_2 नाक तथा मुख द्वारा अन्दर जाती है।

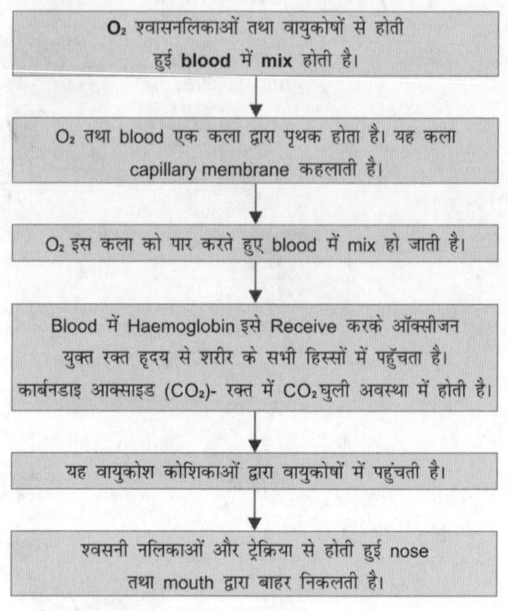

श्वसन केन्द्र (THE RESPIRATORY CENTRE)

वक्ष के आकार पर श्वसन की पेशियाँ का प्रभाव पड़ता है। ये पेशियाँ पसलियों के बीच बनाया जाता है। यह श्वसन की गति और गहराई पर नियंत्रण करता है। केन्द्र में Neurones होते हैं।

Respiratory centre को तीन भागों में बॉटा जाता है।

1. The medullary rhythmicity area
2. Pneumotaxic area
3. Apneustic area

Control of Respiration

श्वसन क्रिया में नियन्त्रण दो तरह से होता है।

1. Nervous control
2. Chemical control

अभ्यास (Exercise)

1. बहुविकल्पीय प्रश्न (Multiple Choice Questions)

a. तपेदिक के कारण होता है।
- (क) माइकोबैक्टीरियम टयूबरकुलोसिस
- (ख) लार्वा
- (ग) कवक
- (घ) उपरोक्त में कोई नहीं

Tuberculosis is caused by:
- (क) Mycobacterium tuberculosis
- (ख) Larva
- (ग) Fungi
- (घ) None of these

b. कंठ कितने तन्तुमय उपास्थि से बना है।
- (क) 8   (ख) 5
- (ग) 6   (घ) 4

Adam's apple is made up of how many fibrocartilages:
- (क) 8   (ख) 5
- (ग) 6   (घ) 4

c. श्वसनी की लम्बाई है।
- (क) 5 से 7 सेमी0
- (ख) 7 से 9 सेमी0
- (ग) 9 से 15 सेमी0
- (घ) 10 से 12 सेमी0

Length of trachea is:
- (क) 5 to 7 cm
- (ख) 7 to 9 cm
- (ग) 9 to 15 cm
- (घ) 10 to 12 cm

2. रिक्त स्थानों की पूर्ति कीजिए (Fill in the Blanks)

a. .... डायाफ्राम के नीचे दांयी ओर स्थित है।

.... is located in right side under the diaphragm.

b. बांये फेफड़े के मध्यवर्ती की सतह में .... है।

The middle surface of the left lung has a ....

c. श्वांस नली..................... से बना है— 16 से 20 सी

Trachea is composed of ....

3. सत्य या असत्य का चयन कीजिए (Identify True and False)

a. डायाफ्राम हमारे शरीर में एक गुम्बद के आकार की मांसपेशी है।

Diaphragm is a dome shaped muscle in our body.

b. श्वसन का नियमित अनुक्रम > 20 है।

The inspiration has a regular > 20

c. फेफड़े उदर गुहा में स्थित हैं।

Lungs are situated in the abdominal cavity.

4. अति लघुउत्तरीय प्रश्न (Very Short Answer Type Questions)

a. श्वसन में अंतःस्वसन और निःस्वसन को परिभाषित कीजिए।

Define respiration and expiration.

b. वायुकोष्ठिका क्या है?

What is Alveoli?

5. लघुउत्तरीय प्रश्न (Short Answer Type Questions)

a. श्वास नली क्या है? उसके कारणों को सूचीबद्ध करें।

What is trachea? Enlist the function of trachea.

b. श्वसन के कार्यिकी पर टिप्पणी दें।

Write a short note on physiology of respiration.

6. दीर्घउत्तरीय प्रश्न (Long Answer Type Questions)

a. सामान्य तथा असामान्य श्वसन के लक्षणों को लिखें तथा डायाफ्राम के कार्यों का उल्लेख करें।

Write the characteristics of normal and abnormal respiration with mention the function of diaphragm.

b. श्वसनतंत्र का नामांकित चित्र बनाएं तथा श्वसन प्रणाली की संरचना की व्याख्या करें।
Draw labeled diagram of respiratory system. Explain structure of respiratory system.

उत्तर (Answers)

1. बहुविकल्पीय प्रश्न (Multiple Choice Questions)

a. (क) माइकोबैक्टीरियम टयूबरकुलोसिस   b. (क) 8

c. (घ) 10 से 12 सेमी0

2. रिक्त स्थानों की पूर्ति कीजिए (Fill in the Blanks)

a. लीवर   b. हृदयीनॉच   c. आकार

3. सही या गलत का चयन कीजिए (Identify True and False)

a. सही   b. सही   c. गलत

पाचन तंत्र
(The Digestive System)

<table>
<tr><td>

- पाचन तंत्र
- आहार नाल की सामान्य संरचना
- मुँख/मुख गुहा
- जीभ
- दाँत
- लारग्रंथियाँ
- ग्रसनी
- आमाशय
- छोटी आंत
- बड़ी आंत
- यकृत

</td><td>

- The Digestive System
- Basic Structure of Alimentary Tract
- Mouth or Oral Cavity
- Tongue
- Teeth
- Salivary Gland
- Pharynx
- Stomach
- Small Intestine
- large Intestine
- Liver

</td></tr>
</table>

परिचय (Introduction): पाचन तंत्र (Digestive System) आहारनाल (Alimentary canal) तथा कुछ सहायक अंगों से मिलकर बना होता है। आहारनाल मुख से शुरू होकर गुदा पर समाप्त होती हे। पाचन तंत्र (Digestive System) का मुख्य कार्य भोजन का अन्तर्ग्रहण (Ingestion) करके उसका पाचन करना है।

पाचन तंत्र (THE DIGESTIVE SYSTEM)

- **Absorption:** इसमें पचित भोजन GI पथों से Blood और Lymph में पहुँचता है।
- **Beta cell:** Pancreatic islets में एक प्रकार की कोशिका जो इन्सुलिन हार्मोन स्त्रावित करती है।
- **Defecation:** रेक्टम से मल को बाहर निकालना।
- **Digestion:** वह क्रिया जिसके द्वारा पाचन नली में विद्यमान ठोस भोज्यपदार्थ जो अवशोषित होने योग्य होते हैं यांत्रिक विधि एवं रासायनिक क्रिया द्वारा तरल पदार्थों में परिवर्तित हो जाते हैं।

- **Deglutition:** निगलने के क्रिया।
- **Mastication:** चबाना।
- अपचित भोजन का आमाशय में वापिस मुँह में आ जाना।
- **Flatus:** ऑत्र और आमाशय मे गैस।
- **Gastroenterology:** विज्ञान की वह शाखा जिसमें आमाशय और आंत की संरचना कार्य और बीमारी के उपचार का अध्ययन किया जाता है।
- **Appendix:** छोटी अंगुली के समान दिखाई देने वाला सीकम से निकली हुई संरचना।

Introduction of digestion: एक ऐसी क्रिया है जिसके द्वारा भोजन रासायनिक एवं यांत्रिक प्रक्रिगा तथा विशिष्ट एन्जाइम व पाचक रसों की सहायता से छोटे–छोटे भागों में विभक्त होता है तथा रक्त के द्वारा विभिन्न कोशिकाओं, ऊतकों तक उपयोग के लिए पहुँचता है।

पाचन तंत्र को आहार नाल भी कहा जाता है। इसमें कुछ सहायक अंग भी होते है जो भोजन के पाचन क्रिया (Digestive process) में आवश्यक होते हैं।

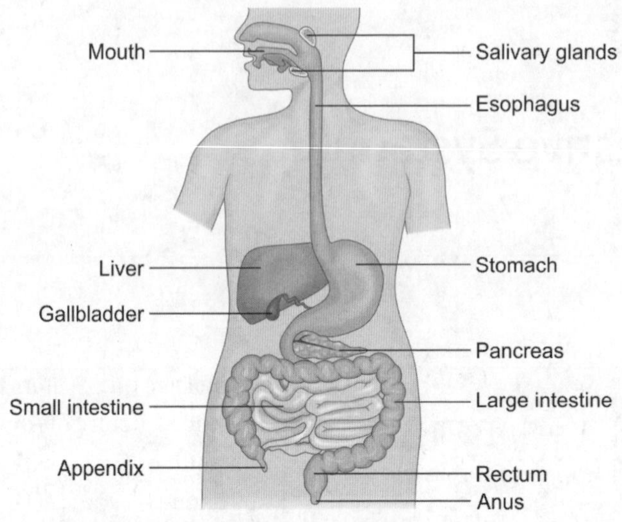

चित्र 7.1ः पाचन तंत्र (The digestive system).

Enzyme की सहायता से पाचन क्रिया सम्पन्न होती है। पाचक नली का डायाफ्राम के नीचे वाला भाग जठरान्त्रनली (Gastrointestinal Tract) गुहाद्वारा (Mouth-Anus) तक फैली हुई लगभग 9 मीटर (30 फीट) लम्बी नली होती है। इस नली की भित्ति अनैच्छिक पेशियों की बनी होती है।

पाचन तन्त्र या संस्थान हमारे शरीर का सबसे महत्वपूर्ण तन्त्र होता है। इसे Gastrointestinal System भी कहते हैं। पाचन तन्त्र मे वे सभी अंग सम्मिलित होते है जो भोजन को ग्रहण (Ingestion) करने में, चबाने (Chewing) में निगलने (Absorption) करने में तथा बाहर निकालने (Elimination) में मदद करते हैं।

Ingestion → Chewing → Swallow → Digestion → Absorption → Elimination

Process of Digestion

पाचन तंत्र (Digestive System) में मुख्य छः क्रियाये होती है।

1. **Ingestion निगलना:** इस क्रिया में भोजन को मुख में लिया जाता है और आगे बढ़ाया जाता है।
2. **Chewing चबाना:** इस क्रिया मे मुख के भोजन को चबाते हैं।

❖ **Swallowing/Propulsion (आगे की ओर धकेलना):** इस क्रिया में भोजन को मुँह से भोजन नली में आगे धकेला जाता है।

❖ **Digestion (पाचन):** पाचन की क्रिया 2 चरणों में पूर्ण होती है।
1. Mechanical breakdown
2. Chemical breakdown

❖ **Absorption अवशोषण:** इस क्रिया में पचे हुए भोजन के पोषक तत्व आहारनाल के श्लेष्मकला (Mucosa) के द्वारा अवशोषित कर रक्त के साथ पूरे शरीर में पहुँचते हैं।

❖ **निष्कासन (Elimination):** इस क्रिया विधि में भोजन पाचन क्रिया द्वारा अवशोषण के पश्चात बचे हुए अपशिष्ट पदार्थ को गुदा द्वार बाहर निकालना निष्कासन (Elimination) कहलाता है।

Types of Digestive Process

पाचन क्रिया दो प्रकार की होती है।

❖ **यांत्रिक विघटन (Mechanical Breakdown):** इस क्रिया में भोजन को व्यक्ति स्वंय ही चबाता है जिससे भोजन बड़े–2 टुकड़ों से छोटे टुकड़ों में हो जाता है।

❖ **रासायनिक पाचन (Chemical digestion):** इस क्रिया में जो बड़े–बड़े भोजन के टुकडे हैं वे लार (Saliva) व इसमें मौजूद पाचक रसों से मिल जाता है और इन बड़े–बड़े टुकड़ों को छोटें–छोटे छुकड़ों में विभाजित करता है तथा इसके साथ ही सहायक अंगों की पाचन गंथियों द्वारा स्त्रावित Enzyme भी महत्वपूर्ण होता है।

पाचन तंत्र के अंग (Organs of Digestive System)

पाचन तन्त्र के अंगों को सामूहित रूप से पाचन नली तथा पोषण या आहार नली (Alimentary tract) द्वारा सम्बोधित किया जाता है।

पाचन नली लगभग 9 मीटर लम्बी होती है जिसका प्रारम्भ मुखगुहा से तथा अन्त Anus द्वारा होता है। इस Process में निम्नलिखित अंग पाये जाते है।

❖ मुख (Mouth)

❖ ग्रसनी (Pharynx)

❖ ग्रासनली (Oesophagus)

❖ आमाशय (Stomach)

❖ छोटी आंत (Small intestine)

❖ बडी आंत (Large intestine)

❖ मालाशय (Rectum)

❖ गुदीय नाल (Anal canal)

❖ गुदा या मल द्वार (Anus)

सहायक अंग (Accessory organs): ये सहायक अंग बहुत सारे अलग–अलग रस (Secretions) आहारनली में छोडते हैं जो भोजन के पाचन क्रिया में सहायक होते हैं। ये इस (Secretions) सहायक अंगों के श्लेष्मा भित्ति की गंथियों द्वारा स्त्रावित होता है।

Digestive System में निम्न सहायक अंग पाये जाते हैं।

❖ दाँत (Teeth)

❖ लार ग्रंथियॉ (3 Pairs of salivary glands)

❖ यकृत व पित्त नली (Liver and the biliary tract)

❖ अग्नाशय (Pancreas)

पाचन तंत्र के कार्य (Functions of Digestive System)

पाचन तन्त्र द्वारा निम्नलिखित क्रियायें होती है। ये सभी क्रियायें एक दूसरे से सम्बन्धित होती है तथा इन क्रियाओं में पाचन तन्त्र के सभी मुख्य अंग तथा सहायक अंग भूमिका निभाते हैं–

❖ **Ingestion:** यह पहला कदम है जो भोजन को मुंख में लिया जाता है।

❖ **Secretion:** इस कदम में पानी स्त्रावित होता है (7 लीटर)।

❖ **Mixing:** इस प्रक्रिया में भोजन का चूर्णन किया जाता है।

❖ **Digestion:** इसमें याँत्रिक (Mechanical and Chemical) क्रिया द्वारा भोजन को छोटे–छोटे कणों में बॉटते हैं।

❖ **Absorption:** इस प्रक्रिया में Digest food जठरांत्र पथ (Gastrointestinal tract) और Lymph में पहुँचता है।

❖ **Elimination:** पाचन प्रक्रिया के अवशोषित न होने वाले भोजन को मल गुदामार्ग द्वारा बाहर निकाला जाता है।

आहार नाल की सामान्य संरचना (BASIC STRUCTURE OF ALIMENTARY TRACT)

भोजन की नली की दीवार ग्रासनली से Anus तक फैली हुई है। इसके tissues विभिन्न परतों में व्यवस्थित हैं। इसकी चार Layer है जो निम्न हैं–

❖ **सीरमी कला (Serosa layer):** यह alimentary tract की सबसे Outer layer संयोजी ऊतक से निर्मित परत होती है।

Peritoneum: सीरमी कला जो उदरीय अंगों को आच्छादित करती है उसे उदरीय आवरण (Peritoneum) कहते है।

यह दो परतों से मिलकर बनती है जिसे Pariental layer तथा Visceral layer कहते हैं।

■ Parietal Layer abdominal wall से सटी रहती है।

- Visceral layer abdomen तथा श्रोणि गुहा के मुख्य अंगों को आच्छादित करती है। ये दोनों Layer (Parietal/Visceral) मिलकर एक Sac बनाते हैं जिसे Perioneal Cavity कहते है। Peritoneal cavity में Serous fluid रहता है जिसे Peritoneal Fluid कहते है।
- **पेशीय परत (Muscle layer):** यह परत दो Smooth पेशियों की परतों से बनी होती है जिसमें Oblique muscle, Longitudinal Muscle और Incircle Muscle होता है।

इस दोनों पेशीय परतों के बीच में Lymph vessels और तंत्रिकाएं स्थित होती है जो संकुचन का कार्य करती है जिससे भोजननली में भोजन आगे की तरफ बढ़ता है। Smooth muscle के संकुचन को Peristalsis कहते हैं।

- ❖ **अवश्लेष्मिक परत (Submucosa layer):** यह Layer ढीले संयोजी ऊतक और कुछ रेशीय तंतु से मिलकर बनी होती है। इस परत में Blood Vessels neuron और विभिन्न प्रकार के Lymphocytes ऊतक पाये जाते है जो भोजन नली को नियंत्रित करते हैं।
- ❖ **श्लेष्मकला (Mucosa):** यह आहार नली की सबसे भीतरी परत होती है। यह परत अन्य 3 layers से मिलकर बना होती है जिनसे Lamina Propria Muscularis Mucosa तथा Mucos Membrane सम्मिलित है।

यह निम्न कार्य करती हैं–
- ❖ बचाव (Protection)
- ❖ स्त्रावण (Secretion)
- ❖ अवशोषण (Absorption)
- ❖ Lubrication

इस स्राव में निम्न घटक शामिल हैं।
- ❖ आमाशय ग्रंथि से आमाशय स्राव
- ❖ लार ग्रन्थि से लार
- ❖ Intestinal gland से Intestinal secretion
- ❖ Pancreas से Pancreatic juices
- ❖ Liver से Bile

Gastric Juice: ये पाचक रस Enzyme होते है जो भोजन के रसायनिक पाचन में सहायता करते है।

Blood supply: धमनियों द्वारा रक्त आपूर्ति (Arterial blood supply) वक्ष में ग्रासनली को आपूर्ति Esophageal artery जो कि Thoracic aorta की शाखा द्वारा की जाती है।

Abdomen व Pelvis में Coeliac artery व Superior and Inferior mesenteric arteries शाखाओं द्वारा आपूर्ति होती है।

तंत्रिका आपूर्ति (Nerve supply): आहार नली में स्वायत्त नाड़ी प्रणाली अर्थात Parasympathetic Nerve स्वायत्त तंत्रिका आहार नाल को आपूर्ति करती है। ये दोनों तंत्रिकाएं एक दूसरे के विपरीत कार्य करती है।

शिराओं द्वारा आपूर्ति (Venous supply): वक्ष में Oesophagus के Oesophagus vein के द्वारा रक्त एकत्रित किया जाता है जो Azygos hemiazygos Veins से जुड़ती है।

मुख (MOUTH) या मुख गुहा (ORAL CAVITY)

यह पाचक नली का मुख्य द्वार है मुख से ग्रसनी (Pharynx) के आरम्भ तक के भाग को Oral cavity कहते हैं। Oral Cavity का सबसे चौड़ा भाग होता है। मुख को दो भागों में विभाजित किया गया है।

- ❖ प्रथम भाग Vestibule कहलाता है जो मसूड़ों, दाँतों तथा गालों के बीच स्थित रहता है।
- ❖ द्वितीय भाग Oral Cavity कहलाता है जो दाँतों एवं मसूड़ों के पीछे से लेकर यह पार्श्वों में Maxillary bone और दाँतों से घिरी होती है तथा पीछे Oropharynx मे विलीन Fuse हो जाती है।

निम्न संरचनाएँ मिलकर Oral cavity का निर्माण करती है।
- ❖ Anteriorly—lips
- ❖ Posteriorly—oropharynx
- ❖ Laterally—cheeks muscles
- ❖ Superiorly—hard and soft palate
- ❖ Inferiorly—tongue and muscles

Oral cavity mucous membrane द्वारा चारों ओर से Cover रहती है जिसमें Mucous secretions

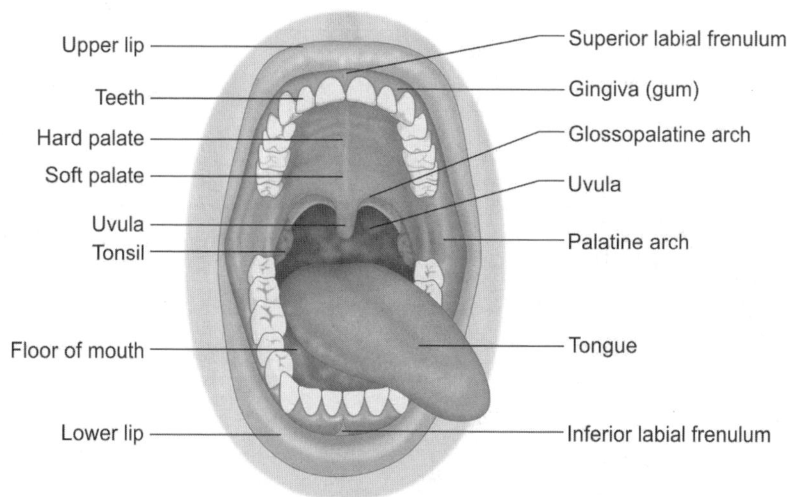

चित्र 7.2: मुखिक गुहा की शारीरिक रचना (Anatomy of oral cavity)

करने वाली Cells पाई जाती है जो Oral cavity को चिकना तथा नम बनाए रखती है।

Lips होंठ: यह दो मांसल पेशीय रचनाएं है जो मुख द्वार घेरे रहती है जिसके द्वारा मुख का द्वार बनता है। यह Fibroelastic connective tissue से निर्मित होते हैं। इनका बाहरी स्तर त्वचा तथा भीतरी स्तर म्युकस झिल्ली का बना होता है।

❖ **Labia frenulum ओष्ठीय लघुबन्धः** दोनों होंठ अपने मध्य रेखा में श्लेष्मिक कला की परत द्वारा मसूड़ों से जुड़े रहते है जिसे ओष्ठीय लहरबन्ध कहते हैं।

❖ **Lingual frenulum:** जीभ के नीचे स्थित एक परत या तह जो जीभ को पीछे की ओर ज्यादा गति करने से रोकती है।

Cheeks: गाल आंख के नीचे तथा नाक एवं कान के बीच चेहरे के दोनों ओर के मांसल भाग होते हैं जो होठों से जुड़े होते है। इसमें Buccinator muscle पायी जाती हैं। Palate तालुंदक तालु जो मुख गुहा की छत बनाता है व आगे एवं पीछे दो भागों में बटॉ रहता है। आगे का भाग Hard होता है जिसे Hard Plate कहते है। तथा पीछे का भाग Soft होता है जिसे Soft palate कहते हैं।

Hard palate maxilla और Palatine bone से मिलकर बना होता है तथा soft palate CO_2 तालु पेशीय होता है श्लेष्मिक कला से ढका रहता है। प्रत्येक ओर चापों के बीच में पैलाटाइन टॉसिल्स Palatine Tonsils स्थित रहता है। Uvula काकल काय—Oral cavity में Soft palate से उल्टा त्रिकोणाकार एक प्रवधि (Projection) लटकता हुआ दिखाई देता है उसे काकल काय (Vuvla) कहते है।

जीभ (TONGUE)

जीभ ऐच्छिक पेशियों की बनी होती है। यह Mouth के नीचे के भाग का निर्माण करती है। यह इसके सतह से Hyoid bone से जुड़ी रहती है। Tongue के ऊपर की सतह Stratified squamous epithelium की बनी होती है जहां कई प्रकार के Papillae होती है जो स्वाद (Taste) तंत्रिकाओं से जुड़ा होता है जिन्हें Taste buds कहते है। Tongue के नीचे की सतह

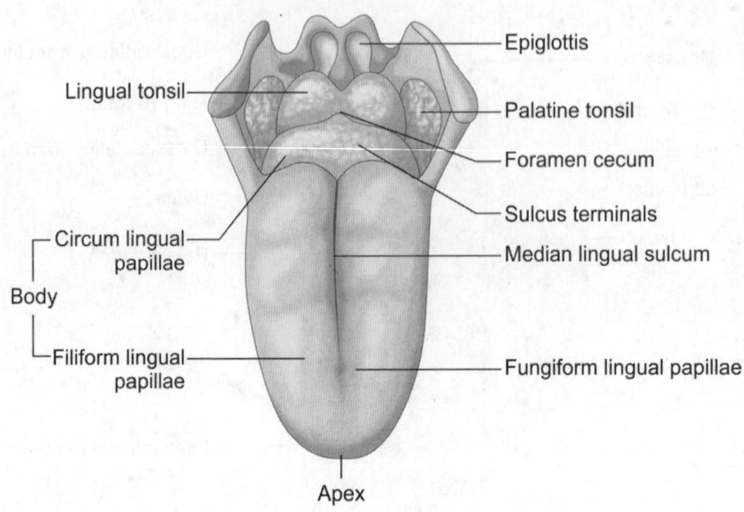

चित्र 7.3: जीभ (Tongue).

पर Mucous membrane की तह होती है जिसे Trenulum कहते हैं।

जीभ मुख ग्रासन गुहा के तल पायी जाती है। यह मोटी मांसल व लचीली होती है। जीभ रेखित पेशियों द्वारा बनी होती है। इसमें बाहरी (Extrinsic) व आन्तरिक (Intrinsic) पेशियाँ पायी जाती है जिसके चारों ओर संयोजी ऊतक पाया जाता हैं।

जीभ के ऊपर और बगल वाली सतह Papillae से ढकी होती है जो Papillae में स्वाद की संवेदी तंत्रिकाओं के सिरे Nerve ending होते हैं। इन्हें Buds कहते हैं।

पपीली के प्रकार (Types of Papillae)

❖ **Filiform papillae:** यह सबसे छोटा Papillae होता है। जीभ के आगे की सतह 2/3 भाग में पाये जाते हैं। ये शंक्वाकार (Thread-like) होते हैं। यह जीभ की समस्त ऊपरी सतह पर पाये जाते है जिसके कारण जीभ खुरदरी होती है।

❖ **Fungiform papillae:** यह मशरूम के आकृति के होते हैं जो जीभ की नोक तथा बगलों में पाये जाते हैं। ये गोल ऊभार के रूप में पाये जाते हैं। इनमें स्वाद कलिकाएं होती है।

❖ **Vallate papillae:** जीभ के पीछे की सतह पर उल्टे (v) के रूप में पाये जाते हैं। ये सबसे बडे व आसानी से दिखने वाले होते हैं। ये संख्या में 8 से 13 तक होते हैं जिनकी संख्या सबसे कम होती है।

जीभ के कार्य (Function of Tongue)

जीभ निम्नलिखित कार्य करती है।

❖ भोजन का स्वाद ज्ञात कराना।
❖ जीभ भोजन को मुँह में चारों ओर घुमाती है जिससे लार आसानी से मिल जाती है।
❖ भोजन को दाँतो के बीच में ले जाना ताकि उसे चबाया जा सके।
❖ जीभ भोजन को निगलने में सहायता करती है। यह Bolus को पीछे की ओर धकेलती है।
❖ जीभ वाणी (Articulate speech) में सहयोग करती है।
❖ जीभ द्वारा दाँतो की सफाई की जाती है।

Nerve Supply: जीभ को मुख्य रूप से Facial and glossopharyngeal nerve द्वारा Supply होती है लेकिन Hypoglossal nerve and Mandibular nerve भी जीभ को Nerve supply करती है।

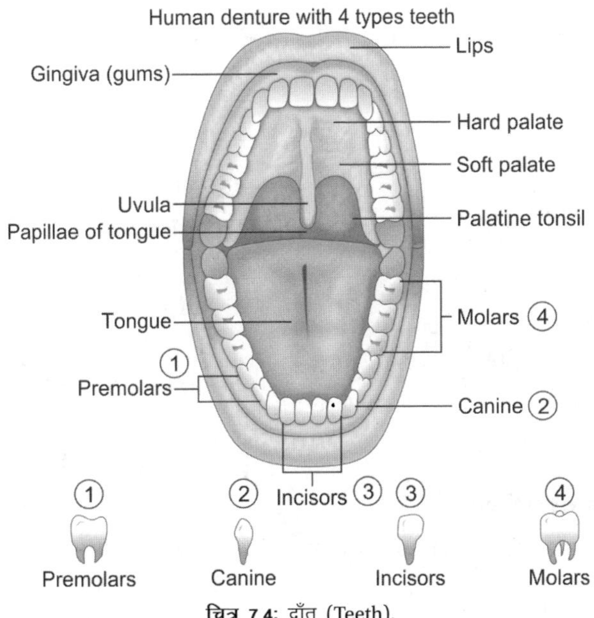

चित्र 7.4: दाँत (Teeth).

Blood supply: Blood supply जीभ को Lingual artery जो कि External carotid artery की शाखा है जिसमे द्वारा Blood supply होती है जो Internal jugular vein में मिल जाती है।

दाँत (TEETH)

Teeth oral cavity में Calcified एक कठोर संरचना है जो मुख गुहा में ऊपरी जबडों (Maxilla) एवं निचले जबड़ों (Mandible) के अस्थिल गर्तों या दन्त कोटरों में स्थित (Fit) रहते हैं। (Socket)

$$\text{Dental Formula} = \frac{2123 \times 2}{2123}$$

दाँत दो (Two) प्रकार के होते हैं।

- ❖ अस्थायी दाँत (Temporary/Deciduous/Milk Teeth)
- ❖ स्थायी दाँत (Permanent teeth)
- ❖ **अस्थायी दाँत (Temporary/Milk teeth):** जन्म के समय ये दाँत अपूर्व रूप से Maxilla पाये जाते हैं। प्रत्येक Temporary Teeth की संख्या 20 होती है जो बच्चों में पायी जाती है।

इसकी संख्या कुल 20 तथा प्रत्येक जबड़े में 10–10 होती है। ये एक निश्चित समयावधि पश्चात गिर जाते हैं और इनका स्थान Permanent teeth ले लेते हैं। बच्चों में पहला दाँत लगभग 6–7 महिने में आना प्रारम्भ हो जाता है और लगभग 2–3 साल तक की आयु में सारे Temporary दाँत आ जाते हैं। प्रत्येक दाँत ऊपर की अपेक्षा निचले जबड़े मे पहले निकलता है। Temporary दाँत प्रत्येक जबड़े की मध्य रेखा के प्रत्येक ओर 5–5 दाँत होते हैं।

= I 2/2, C 1/1, Pm O/O, M 2/2

= 5/5 × 2 = 10 × 20 = 20

I = Incisors

C = Canine

Pm = Premotar

m = Molar

- ❖ **स्थायी दाँत (Permanent teeth):** ऐसे दाँत जो एक ही बार लगभग (5-6) वर्ष की आयु के बाद या दूध के दाँत गिर जाने के बाद आते है उन्हे Permanent teeth कहते है जिसका संख्या कुल 32 होती है। जिसमें 16–16 ऊपरी तथा निचले

जबड़े में रहते है। प्रत्येक जबडे की मध्यरेखा के दोनों ओर 8–8 दाँत होते है।

= I 2/2, C 1/1, Pm 2/2, m 3/3

= 8/8 × 2 = 32

दूध के दाँत गिरने के उपरान्त स्थायी दाँतों में सर्वप्रथम एक–एक First molar निकलते हैं। उसके बाद 7–8 वर्ष की आयु में कृन्तक या इनसाइजे दाँत निकलते हैं। 9–10 वर्ष की आयु में Premolar 11 वर्ष की आयु में रदनक या कैनाइन, लगभग 1/2 वर्ष की आयु में द्वितीय मोलर निकलते है और सबसे अन्त में तृतीय मोलर जिनहें अक्ल दाढ़ भी कहते हैं 12–30 वर्ष की आयु में निकलते हैं।

दाँतों के नाम (Names of Teech)

दाँतों को उनके कार्यों तथा संरचनाओं के अनुसार निम्न प्रकार के नाम दिया गया है।

❖ **Incisors इन्साइजरः** ये प्रत्येक जबड़े में मध्य में स्थित होते हैं जिनकी संख्या 4 होती है। इन्हें कृन्तक कहते हैं। इन दाँतों का मुख्य कार्य भोजन को काटने का होता है।

❖ **Canines केनाइनः** ये प्रत्येक जबड़े में दो होते है जो कि इन्साइजर दाँतों के पार्श्व में स्थित होते है इन्हे भेदक कहते है। इनका कार्य भोजन का Holding तथा Tearing करना होता है।

❖ **Premolar (प्रिमोलार)ः** ये प्रत्येक जबड़े में 4 होते हैं। इन्हे अग्रचर्वणक कहते हैं। इनका मुख्य कार्य भोजन का Crushing होता है।

❖ **Molar (मोलार):** इन्हे अक्ल दाढ़ (Wisdom teeth) भी कहते हैं। इन्हें चर्वणक कहते हैं। ये प्रत्येक जबड़े में 6 होते हैं। इसका कार्य भोजन को Crushing तथा Grinding होता है।

दाँतों की संरचना (Structure of Teeth)

दाँत को तीन भागों में बाँटा गया हैः

❖ **क्राउन Crown:** दाँतों का मसूड़ों से बाहर निकला हुआ भाग शीर्ष या Crown कहलाता है। इस भाग पर इनेमल की कठोर व चमकीली सफेद परत पायी जाती है।

❖ **ग्रीवा (Neck):** यह Teeth मूल और दन्त शिखर के बीच का संकरा बाग होता है जो चारों और मसूड़ों से घिरा रहता है।

जड़ (Root): यह मसूड़ों के अन्दर स्थित भाग दन्तमूल या मूल (Root) कहलाता है।

❖ **संरचना Structure:** दाँतों की निम्न संरचनाएँ होती हैः

■ **Pulp Cavity:** यह आन्तरिक कोमल ऊतकों से निर्मित एक परत होती है जिसमें रक्त वाहिनियाँ, तंत्रिकाएँ, लसिका वाहिनियाँ स्थित होती है।

■ **Dentine:** यह Pulp cavity के चारों ओर पाया जाने वाला Calcified हिस्सा होता है। दाँत का अधिकतर भाग इसी का बना होता है।

■ **Enamel:** दाँत का सामने से दिखाई देने वाला सफेद भाग जिसे शीर्श (Crown) कहते है जो Enamel का बना होता है।

❖ **Cementum:** यह इनैमल के नीचे स्थित होता है जो दाँतों की Neck तथा मूल (Root) को Cover करता है।

❖ **Periodontal ligament:** यह भाग Cementum तथा Socket of teeth में स्थित होता है जो कि पेरीआस्टीयम की तरह कार्य करता है और दाँतों को उनकी स्थिति में बनाये रखता है।

दाँत के कार्य (Functions of Teeth)

दाँतों के दो मुख्य कार्य है।

1. भोजन को तोड़ना।
2. चेहरे को आकार देना।

❖ **Blood supply:** Upper Jaw में स्थित Maxillary arteries की शाखाएं दातों को रक्त की आपूर्ति करती है। कई शिराएं (Internal Jugular Veins) में रक्त की निकासी करती है।

❖ **Nerve supply:** Upper teeth को Maxillary nerve तथा Lower teeth को Mandibular nerve की शाखाएँ Nerve supply करती है। ये दोनों Trigeminal nerve की शाखाएं हैं।

लार ग्रंथियाँ (SALIVARY GLAND)

लार ग्रंथियों के तीन जोड़े होते हैं जो Oral cavity में Saliva स्रावित करते है। Salivary gland एवं Oral cavity के स्तर की सूक्ष्म श्लेष्मा स्रावी ग्रंथियों दोनों के स्रावों का जलीय, पारदर्शक एवं स्वादहीन तरल होता है। जिसमें खनिज, लवण, लासोणाइम एवं टायलिन नामक एन्जाइम आदि पाए जाते हैं।

ये निम्न प्रकार की होती है–

* ❖ पेरोटिड ग्रंथियाँ (Parotid glands)
* ❖ सबमेण्डिबूलर (ग्रन्थियाँ) (Sub-mandibular glands)
* ❖ सबलिंगवल ग्रन्थियाँ (Sub-lingual glands)
* ❖ **Parotid glands:** यह सबसे बड़ी ग्रन्थी होती है जिसका वजन लगभग 15 gm होता है। यह पिरामिडल आकार की ग्रन्थियों है। ये दोनो ओर कान के नीचे तथा सामने की स्थित होती है। ये ग्रन्थि में एक–एक लम्बी नलिका होती है जिसे Parotid duct या Stensen duct कहते हैं। ये ग्रन्थियाँ जलीय लार पैदा करती है। इसमे पाचक रस होते है लेकिन श्लेष्मा नहीं। यह टायलिन (Ptyalin) नाम का श्लेशिक स्राव स्रावित करती है।
* ❖ **Submandibular glands:** ये अखरोट के आकार की पेरोटिड ग्रन्थि से थोड़ी छोटी ग्रन्थि होती है submandibular यह Mandible bone के नीचे अर्थात मुख के तल पर फ्रेनलम के समीप स्थित होती है। यह श्लेष्मिक तथा म्यूकस दोनों का स्राव स्रावित करती है। ये ग्रन्थियाँ श्लेष्मा और पाचक रस दोनों पैदा करती है।
* ❖ **Sublingual glands:** ये ग्रन्थियाँ मुख के तल में जीभ के नीचे दोनों ओर एक–एक होती है जो कि सबसे छोटी ग्रन्थियाँ होती है। प्रत्येक ग्रन्थि से अनेक छोटी–छोटी वाहिकाऐं निकलती है जिन्हे Rivinus ducts कहते है। यह 3–4 gm की Almond shaped की होती है।

लार ग्रन्थियों की संरचना (Structure of Salivary Glands)

लारग्रन्थियाँ एक प्रकार की Endocrine gland होती है। प्रत्येक ग्रन्थि Alveoli से बने बहुत सारे Lobules से मिलकर बनी होती है। यह Lobules को support देने के लिए इनके मध्य में Interlobular Septa पाया जाता है जो संयोजी ऊतक का बना हुआ होता है। प्रत्येक Alveoli में स्त्रावी कोशिकाऐं पायी जाती है। जो दो प्रकार के स्त्राव स्त्रावित करती है जिन्हे Serous तथा Mucous स्त्राव कहते है।

लार ग्रन्थियों के कार्य (Function of Salivary Glands)

* ❖ भोजन को Swallowing करने में मदद करती है।
* ❖ Speech में मदद करती है।
* ❖ Oral Mucosa को Lubricating का कार्य करती है।
* ❖ **Blood supply:** लार ग्रन्थियों को बाह्य केरोटेड धमनी (external carotid artery) शाखाएं तथा जुगल शिरा द्वारा रक्त आपूर्ति एवं ड्रेनेज होता है।
* ❖ **Nerve supply:** Sympathetic and parasympathetic nerves salivary glands को पंत्रिका (Nerve) Supply करते है।

लार (Saliva)

Saliva oral cavity में Salivary gland से निकलने वाला स्त्राव होता है जिसका नियन्त्रण स्वंय तंत्रिका तंत्र (Autonomus nervous system) द्वारा होता है।

Parasymphathetic nerves तंत्र वाहिका Vasodilation द्वारा लार का उत्पादन बढ़ाती है। Saliva के कारण Mouth का आन्तरिक भाग नम रहता है।

लार का कार्य (Function of Saliva)

* ❖ **भोजन को चिकनाई देना Lubrication of food:** जब सूखा भोजन Mouth में जाता है तो Saliva की सहायता से Oral cavity में Mix हो जाता है और Saliva भोजन को नम करके इसे Lubrication द्वारा Stomach तक ले जाती है।
* ❖ **Cleansing and lubrication:** Salivary gland द्वारा स्त्रावित पानी मुह को साफ करता है और श्लेष्मा द्वारा चिकनाई प्रदान करती है। जिससे Oral cavity की दीवारों को हानि नहीं होती है।

❖ **पोलीसैकेराइट का रसायनिक पाचन (Chemical digestion of polysaccharides):** एमाइलेज नामक पाचक रस लार में शामिल होता है। यह पाचक रस पोलीसैकेराइड के रासायनिक विघटन में सहायता करता है।

❖ **गैर विशिष्ट सुरक्षा (Non-specific Defence):** लाइसोजाइम, इम्यूनोग्लोबन तथा क्लोटिंग फैक्टर आदि हानिकारक सूक्ष्म जीवों को मारने में सहायता करती है।

❖ **स्वाद (Taste):** Saliva में मौजूद पानी से भोजन के घुलने में सहायता मिलती है जिससे भोजन का Taste पता चलता है।

लार का संघटन (Composition of Saliva)

क्र. स.	घटक	कार्य
1.	जल (99%)	Solvent का कार्य करता है Mouth को Moist रखता है तथा बातचीत के दौरान जीभ एवं होठों को सहायता देता है।
2.	बाइकार्बोनेट्स	Saliva के pH स्तर को 6.35 से 6.85 बनाए रखना।
3.	क्लोराइड्स	Salivary एमाइलेज कोसक्रिय रखना।
4.	इम्यूनोग्लोबुलिन	Salivary Antibacterial system का एक भाग है।
5.	लाइसोजाइम	Bacteria को नष्ट करने वाला एन्जाइम
6.	म्यूसिन	एक प्रकार का प्रोटीन जो श्लेष्मा बनाता है।
7.	म्यूकस	Food को Lubricate करके Bolus बनाने तथा भोजन swallow करने मे मदद करना
8.	फॉस्फेट्स	लार के pH को Maintain करना
9.	सैलाइवरी	कार्बोहाइड्रेट्स को माल्टोज एवं एमाइलेज डेक्सट्रिन में परिवर्तित करता है।
10.	यूरिया यूरिक	लार के माध्यम से व्यर्थ पदार्थ के रूप में अम्ल उत्सर्जित होते हैं।

ग्रसनी (PHARYNX)

Oral Cavity के पीछे की ओर कीप के समान चौड़ा भाग Pharynx कहलाता हैं यह लगभग 12–14 cm लम्बा होता है। Pharynx खोपड़ी के आधार से प्रारम्भ होकर 6th Cervical vertebral तक फैली होती है। इसका ऊपरी चौड़ा भाग खोपड़ी के आधार से संलग्न रहता है तथा निचला भाग Pharynx एवं अग्रभाग Nasal cavity में विलीन होता है।

Pharynx के भाग

Pharynx को तीन भागों में विभाजित किया गया हैं–

❖ **नासाग्रसनी (Nasopharynx):** यह भाग Nasal Cavity के पीछे soft palate के ऊपर स्थित होता है। इस भाग में auditory tubes खुलती है जिससे वायु दोनों ओर के कानों तक पहुचती है। इसकी पश्च भित्ति पर lymphoid tissue से निर्मित संरचना पाई जाती है। Nasopharynx को adenoids तथा phyryngeal tonsils भी कहते हैं।

❖ **मुखग्रसनी (Oropharynx):** यह Pharynx के Soft palate से Epiglottis तक का भाग होता है। Oropharynx की पार्श्वीय भित्ति पर लसीकाय ऊतक से निर्मित Palatine tonsil स्थित होते हैं।

❖ **स्वरयंत्रज ग्रसनी (Laryngopharynx):** यह Pharynx का अन्तिम भाग होता है जो स्वरयंत्र के पीछे स्थित होती है जो 3rd and 6th cervical vertebral के Front में होता है।

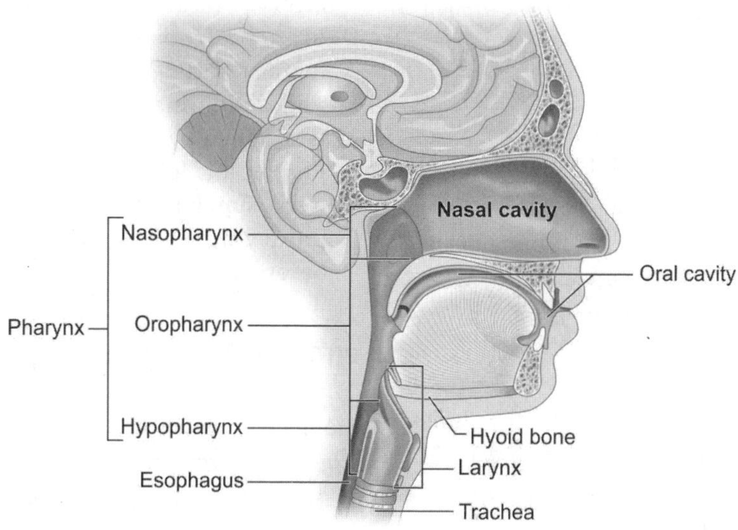

चित्र 7.5: ग्रसनी की शारीरिक रचना (Anatomy of the pharynx).

ग्रसनी की परतें (Layers of Pharynx)

ग्रसनी में तीन प्रकार की परतें पायी जाती है जो निम्न हैं–

1. **Mucous layer:** यह सबसे भीतर की परत होती है। यह मुँह और ग्रासनली के साथ स्थित होती है।

2. **Sub-mucous layer:** यह मध्य परत होती है। इसमें रक्त वाहिकाएँ, लसीका वाहिकाएँ एवं तंत्रिकाए स्थित रहती हैं।

3. **Muscular layer:** यह बाहरी परत है। इसमें तीन संकुचन करने वाली पेशियाँ होती है जो निगलने में मदद करती है।

Blood Supply

Arterial supply to pharynx is via branches of the external carotid artery, ascending pharyngeal, lingual facial and maxillary arteries.

Nerve Supply

Nasopharynx by maxillary nerve.
Oropharynx by glossopharyngeal nerve.
Laryngopharynx by vagus nerve.

ग्रासनली (Oesophagus)

❖ यह Pharynx से stomach तक पहुँचने वाली लगभग 10 इच (25 cm) लम्बी एक Muscular tube होती है जिसकी शुरूआत Pharynx से होकर Stomach तक पहुँचकर समाप्त होती है।

❖ ग्रास नली 6th Cervical Vertebrae के स्तर से प्रारम्भ होकर उसके thoracic Vertebral के स्तर पर Diapharm पर पहुँचती है। उसके बाद 11th thoracic vertebrae पर Stomach के कार्डियक सिरे पर खुलती है। Oesophagus का ऊपरी तथा निचला सिरा संकोचनी द्वारा बंद रहता है जो भोजन को पुनः आमाशय से ग्रासनली में आने से रोकता है।

Layers of oesophagus: Oesophagus 4 मुख्य परतों से मिलकर बना होता है।

1. **Mucosa layer:** यह ग्रासनली की सबसे Internal परत होती है जो Stratified squamous Epithelium की बनी होती है जिसके द्वारा श्लेष्मा का स्त्राव करते हैं।

- **Submucosa layer:** यह श्लेष्मिक / म्यूकोसा के ऊपर होती है जो म्यूकोसा एवं पेशीय परत को जोड़ता है।
- **Muscularis propria:** यह परत कंकालीय पेशियों तथा चिकनी पेशियों से निर्मित होती है। यह मुख्य रूप से पेशियों की गति से सम्बन्धित है।
- **Adventitia:** यह External fibrous tissue से बनी layer होती है जो ग्रासनली तथा आमाशय की संरचनाओं को आच्छादित करती है।

Sphincter of Oesophagus

ग्रासनली में ऊपर तथा नीचे की ओर दो Sphincter वाली संरचनाएं पायी जाती है जो निम्न हैं।

- ऊपरी सिरे पर स्थित Sphincter भोजन को श्वासनली में जाने से रोकते हैं।
- निचले सिरे पर स्थित Sphincter भोजन के अवयव को Stomach से पुनः ग्रासनली में आने से रोकते हैं।

कार्य Function

- Oesophagus को Stomach से जोड़ने
- Oesophagus के द्वारा भोजन व अन्य अवयव क्रमांकुचन गतियों द्वारा मुख से आमाशय में पहुचते हैं।
- **Blood Supply:** The cervical portion of oesophagus is supplied by interior thyroid artery, thoracic portion is supplied by branchial/oesophageal branches of thoracic aorta.
- The abdominal portion of oesophagus is supplied by ascending branches of left phrenic and left gastric arteries.
- **Nerve supply:** Nerve supply by sympathetic/ parasympathetic nerve supply the oesophagus.

आमाशय (STOMACH)

Stomach पाचकनली या आहार नाल का सबसे चौड़ा भाग होता है। यह ग्रासनली के अन्त और छोटी आंत के शुरू वाले भाग के बीच में रहता है।

Stomach अंग्रेजी के J अक्षर के समान दिखाई देने वाला पाचनतन्त्र का सबसे महत्वपूर्ण एंव चौड़ा अंग होता है जिसका भाग Abdomen के Epigastric region में तथा कुछ भाग Left hypochondrium व Umbilical region में स्थित होता है। यह ऊपर से ग्रासनली तथा नीचे छोटी ऑत के प्रथम भाग Duodenum से जुड़ा होता है। Stomach की क्षमता जन्म के समय 30 mL और वयस्क में 1.5—2 लीटर होती है।

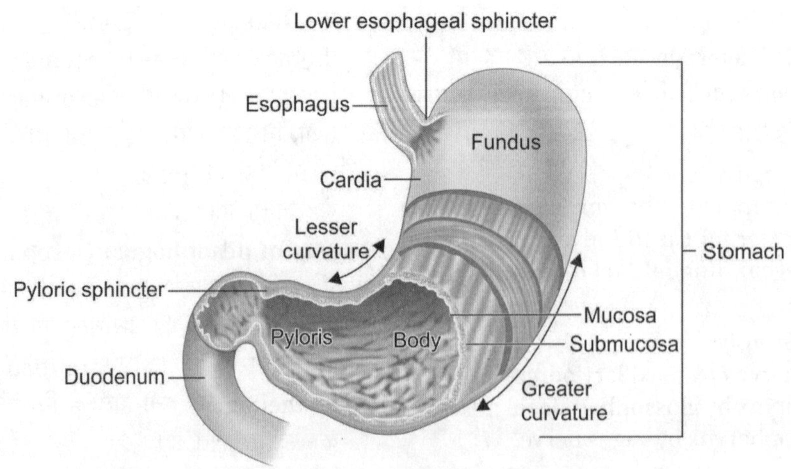

चित्र 7.6: आमाशय (Stomach).

पेट से जुड़े अंग (Organs Associated with Stomach)

* **Superiorly:** Diaphragm, oesophagus and left side of the liver.
* **Inferiorly:** Small intestine and transverse colon.
* **Anteriorly:** Left side of liver and front abdomen.
* **Posteriorly:** Left kidney and adrenal gland.
* **Left Side:** Diaphragm and speen.
* **Right Side:** Liver, duodenum.

आमाशय की संरचना (Structure of the Stomach)

Stomach के तीन मुख्य भाग हैं।
1. Fundus
2. Body
3. Pyloric region

* **फण्डस (Fundus):** यह आमाशय का सबसे प्रथम तथा ऊपरी भाग होता है जो गोलाकार होता है। यह ऊपर से Cardiac sphincter द्वारा ग्रासनली से जुड़ा होता है। यह गैस से फूला हुआ रहता है।
* **Body काय:** यह Stomach का Middle Part होता है जो ऊपर से Fundus तथा नीचे से Pyloric region से जुड़ा होता है।
* **जठर निर्गम (Pyloric antrum):** यह Stomach का अन्तिम संकरा भाग होता है जो Pyloric Antrum द्वारा Pyloric Sphincter में खुलता है। इस की द्वार के पीस Pyloric Antrum Pyloric Sphincter नाम की संरचना होती है जो Small intestine के First Part Duodenum से जुड़ी होती है।

Stomach में दो Curvature पाये जाते हैं जो निम्न है–

* **Lesser curvature:** यह Stomach के पीछे स्थित होने वाली छोटी संरचना होती है जो Stomach का दारिना या पिछला किनारा बनाती है।
* **Greater curvature:** यह बड़ी होती है जो आगे को चलती हुई एक आर्च बनाती है। यह आगे चलकर बायी ओर Stomach का Fundus भाग बनाती है। नीचे चलकर दाहिनी ओर जुड़कर Duodenum से जुड़ती है।

पेट की परतें (Layers of Stomach)

आमाशय की भित्तियाँ 4 परतों से मिलकर बनी होती है।
1. Serosa layer
2. Muscular layer
3. Submucosa layer
4. Mucosa layer

सीरमीपरत (Serosa layer): यह पेरीटोनियम की बनी बाहरी परत होती है जो आमाशय को चारों ओर से ढकती है।

पेशीय परत (Muscular layer): यह सीरमी परत के नीचे स्थित होती है जो चिकनी पेशीयों (Smooth muscle) की तीन परतों से निर्मित होती है।

* **Longitudinal fibres बाहरी परत में:** जो सतह में होते है तथा ग्रासनली की पेशियों के साथ पाए जाते हैं।
* **Circular fibres बीच की परत में वृत्ताकार तन्तु:** जो आमाशय की Body में वृन्त के रूप में चारों ओर फैले रहते हैं तथा जठर निर्गमीय द्वार में मोटे हो जाते हैं जहाँ पर वे जठर निर्गमीय संकोचिनी (Pyloric sphincter) का निर्माण करते हैं।
* **Oblique fibres अन्तर की परत में:** जो फण्डस को ढके रहते हैं। तथा आमाशय की अग्र एवं पश्च भित्तियों के साथ (Lesser curvature) पर मुड़ जाते हैं।

पेट के कार्य (Function of Stomach)

* **भोजन का संग्रह करना (Storage of food):** आमाशय भोजन को ग्रहण कर उसे कुछ समय के लिए संचय करता है।
* **स्त्रावण (Secretion):** Stomach की दीवारों पर विशेष स्त्रावी कोशिकाएं पाई जाती है जो मिलकर गैस्ट्रीक रस का निर्माण करती है।
* **पाचन (Digestion):** पाचन Stomach का महत्वपूर्ण कार्य है। यह भोजन को तरल और

अम्लीय बनाकर उसे पाचन योग्य बनाता है। साथ ही गैस्ट्रीक रस द्वारा वसा तथा प्रोटीन का आंशिक पाचन होता है।

❖ **यांत्रिक कार्य (Mechanical function):** Stomach यांत्रिक कार्य के रूप में अपनी पेशियों की सहायता से भोजन को पाचन रसों के साथ Mix करता है और तरल बनाकर Small intestine में भेजता है।

❖ **एन्टीसेप्टिक (Antiseptic):** गैस्टीक रस में पाया जाने वाला HCL (हाइड्रोक्लोरिक) भोजन में उपस्थित Microorganism को नष्ट करके Infection से रक्षा करता है। अवशोषण (Absorption) सामान्यतः अवशोषण की क्रिया intestine में होती है लेकिन Stomach आंशिक रूप से कुछ पदार्थों जैसे Water, Alcohol तथा Glucose etc का अवशोषक करने का काम करता है।

गैस्ट्रिक जूस (GASTRIC JUICE)

लगभग 2 लीटर पाचक रस का स्त्रवण हमेशा होता है, इसमें निम्नलिखित शामिल होता है। आमाशय की श्लेष्मिक कला में कुछ ग्रन्थियॉ पाई जाती है जो ग्रेस्टीक रस का स्त्रावण करती है। गेस्ट्रिक रस स्वच्छ, रंगहीन तरल होता है जिसमें 40% Hydrochloric acid तथा कुछ एन्जाइम जैसे– Pepsin, Renin तथा Lipase पाये जाते हैं।

Gastric Juice का pH (0.9-1.5) होता है। इसके अलावा गैस्ट्रिक जूस में पानी खनिज लवण, गॉब्लैड कोशिकाओं द्वारा ग्रंथियों और आमाशय से स्त्रावित श्लेष्मा, Intrinsic factor, inactive enzyme, precursors pepsinogens आदि।

गैस्ट्रिक जूस के कार्य (Function of Gastric Juice)

❖ भोजन को तरल बनाता है।

❖ HCl: भोजन को अम्लीय बनाता है तथा Salivary amylase के कार्य को रोकते हैं।

❖ HCl रोग पैदा करने वाले जीवों को नष्ट कर देता है।

❖ एसिडिक वातावरण भोजन के Digestion के लिए आवश्यक है।

❖ Pepsinogen से हाइड्रोक्लोरिक अम्ल की अस्थिति में पेप्सीन प्राप्त होता है, पेप्सिन एक पाचक रस है। यह प्रोटीन को पैप्टोज नामक अधिक घुलनशील पदार्थों में बदल देता है।

❖ लाइपेज एंजाइम वसा के पाचन के लिए आवश्यक है।

❖ Gastric juice toxins, heavy mental, कुछ एल्केलाइड को शरीर से बाहर निकालने का कार्य करता है।

❖ Gastric juice mucus protecting coating का कार्य करता है।

❖ गैस्ट्रिक रस Intrinsic factors के अवशोषण में सहायता करता है जिससे Haemopoiesis में मदद मिलती है।

❖ Renin घुलनशील प्रोटीन केसीनोजन को अघुलनशील प्रोटीन केसिन में परिवर्तित कर देता है।

पाचक रस का स्त्रवण (Secretion of Gastric Juice)

भोजन के अभाव में भी पाचक रस थोड़ी मात्रा में पाया जाता है जिसे Fasting Juice कहते है। भोजन के लगभग 1 घंटे बाद पाचक रस की मात्रा सबसे अधिक होती है और लगभग 4 घंटे बाद यह Fasting स्तर पर आ जाती है। गैस्ट्रिक रस के स्त्राव मे तीन (Phase) होते हैं।

1. Cephalic phase
2. Gastric phase
3. Intestinal phase

❖ **Cephalic phase सिफेलिक चरणः** भोजन के आमाशय में पहुॅचने से पहले ही केवल मात्र देखने, सुगंध तथा स्वाद के द्वारा Vagus तंत्रिका उत्तेजित हो जाती है और पाचक रसों का स्त्राव हो जाता है।

❖ **Gastric phase:** जब आमाशय में भोजन जाता है तथा आमाशय में मौजूद एंटेरो एण्डोक्राइन सैल से Gastric hormone का स्त्राव होता है। यह

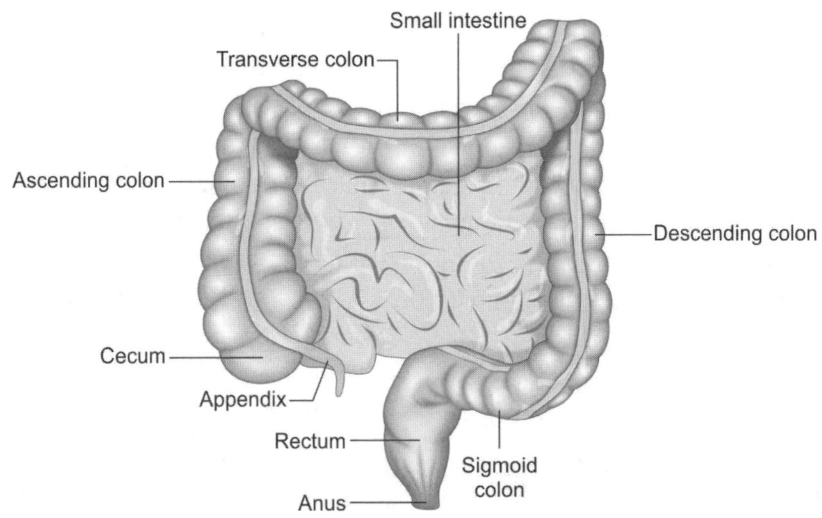

चित्र 7.7: छोटी आंत (Small intestine).

हार्मोन सीधे परिसंचरण करते हुए Blood में प्रवेश कर जाता है।

❖ **Intestinal phase:** जब यह अधपचा भोजन Stomach से Small intestine में आता है तथा यहाँ उपस्थित अंतः स्रावी कोशिकाओं द्वारा हार्मोन Enterogastrone स्रावित होता है।

छोटी आंत (SMALL INTESTINE)

Small intestine, stomach के Pyloric sphincter से लेकर Large intestine के Ileocecal valve तक फैली रहती है। Small intestine 5–6 मीटर लम्बी एक कुंडलित (Coiled) नलिका होती हैं। Small intestine abdomen के Umbilical region में स्थित होती है तथा चारों ओर से बड़ी आँत द्वारा घिरी रहती है। Small intestine का Diameter Large intestine के Diameter से छोटा होता है।

छोटी आँत (Small intestine) में भोजन का रासायनिक पाचन तथा अवशोषण होता है। Small intestine को मुख्य रूप से तीन भागों में बाटां गया है।

1. Duodenum (ग्रहणी)
2. Jejunum
3. Ileum

❖ **Duodenum:** यह Small intestine का प्रथम भाग होता है। यह Small intestine का C के आकार का लगभग 25 cm लम्बा भाग होता है व पैन्क्रियाज के शीर्ष को चारों ओर से घेरे रहता है। Pylorus से लगभग 10 cm की दूरी पर एक उभय हिद्र, जिसे Ampulla of vater या Hepatopancreatic ampulla कहते है। ये Common bile duct एवं Pancreatic duct खुलती है। यह अग्न्याशय के सिर को घेरे रखता है।

❖ **Jejunum:** जैजुनम यह छोटी ऑंत का दूसरा भाग होता है जो ऊपर से ड्योडिनम तथा नीचे से इलियम से जुड़ा रहता है। यह छोटी आंत के शेष भाग का ऊपरी 2/5 भाग होता है जो लगभग 2.5 मीटर (8 मीटर) लम्बा होता है जिसका कार्य भोजन का पाचन एवं अवशोषण करना है।

❖ **Ilem (इलियम):** यह छोटी आंतः का अन्तिम 3/5 भाग होता है। जो बड़ी आंत के प्रथम, सीकम तक फैला होता है। यह आगे जाकर बड़ी आंत से Ileo-caecal Valve से जुड़ता है जिसकी लम्बाई 3 मीटर होती है। इसमें एक विशिष्ट संरचना पाई जाती है जो Villi कहलाती है जिसका मुख्य कार्य भोजन का अवशोषण करना होता है।

Structure of Small Intestine

छोटी आंत की भित्ति इन्हीं चार परतों की बनी होती है जिनसे Stomach की भित्ति बनती है परन्तु उसमें कुछ रूपान्तरण होता है।

❖ **पेरिटोनियम (Peritoneum):** यह छोटी आँत का सबसे बाहर का सीरमा कला का अस्तर होता है। यह मध्यात्र तथा इलियम को Posterior abdominal wall से जोड़ते हैं। पेरिटोनियम की डबल परत जिसे (Mesentery) कहते है।

❖ **पेशीय परत (Muscular layer):** यह अनैच्छिक पेशियों की बनी होती है जिसमें बाहर की ओर लम्बाकारे तन्तु तथा इसके नीचे वृत्ताकार तन्तुओं की परत होती है।

  ■ Outer Longitudinal layer
  ■ Inner Circular layer
  ■ इस दोनों परतों के बीच वाले भाग में रक्त कोशिकाएँ, लसिका वाहिकाए, तथा तंत्रिकाओं का जाल फैला रहता है।

❖ **सबम्यूकोसल परत (Submucosal layer):** यह (Areolar) ऊतक की बनी होती है। पेशीय स्तर के नीचे सबम्यूकोसल परत का स्तर होता है। इसके अतिरिक्त इसमें तन्त्रिकाओं का जाल पाया जाता है जिसे Meissner's plexus कहते हैं।

❖ **म्यूकोसा (Mucosa):** यह सबसे भीतर का श्लेशिमक कला का अस्तर होता है। इसमें बहुत से Folds तथा Villi पायी जाती है। यह Smooth Muscle की परत होती है।

यह आँत की दीवार पर बहुत सारी लसिका पर्व स्थित होती है जिन्हें Peyer's patches कहा जाता है।

छोटी आँत के कार्य (Function of Small Intestine)

❖ छोटी आंत Intestinal juice का स्त्रावरण करती है।

❖ पोषक तत्वों का अवशोषण करती है।

❖ आंत में क्रमांकुचन गति (Peristalsis movement) होते है जिसमें भोजन आगे की ओर खिसकता है।

❖ Small intestine की दीवारों पर Villi नामक संरचना पाई जाती है जो भोजन के अवशोषण में मदद करती है।

❖ छोटी आँत द्वारा स्त्रावित आंत्रिक रस (Intestinal juice) में लाइपेज (Lipase) एन्जाइस पाये जाते है जो वसा का पाचन करते है।

❖ छोटी आंत के द्वारा कार्बोहाइड्रेड का पाचन होता है। इसके रस में उपस्थित एन्जाएम कार्बोहाइड्रेट को मोनोसेकेराइड शकरा में परिवर्तित कर देते हैं।

बड़ी आँत (Large Intestine)

Large intestine इलियोसीकल जंक्शन (Ileocecal junction) से गुदा Anus तक फैली होती है। Large intestine लगभग 1.5 मी0 लम्बी होती है जिसे Colon भी कहते है। इसका Lumen अर्थात मध्य स्थित छिद्र लगभग 6.5 cm व्यास का होता है।

Large intestine small intestine को चारों ओर से घेरे रखती है। Large intestine का मुख्य Function अपचित भोजन का पुनः अवशोषण करना तथा अन्तिम उत्पादों को शरीर से बाहर निकालना होता है। Large intestine के भाग होते हैं जो एक दूसरे से परस्पर जुड़े होते हैं।

❖ सीकम (Caecum)
❖ वर्मीफार्म एपैण्डिक्स (Vermiform appendix)
❖ असैण्डिंग कोलन (Asceding colon)
❖ डिसैण्डिंग कोलन (Descending colon)
❖ ट्रान्सवर्स कोलन (Transverse colon)
❖ सिग्मायड कोलन (Sigmoid colon)
❖ मलाशय (Rectum)
❖ गुदानाल (Anal canal)

❖ **सीकम (Caecum):** यह Right ileocaecal fossa में स्थित ileocoecal द्वार से लगा हुआ Large intestine का 1st Part लगभग 6 cm (2.5 inch) लम्बा चौड़ा थैलीनुमा भाग होता है जिसका निचला सिरा बन्द होता है। यह पेरिटोनियम द्वारा चारों ओर से घिरा होता है।

❖ **वर्मीफार्म एपैण्डिक्स (Vermiform appendix):** यह छोटी अंगुली (Little finger) के समान दिखाई

देने वाली संरचना होती है जो सीकम के पीछे स्थित होता है। इसकी लम्बाई भिन्न–2 होती है। सामान्यतः यह लगभग 5–20 cm लम्बी होती है। शरीर में इसका कोई भी उपयोग नहीं है। यह एक अवशेष के रूप में होती है।

❖ **असैंडिंग कोलन (Ascending colon):** यह बड़ी आंत का सीकम से ऊपर की ओर चढ़ने वाला भाग होता है जो Liver के नीचे तक पहुँचकर एकदम से जुड़कर ट्रान्सवर्स कोलन में विलीन हो जाता है। Colon का यह मोड़ दाहिना कालिक या हिपेटिक वंक (Right colic or hepatic flexure) कहलाता है।

❖ **ट्रान्सवर्स कोलन (Transverse colon):** यह आमाशय के नीचे तथा डायोडिनम के सामने स्थित लगभग 45 cm लम्बा भाग होता है जो Left तरफ Spleen के नीचे पहुचकर Descending colon से जुड़ता है।

❖ Colon का यह मोड Left colic or splenic flexure कहलाता है।

❖ **डिसेन्डिंग कोलन (Descending colon):** बांए कोलिक फ्लैक्सर से नीचे की ओर उतरकर शरीर की मध्यरेखा की ओर मुड जाती है वास्तविक पेल्विक (True pelvis) में पहुँचती है। जहाँ पर Sigmoid colon कहलाती है। यह 25 cm लम्बा भाग होता है।

❖ **सगमायड कोलन (Sigmoid colon):** Colon का यह भाग श्रोणि गुहा में स्थित होता है। इसलिए इसे Pelvis या श्रोणि कोलन कहते हैं। यह S के समान दिखाई देता है यह भाग नीचे रेक्पस या मलाशय से जुड़ता है।

❖ **मलाशय या Rectum:** यह बड़ी आंत का सबसे नीचे का फैला हुआ लगभग 15 cm लम्बा Sigmoid Colon से गुदीय नली तक का भाग होता है। इसकी रचना कोलन की रचना के समान होती है परन्तु इसकी पेशीय परत अधिक मोटी होती है।

❖ **गुदानाल (Anal canal):** यह बड़ी आंत का अन्तिम Terminal भाग होता है जिसकी लंबाई 4 cm होती है। Anal canal के इस भाग में दो प्रकार के Sphincter होते है जिन्हे Internal Sphincter तथा External sphincter कहते हैं। जो गुदीय नली का तीन चौथाई भाग ऊपरी भाग घेरे रहती है।

बड़ी आंत की परतें (Layers of large intestine): बड़ी आंत में ऊतको की निम्नलिखित चार परतें की बनी होती है।

❖ **म्यूकोसा परत (Mucosa layer):** यह परत Columnar epithelium tissue द्वारा निर्मित होती है जो कोलन तथा Rectum के ऊपरी भाग को आच्छादित करती है। इस परत में गोबलेट कोशिका (Goblet Cells) पाई जाती है जो Mucus का स्त्रावण करती है।

❖ **सबम्यूकोसा परत (Submucosa layer):** Large intestine की इस परत में अनेक Lymphoid tissue पाये जाते हैं जो सूक्ष्मजीवों से शरीर की रक्षा करते हैं।

❖ **पेशीय परत (Muscular layer):** इस परत में Longitudinal muscle पाई जाती है। इसके अलावा इसमें वृक्काकार पेशियाँ भी सम्मिलित है जो बड़ी आंत का अधिकाशं भाग बनाती है।

❖ **सीरमी परत (Serous layer):** यह परत पेरीटोनियम से निर्मित होती है और सबसे बाहरी परत होती है। यह Ascending or Descending colon के Posterior surface पर नही पायी जाती है।

बड़ी आंत द्वारा निम्नलिखित कार्य होते हैं–

Functions of Large Intestine

❖ Absorption
❖ Antiseptic
❖ Defaecation
❖ Reduce acidity
❖ Synthesis of Vitamins

यकृत (LIVER)

Liver मानव शरीर की सबसे बड़ी ग्रन्थि है। यह दूसरा सबसे बड़ा अंग बनाता है। यह उदरवक्ष क्षेत्र के दाई (Right)ओर डायाफ्राम के तुरन्त नीचे होता है। इसका वजन लगभग 1.4 किग्रा होता है। तथा यह लाल–भूरा रंग की है पाचन के साथ Liver विभिन्न अन्य कार्यों

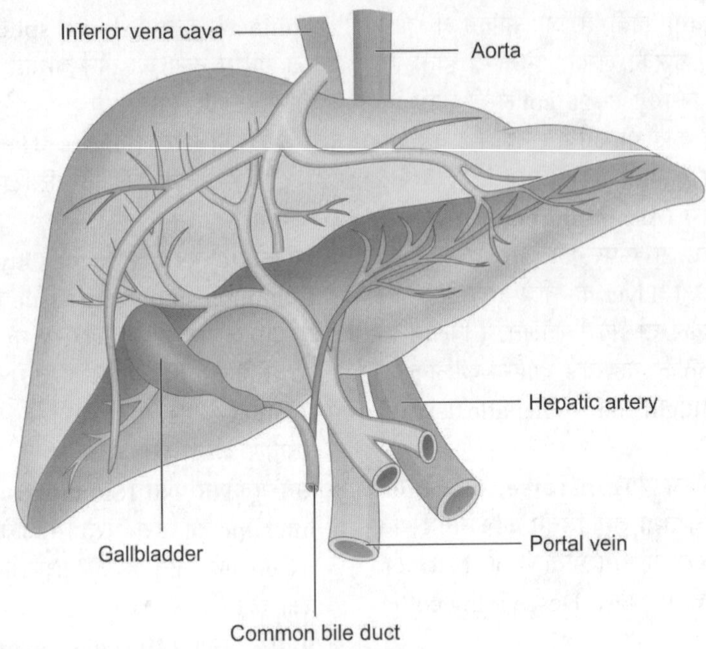

चित्र 7.8: यकृत (Liver).

जैसे, कि विषहरण प्रोटीन संश्लेषण ताकि रसायनों का उत्पादन (पित्त) करता है जो अपच में उपयोग क्रिया जाता है। पित्त, यकृती वाहिनी उपतंत्र (Hepatic duct system) तथा पित्तवाहिनी (Bile duct) द्वारा ग्रहणी (Duodenum) तथा पित्ताशय (Gallbladder) में चला जाता है। पाचन क्षेत्र में अवशोषित आंत्ररस के उपापचय (Metabolism) का यह मुख्य स्थान है। इसके निचले भारा में नाशपाती के आकार की थैली होती है जिसे पित्ताशय कहते हैं। यकृत से सम्बन्धित अंग (Organs associated with liver)

Anteriorly: Anterior abdominal wall
Posteriorly: Oesophagus, inferior vena cava, gallbladder, vertebral column, diaphragm
Superiorly: Diaphragm
Inferiorly: Stomach, bile duct, duodenum, right kidney and adrenal gland

जिगर की सतहें (Surfaces of Liver)

* **Right surface:** यह पेरिटोनियम द्वारा घिरा रहता है।
* **Superior surface:** यह डायाफ्राम के नीचे स्थित होती है।
* **Anterior surface:** यह त्रिकोणाकार तथा Convex होती है।
* **Posterior surface:** यह पीछे की तरफ स्थित होती है।

Borders of Liver

* **Anterior border:** यह आगे स्थित थोड़ी नुकीली (Sharp) बोर्डर होती है।
* **Posterior border:** यह पीछे स्थित होती है जो नुकीली नही होती है।

Lobes of Liver

यकृत में दो Lobes या खण्ड होते हैं।
* Right lobe
* Left lobe
* **Right lobe:** यह liver का सबसे बडा भाग होता है जो यकृत के 5/6 भाग बनाता है। इसमें दो अन्य Lobe caudate तथा Quadrate भी स्थित होते हैं।
* **Left lobe बायॉ खण्ड:** यह यकृत का 1/4 भाग होता है जो ऊपर से नीचे थोडा चपटा (Flattened) होता है।

संरचना: यकृत को दो प्रमुख भाग (बाएँ व दाएँ) तथा Two minor lobes (Caudate and quadrate) में विभाजित किया जाता है। यकृत की निचली सतह पर तक द्वार स्थित है जो विभिन्न वाहिकाओं, नलिकाओं और नसों के लिए प्रवेश और निकास बिन्दु बनाता है।

यह Liver द्वारा शिरा यकृत धमनी तथा यकृत में एक छोटे तंत्रिका जाल के प्रवेश के लिए बिंदु बनाता है जबकि लसीका वाहिकाओं तथा दो यकृत नलिकाए (Right and left lobes) द्वार के माध्यम से यकृत से बाहर निकलती है।

पित्त को यकृत से नलिकाओं द्वारा बाहर निकाला जाता है। Right व Left यकृत नलिकाएं मिलकर एक एकल सामान्य यकृत वाहिनी बनाते हैं। पित्ताशय से सामान्य पित्त बाहिनी बनाने के लिए पुटीय वाहिनी सामान्य यकृत नली में जुड़ती है।

* **Hepatic artery:** यह Aorta से उत्पन्न होती है जो Liver को Blood supply करती है। यह Liver को Pure Oxygenate रक्त पहुचाती है।
* **Portal vein:** Liver की कुल रक्त सप्लाई का 4/5 भाग इसी शिरा से प्राप्त होता है। इसका निर्माण Spleen शिरा तथा मीसेन्ट्रीक होता है।
* **Hepatic vein:** यह Blood को Inferior Vena Cava मे ले जाती है। इस शिरा में कोई भी वाल्व या कपाट नही होते हैं।

जिगर का कार्य (Function of Liver)

Liver शरीर का महत्वपूर्ण अंग होता है जिसके कार्य निम्न हैं–

* कार्बोहाइड्रेड का चयापचय (Carbohydrate metabolism)
* वसा का चयापचय (Fat metabolism)
* प्रोटीन का चयापचय (Protein metabolism)
* प्रोटीन का निर्माण (Synthesis of plasma protein)
* लाल रक्त कोशिकाओं को तोडना (Breakdown of RBCs)
* जीवाणुओं का भक्षण (Phagocytosis)
* ऊष्मा का उत्पादन (Production of Heat)
* पित्त का स्त्रावण (Secretion of Bile)
* दवाइयों तथा विषैल पदार्थों का निष्हरण करना (Detoxification of drugs and toxic substances)
* संग्रहण (Storage)
* यूरिया का निर्माण (Synthesis of urea)

अभ्यास (Exercise)

1. बहुविकल्पीय प्रश्न (Multiple Choice Questions)

a. जठर पेट को जोड़ता है–
   (क) पेट ग्रासनली जंक्शन
   (ख) जठरांत्रि संधि
   (ग) अंतराल संधि
   (घ) उपरोक्त में कोई नहीं
   The Oesophagus joins the stomach at the:
   (क) Gastro-oesophageal junction
   (ख) Gastrointestinal junction
   (ग) Gap junction
   (घ) None of the above

b. साइट्रिक एसिड चक्र को भी कहा जाता है–
   (क) क्रेब्स चक्र
   (ख) ट्राईकार्बोक्सिलिक एसिड
   (ग) एसजेन्ट–गियांर्गी–क्रेब्स चक्र
   (घ) उपरोक्त सभी
   Citric acid cycle is also called as:
   (क) Krebs cycle
   (ख) Tricarboxylic acid cycle

(ग) Szent-Gyorgyi-Krebs cycle

(घ) All of the above

c. भोजन तथा हवा के लिए समान रास्ता है–

(क) ग्रसनी (ख) मुख

(ग) स्वर यंत्र (घ) श्वास नली

The comma passage way for food and air is the:

(क) Pharynx (ख) Mouth

(ग) Larynx (घ) Trachea

2. रिक्त स्थानों की पूर्ति कीजिए (Fill in the Blanks)

a. स्वरयंत्र को ....के नाम से भी जाना जाता है।

Larynx is also known as...................

b. .... के पाचन के लिए स्थित है।

Bile is necessary for digestion of.............

c. बिलरूबिन द्वारा .... निर्मित है।

Bilirubin is produced by..................

3. सही या गलत का चयन कीजिए (Identify True and False)

a. पित्ताशय में पित्त जमा होता है।

Bile is stored in gallbladder.

b. पित्ताशय का वज़न 200 ग्राम है।

Weight of the gallbladder is 200 gm.

c. बड़ी आंत भोजन के पाचन में भाग लेती है।

Large intestine takes part in digestion.

4. अति लघुउत्तरीय प्रश्न (Very Short Answer Type Questions)

a. पाचन क्या है? पाचन क्रिया के कार्यों को उल्लेखित कीजिए।

Define digestion and its function.

b. लार ग्रंथि क्या हैं?

What is salivary gland?

5. लघुउत्तरीय प्रश्न (Short Answer Type Questions)

a. यकृत की संरचना तथा कार्यों का वर्णन करें।

Explain structure and function of liver.

b. पित्ताशय के कार्यों तथा छोटी आंत में पाचन क्रिया की व्याख्या करें।

Write the function of gallbladder and explain the digestion process in small intestine.

6. दीर्घउत्तरीय प्रश्न (Long Answer Type Questions)

a. नामांकित चित्र के द्वारा जठरांत्र तंत्र तथा उसके कार्यों का विस्तृत वर्णन करें।

Describe gastrointestinal system and its function with labeled diagram.

b. आमाशय की विस्तृत संरचना तथा कार्यों पर टिप्पणी दें।

Discuss the detailed structure and function of stomach.

उत्तर (Answers)

1. बहुविकल्पीय प्रश्न (Multiple Choice Questions)

a. (क) पेट ग्रासनली जंक्शन b. (घ) उपरोक्त सभी c. (क) ग्रसनी

2. रिक्त स्थानों की पूर्ति कीजिए (Fill in the Blanks)

a. Voice Box b. Fat c. Liver

3. सही या गलत का चयन कीजिए (Identify True and False)

a. सही b. गलत c. गलत

उत्सर्जी तंत्र
(The Excretory/Urinary System)

■ वृक्क से संबंधित अंग	■ Organs Associated with the Kidneys
■ मूत्र का निर्माण	■ Formation of Urine
■ अल्ट्राफिल्ट्रेशन	■ Ultrafiltration
■ मूत्रनलियाँ या यूरेटर्स	■ Ureters
■ मूत्रत्याग	■ Urination/Micturition
■ जल एवं वैद्युत आयन संतुलन	■ Fluid and Electrolyte Balance
■ त्वचा	■ Skin
■ एपिडरमिस की परतें	■ Layers of Epidermis
■ त्वचा के उपांग	■ Appendages of Skin
■ रोम की संरचना	■ Structure of Hair
■ वसामय ग्रंथियाँ	■ Sebaceous Glands

परिचय (INTRODUCTION)

यह शरीर का उत्सर्जन तंत्र Excretory system भी कहलाता है, जिसके द्वारा शरीर में उपस्थित मेटाबोलिक अपशिष्ट पदार्थ, जैसे– सिरम यूरिया, सिरम क्रेटिनिन आदि को शरीर से बाहर निकालता है। वृक्क शरीर के उत्सर्जी अंग होते हैं, जो मूत्रीय संस्थान के भी अंग होते हैं, इसके द्वारा मेटाबोलिक अपशिष्ट पदार्थों को मूत्र के द्वारा शरीर से बाहर निकाला जाता है। मूत्रीय संस्थान शरीर में इलेक्ट्रोलाइट एवं pH (Electrolyte and body pH) का भी नियमन करता है। मूत्रीय संस्थान में निम्न अंग सम्मिलित हैं।

वृक्क से संबंधित अंग (ORGANS ASSOCIATED WITH THE KIDNEYS)

❖ **दाहिना वृक्क** (Right kidney)
  - **Superiorly:** Right adrenal gland
  - **Anteriorly:** Right part of liver
  - **Posteriorly:** Diaphragm and posterior abdominal wall
  - **Inferiorly:** Ureters
❖ **वायां वृक्क:** Left kidney
  - **Superiorly:** Left adrenal gland
  - **Anteriorly:** Spleen, stomach, pancreas

वृक्क की संरचना (Gross Structure of Kidney)

वृक्क मुख्यतया तीन प्रकार की परतों से मिलकर बना होता है।

❖ **Fibrous capsule:** यह वृक्क के चारों ओर का तंतुमय आवरण होता है। यह वृक्क पर चिकना (Smooth) आवरण बनाता है।

❖ **Cortex:** यह वृक्क के परिसर में संपुर के ठीक नीचे तथा पिरामिड के बाहर स्तंभों के रूप में लाल भूरे रंग की परत होती है।

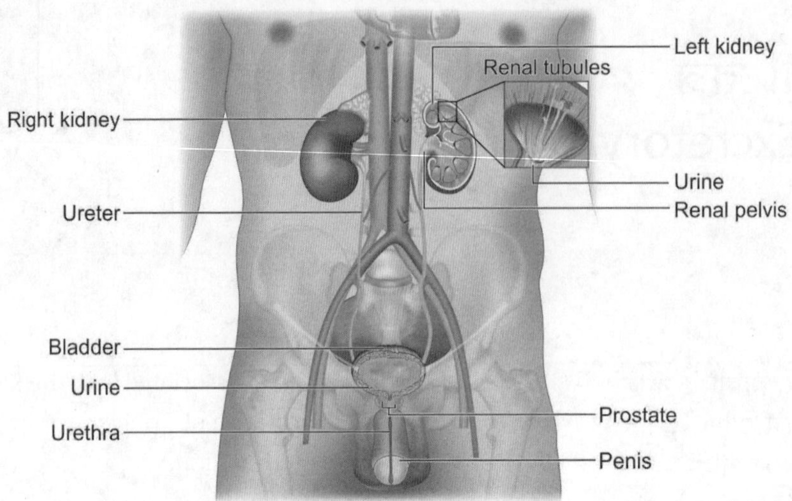

चित्र 8.1: वृक्क (Kidney).

- ❖ **Medulla:** यह वृक्क का आंतरिक भाग होता है। इसमें हल्के Pale रंग के शंक्वाकार (Conical shape) आकृति के 15–16 पिरामिड पाये जाते हैं। जिन्हे Renal pyramid कहते हैं।
- ❖ **Hilum (वृक्कनाभि):** यह किडनी के मध्यवर्ती आंतरिक किनारे पर गड्ढे जैसी संरचना होती है। जिसे (Hilum) कहते हैं। जिसमें से होकर वृक्कीय धमनी, वृक्कीय शिरा लसीका तंत्रिकाएँ एवं मूत्र नलियॉ प्रवेश करती हैं।
- ❖ **Renal pelvis:** यह एक फनल आकार की नली चौडी संरचना वृक्कीय पेल्विस कहलाती है। जो वृक्क द्वारा निर्मित मूत्र के लिए संग्रहण का कार्य करती है।

Function of Kidney

वृक्क निम्नलिखित कार्य करते हैं

- ❖ रक्त आयनिक संरचना का विनियमन (Regulation of blood ionic composition)–मे रक्त में कुछ आयनों (Na^+, K^+ Ca^{2+} Cl^- तथा HPO_4) की सान्द्रता की नियंत्रित करते हैं।
- ❖ रक्त का pH विनियमन (Regulation of blood pH)–ये मूत्र में H आयनों को उत्सर्जित करके रक्त pH (हाइड्रोजन की शक्यता) को विनियमित करते हैं और HCO_3 आयनों का संरक्षण करते हैं।

- ❖ रक्त की मात्रा का विनियमन (Regulation of blood volume)–ये जल के संरक्षण या मूत्र में अतिरिक्त मात्रा को समाप्त करके रक्त की मात्रा को नियमित करते हैं।
- ❖ रक्तचाप की विनिमय (Regulation of blood pressure)–ये रोनिन एंजाइम करते हैं।
- ❖ हार्मोन का उत्पादन (Production of hormones)–ये कैल्सीट्रिऑल (विटामिन D का सक्रिय रूप) का उत्पादन करते हैं जो Calcium homeostasis तथा Erythropoietin
- ❖ रक्त परासारिता की मरम्मत (Maintenance of blood osmolarity)–ये मूत्र में जले तथा विलेय के नुकसान को नियंत्रित करके एक निरंतर रक्त परासरण बनाए रखते हैं।
- ❖ अपशिष्ट पदार्थों तथा बाहय पदार्थों का उत्सर्जन (Excretion of waster and foreign substances)– ये अपशिष्ट पदार्थों को उत्सर्जित करने के मूत्र बनाते हैं। आहार से बाहय पदार्थ जैसे ड्रग्स तथा पर्यावरण विषाक्त पदार्थों को भी उत्सर्जित किया जाता है।
- ❖ **रक्त ग्लूकोज स्तर का नियमन (Regulation of blood glucose level)**– ये ग्लूकोनोजेनेसिस मे हलूटामाइन एजिनो एसिड का उपयोग करते हैं

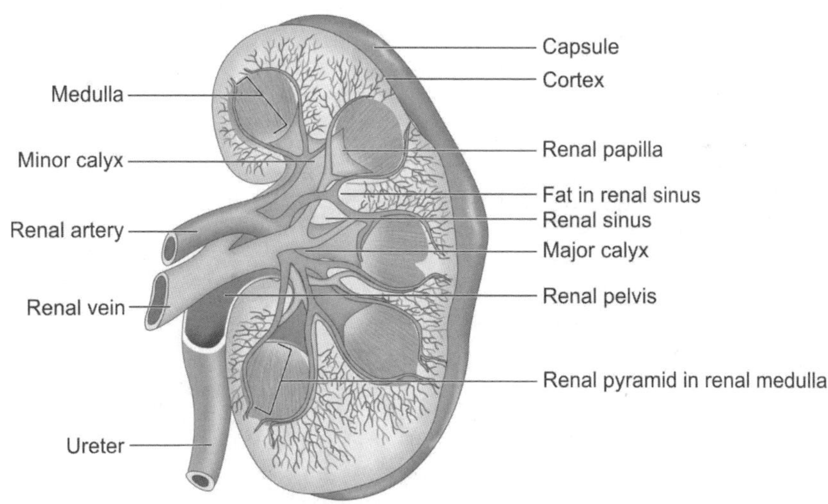

चित्र 8.2: वृक्क की आंतरिक संरचना (Gross structure of kidney).

तथा फिर ग्लूकोज स्तर को बनाए रखने के लिए रक्त में परिणाम ग्लूकोज मुक्त करते हैं।

वृक्क की सूक्ष्मदर्शीय संरचना में वृक्काणु या (Nephron) को अध्ययन किया जाता है। नेफ्रॉन वृक्क की संरचनात्मक एवं क्रियात्मक इकाई है। यह अपशिष्ट पदार्थों से रक्त को छानता है। आवश्यक पदार्थों को पुनः अवशोषित करता है तथा शेष को मूत्र के साथ बाहर निकालता है। इस प्रकार रक्त में सोडियम लवण जैसे पानी तथा घुलनशील पदार्थों की सान्द्रता को नियंत्रित करता है। प्रत्येक वृक्क लगभग 10 लाख नेफ्रोन्स से मिलकर बना होता है। नेफ्रोन के दो प्रकार होते हैं जिन्हें कार्टिकल एवं जक्स्टमेड्यूलरी कहते हैं। कार्टिकल भाग वृक्कीय कोर्टेक्स में स्थित होता है तथा जक्स्टामेड्यूलरी भाग वृक्कीय मे जुड़ा होता है। प्रत्येक नेफ्रॉन में निम्न संरचनाए पाई जाती है।

1. Bowman's capsule (बोमेन्स कैप्सूल)
2. Glomerulus (कोशिका गुच्छ)
3. Proximal convoluted tubule (समीपस्थ संवलिता नलिका)
4. Loop of Henle (लूप ऑफ हेनले)
5. Distal convoluted tubule (दूरस्थ सवलित नलिका)
6. Collected tube (संग्राही नलिका)

❖ **Bowman's capsule:** यह नेफ्रॉन का प्रथम भाग होता है। इसकी आकार प्लालेनुमा होती है। इसकी Vesceral layer तथा Parietal layer होती है। Visceral layer स्कवेमस एपीथिलियम कोशिकाओं से निर्मित होती है तथा Parietal layer विशेष चपटी उपकला कोशिकाओं की बनी होती है जिसे पोडोसाइट्स (Podocytes) कहा जाता है। यह भाग Glomerulus को घेरे रखता है।

❖ **Glomerulus:** यह नेफ्रान का दूसरा भाग होता है। यह गुच्छे के रूप में दिखाई देता है। इसमें अभिवाही धमनियाँ तथा अपवाही धमनियाँ मिलकर गुच्छे जैसी संरचना बनाती है।

❖ **Proximal convoluted tubule:** यह वृक्कीय नलिका का प्रारंभिक तथा सबसे लंबा उप विभाजन है जिसके माध्यम से कोशिका गुच्छ निस्यंद निस्यंद बहता है। यह नेफ्रान का तीसरा भाग होता है। इसकी लम्बाई 3–4 सेमी होती है। इसके भीतरी सतह पर रोम पाए जाते हैं जो कि Absorption का काम करते हैं। इरा भाग में ग्लोमेरूलर निस्पन्द से पाए पदार्थ जैसे जल, इलेक्ट्रोलाइटस, ग्लूकोज आदि का पुनरावशोषण होता है।

❖ **Loop of Henle:** इस लूप को शेष कोशिका गुच्छ निस्पंद प्राप्त होता है। यह वृक्क नलिका का लूप निम्नलिखित दो भागों में विभाजित है।

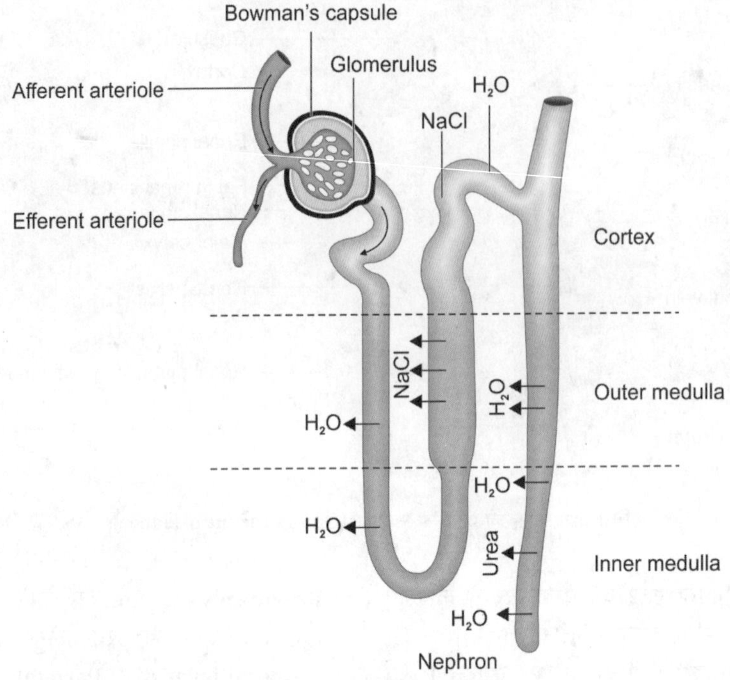

चित्र 8.3: नेफ्रोन (Nephron).

- **Descending limb of loop of Henle:** यह अंग वृक्क मज्जा की ओर बढता है तथा 180 डिग्री मुड़कर आरोही अंग बन जाता है जो वृक्क प्रांतस्था की ओर वापस चढ़ जाता है।
- **Ascending limb of loop of Henle:** कुछ नेफ्रोन में यह पतला खण्ड अक्सर इसे पतले आरोही अंग के रूप में नामित किया जाता है।
- ❖ **Distal convoluted tube:** यह वृक्कीय नलिका का अंतिम उप–विभाजन है, जिसके माध्यम से कोशिकागुच्छ निस्पंद प्रवाहित होता है।
- ❖ **Collecting tube:** प्रत्येक एकत्रित वाहिनी मज्जा पिरामिड के माध्यम से यात्रा करती है। इस प्रकार उन्हें धारीदार दिखाई देती है। कई नेफ्रोन से कोशिकागुच्छ निस्पंद प्राप्त करने के बाद एकत्रित नलिकाएे वृक्क श्रेणी के पास पहुँचती है जहाँ से एक साथ सलयित करते हैं तथा पिरामिड़ के पेपिल्ले के माध्यम से लघु कैलीज में मूत्र को खाली करते हैं।

Function

बोमन के कैप्सूल तथा नेफ्रॉन के कोशिकागुच्छ एक निस्पंदन इकाई के रूप में कार्य करते हैं। वे एक साथ मिलकर कोशिकागुच्छ निस्पंद बनाते हैं जो नलिका में प्रवेश करता है।

❖ ये कोशिकागुच्छ निस्पंद से गुजरते हैं, जिसमें Blood plasma से water तथा विलेय कोशिकागुच्छ कोशिकाओं का दीवार के माध्यम से नेफ्रॉन में प्रवेश करते हैं।

❖ ये Tubular secretion से गुजरते हैं जिसमें पदार्थों को अंतराकाशी ल्यूमेन में ले जाया जाता है। ये tubular reabsorption से भी गुजरते हैं जिसमें पानी या विलेय को नलिका ल्यूमेन से इंटरस्टिटियम में ले जाया जाता है।

मूत्र का निर्माण (FORMATION OF URINE)

शरीर की कोशिकाएं नाइट्रोजनयुक्त अपशिष्ट उत्पन्न करती है जो रक्त के माध्यम से वृक्क तक पहुँचाया

जाता है। यही इन्हे 3 अवस्थाएँ (Stages) में बाटॉ गया है।

1. Glomerular filtration
2. Tubular selective reabsorption
3. Tubular secretion

अल्ट्राफिल्ट्रेशन (ULTRAFILTRATION)

कोशिका गुच्छीय निस्पन्दन (Glomerular filtration) Filter की क्रिया Glomerular द्वारा सम्पन्न होती है जिसमें एक झिल्ली पर तरल पदार्थ तथा विलेय प्रभावित करने के लिए द्रवस्थिति की दबाव होता है। कोशिकागुच्छ निस्पंदन अधिक कुशलता से बाहर हो जाता है क्योकि इसकी निस्पंदन झिल्ली मे सतह का बड़ा क्षेत्र होता है तथा अन्य कोशिका संस्थान की तुलना में जल तथा विलेय के लिए हजार गुना अधिक पारगम्य होता है Water glucose amino acids and nitrogenous waste 3 mm व्यास वाले अणु हैं। ये आसानी से Blood से कोशिकागुच्छ कैप्सूल में जा सकता है। 3–5 mm व्यास के अणु कोशिकागुच्छ कैप्सूल गं बहुत कठिनाई से प्रवेश करते हैं जबकि 5 mm व्यास वाले अणुओं को नलिका में प्रवेश करने से रोका जाता है।

❖ **Glomerular filtration rate:** दोनां वृक्कों द्वारा प्रत्येक मिनट में कोशिकागुच्छ से स्त्रावित या छनने वाले द्रव की मात्रा Glomerular filtration rate कहलाती है। एक वयस्क में सामान्य GFR 120–125 mL/min या 180 Litre/day होती है अर्थात GFR-120–125mL/min.

❖ **Tubular selective reabsorption:** Glomerular filter से छनकर आया हुआ तरल नेफ्रॉन से होकर गुजरता है। नेफ्रॉन उपयोगी पदार्थों जैसे Water sodium glucose, etc का पुनः अवशोषण करता है। जबकि एसी क्रिया में उत्पन्न व्यर्थ पदार्थ जैसे Urea, Uric acid, creatinine का अवशोषण नहीं होता है जो Urine के रूप में बाहर निकज जात। है। यही क्रिया नलिकीय पुनः अवशोषण कहलाती है।

❖ **Tubular secretion:** नलिकीय स्त्रावण संवलित नलिकाओं में होने वाली एक सक्रिय प्रक्रिया है

इस प्रक्रिया में रक्त में घुलित व्यर्थ पदार्थ जैसे– पोटेशियम आयन्स, कार्बनिक यौगिक, औषधियां आदि Urine में संचलित नलिकाओं द्वारा शरीर से बाहर उत्सर्जित हो जाते हैं। यह प्रक्रिया निम्न चरणों में पूर्ण होती है। सर्वप्रथम मूत्र वृक्कीय नलिकाओं से संग्राही नलिकाओं में संचित होता है। यह संचित Urine minor calyx से Major calyx से वृक्कीय श्रोणि (Renal pelvis) में पहुँचता है और अन्त में मूत्रनली द्वारा मूत्रमार्ग द्वारा शरीर के बाहर विसर्जित हो जाता है।

मूत्रनलियाँ या यूरेटर्स (URETERS)

मूत्रवाहिनी युग्मित टयूब होते हैं जिसके माध्यम से मूत्र वृक्क से मूत्राशय तक प्रवाहित होता है। Ureters 25-30 लम्बी मोटी भित्ती वाली सकीर्ण बेलनाकार ट्यूब होती है। ये Kidney के निचले छोर के पास वृक्कीय श्रेणि के शुंडाकाए सिरा के साथ शुरू होती है। ये श्रेणि गृहा में प्रवेश करते हैं तथा Urinary bladder के कोष में समाप्त हो जाते है।

Structure: Ureter की निम्नलिखित तीन परतों में विभाजित किया गया है।

❖ **Outer layer/Tunica adventitia (Fibrous coat)** बाहय आवरण झिल्ली – यह layer fibrous tisse की बनी होती है जिसका एक सिरा विवर धरातल पर वृक्क के रेश बाहय आवरक के साथ होता है तथा दूसरा सिरा रेशेदार (Fibrous bladder) के भीतर कही होता है।

❖ **Middle layer/tunica muscularis (Muscular coat)** पेशीय आवरक झिल्ली– यह परत मध्य में स्थित होती है जो ऊतक की बनी Muscular layer होती है जो दो भागों में विभाजित होती है।

❖ **Longitudinal fibre:** यह layer पैपिले के किनारे पर कैलीस के छोर पर स्थित होता है।

❖ **Circular fibre:** यह Layer मज्जा पदार्थ को घेरती है।

❖ **Inner layer/Tunica mucosa (Mucous coat)** आंतरिक आवरण झिल्ली–यह चिकनी सबसे अन्दर की तरफ परत होती है जो Transitional

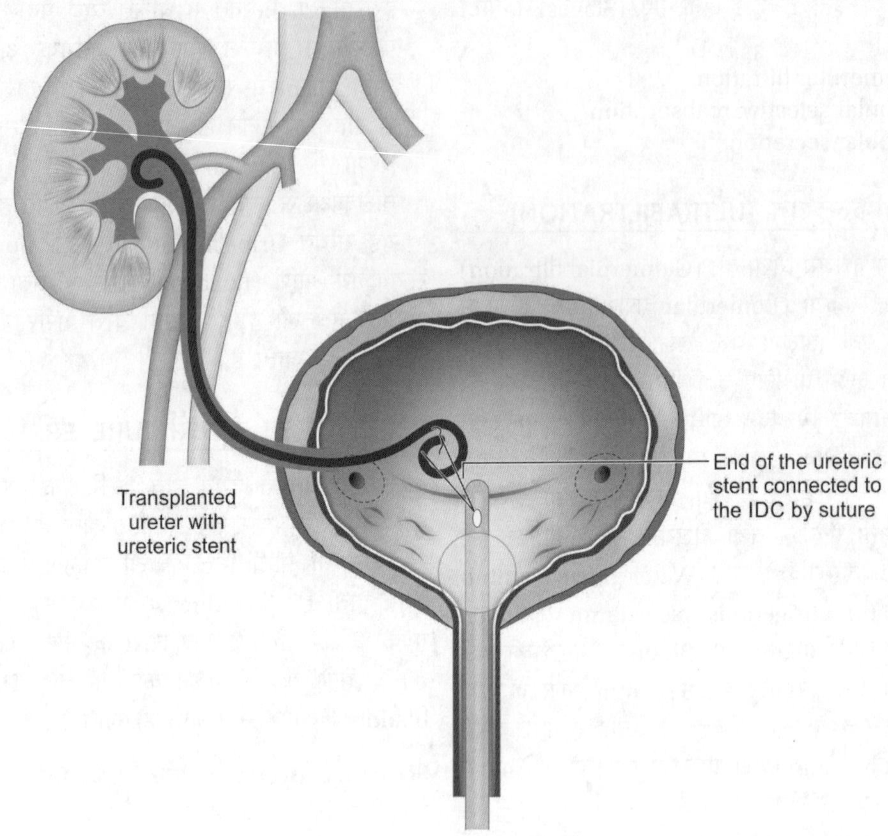

चित्र 8.4: मूत्रनलियाँ या यूरेटर्स (Ureters).

epithelium tissue तथा संयोजी ऊतक से बनी होती है। इसकी उपकला परत मूत्राशय के समान होती है।

कार्य (Functions)

मूत्रवाहिनी के निम्नलिखित कार्य होते हैं।

❖ मूत्रवाहिनी श्रेणि से मूत्राशय तक मूत्र ले जाते हैं।

❖ मूत्रवाहिनी मूत्राशय के नीचे से गुजरते हैं। मूत्र विसर्जित के दौरान जब मूत्राशय में दबाव अधिक होता है, मूत्र वाहिनी संकुचित होती है तथा मूत्र का वापस प्रवाह रोक दिया जाता है।

मूत्राशय एक खोखली पेशी है जो कि लचकदार अंग है जो श्रेणि तल पर टिकी हुई है। यह मूत्रवाहिनी के माध्यम से वृक्क से मूत्र प्राप्त करता है। इसे भीतर संग्रहित करता है तथा मूत्रामार्ग के माध्यम से पेशाव के रूप में इसे बाहर निकालता है। यह एक कोश है जहाँ मूत्र को अस्थायी रूप से संग्रहित किया जाता है।

मूत्राशय आकार में कुछ गोलाकार होता है हालांकि इसका आकार तथा आकृति अलग—अलग होती है और मूत्र की मात्रा पर निर्भर करता है।

मूत्राशय नाशपाती के आकार और आकृति की तरह होता है। मूत्राशय की सामान्य क्षमता 400—600 millilitre होता है।

Urinary bladder पुरूषों में मलाशय एवं शुक्राशयों के आगे स्थित होता है। स्त्रियों में गर्भाशय (Uterus) तथा योनि (Vagina) के ऊपरी भाग के आगे स्थित होता है।

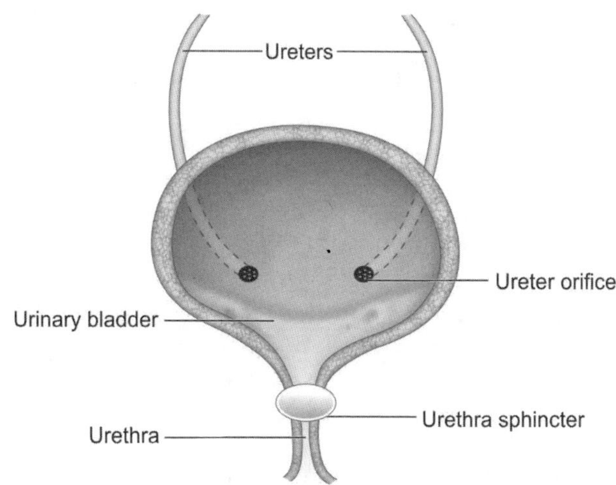

चित्र 8.5: मूत्राशय (Urinary bladder).

Structure: मूत्राशय के तीन भाग होते हैं।

1. ग्रीवा (Neck)
2. फण्डस (Fundus)
3. शिखर (Apex)

❖ **Neck:** मूत्राशय के नीचे का संकीर्ण भाग ग्रीवा कहलाता है जिसके अन्दर Urethra खुलता है।

❖ **Fundus:** इसे आधार (Base) भी कहते हैं। यह मूत्राशय का बड़ा व बीच वाला भाग होता है।

❖ **Apex:** यह मूत्राशय का तीसरा भाग होता है यह ऊपर की ओर जहान संधानक के पीछे और नीचे स्थित होता है। मूत्राशय के नीचे मूत्रमार्ग होता है। मूत्रमार्ग तथा यूटेरस के बीच का तिकोन स्थान मूत्राशय त्रिकोण (Trigone) कहलाता है।

Layer of urinary bladder मूत्राशय की परतें मूत्राशय ऊतकों का बना होता है। Outer layer (Layer serosa) बाहरी परत–मूत्राशय Loose connective tissue की बनी होती है जो मूत्राशय को ऊपरी एवं पार्श्वीक सतह पर स्थित होती है। इसमें रक्त वाहिकाएँ एवं लसिका वाहिकाएँ तथा तंत्रिकाएं स्थित रहती हैं।

Middle layer/Tunica muscularis (मध्य परत) – यह चिकनी पेशी (Smooth muscle) तथा Elastic tissue की तीन परतों से बनी होती है। ये तीनो पेशियाँ मिलकर ड्रीट्सर पेशी कही जाती हैं।

Inner layer-tunica mucosa: यह सबसे आंतरिक परत होती है जो कि Transitional epithelium की बनी होती है। यह layer मूत्राशय के फैलने व सिकुड़ने मे मदद करती है।

कार्य (Function): मूत्राशय के निम्नलिखित कार्य होते हैं।

❖ यह मूत्र के लिए एक कोष है (Reservoir for urine)

❖ यह मूत्रमार्ग के माध्यम से मूत्र को निष्कासित करते हैं।

मूत्रमार्ग (Urethra) एक नलिका समान दिखाई देने वाली संरचना होती है जो मूत्राशय की ग्रीवा से लेकर वाह्य मूत्र मार्गीय छिद्र तक फैली होती है।

❖ मूत्रमार्ग मूत्र को मूत्राशय से बाहर निकालने का काम करता है।

❖ पुरुषों एवं स्त्रियों में इसकी लम्बाई भिन्न–2 होती है। मूत्रमार्ग दो अलग–2 मूत्रमार्ग अवरोधनी की मॉसपेशियों से बना होता है। आंतरिक मूत्रमार्ग अवरोधनी मॉरापेशी में अनैच्छिक चिकनी मॉसपेशियों से बना होता है जबकि बाहरी अवरोधी मॉसपेशी में निम्न रवैच्छिक मॉसपेशियाँ से बनी होती है। स्त्रियों तथा नर मूत्रमार्ग की विशिष्ट विशेषतांए निम्नवत है:

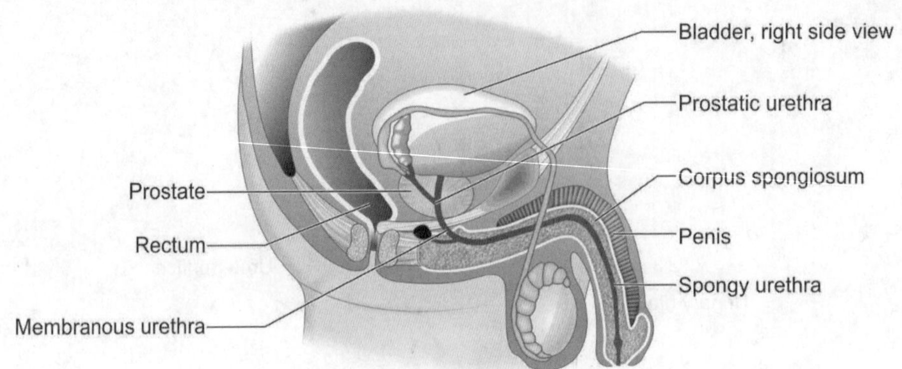

चित्र 8.6: मूत्रमार्ग (Urethra).

- ❖ **मादा मूत्रमार्ग:** यह 4 सेमी लम्बी होती है तथा मूत्रमार्ग छिद्र के माध्यम से बाहर की ओर खुलती है। भगांकुर तथा योनिछिद्र के बीच लघु भगोष्ठ में प्रकोष्ठ में स्थित होती है।

  मूत्र विसर्जन के समय मादा मूत्रमार्ग मूत्राशय से मूत्र को बाहर की ओर स्थानांतरित करता है।

- ❖ **नर मूत्रमार्ग:** यह 20 सेमी लम्बा S आकार का लिंग की रेखा की अनुसरण करता है। यह मूत्र और वीर्य को बाहर तक पहुँचाता है।

  नर मूत्रमार्ग के तीन क्षेत्र होते हैं।

  - **Prostatic urethra (प्रोस्टेटिक मूत्रमार्ग):** मूत्राशय से निकलने के बाद Male urethra का यह भाग मूत्राशय के नीचे मौजूद प्रोस्टेट ग्रंथि से गुजरता है। इस प्रकार इसको पुरस्थ मूत्र मार्ग नाम दिया गया।

  - **Membranous urethra (झिल्लीदार मूत्रमार्ग):** नर मूत्र मार्ग का यह भाग सबसे छोटा होता है तथा उन्नयनी एनिस मॉसपेशी से गुजरता है।

  - **Spongy urethra (स्पंजी मूत्रमार्ग):** नर मूत्रमार्ग का यह भाग सबसे लम्बा होता है तथा लिंग से बाहरी मूत्रमार्ग छिद्र तक जाता है।

कार्य

निम्नलिखित कार्य मूत्रमार्ग के है–

- ❖ यह एक ऐसा मार्ग है जिसके माध्यम से मूत्र को शरीर से बाहर निकाल दिया जाता है।
- ❖ पुरुषों में यह मार्ग है जिसके माध्यम से वीर्य का स्खलन भी होता है।
  - **Normal volume:** 1–2 Lit/day in adult
  - **Polyuria:** Urine output 2 litter/day
  - **Oligouria:** Urine output 500 mL/day
  - **Anuria:** Urine output 0–100 mL/day
  - **Dysuria:** Painful urination
  - **Hematuria:** Blood in urine
  - **Nocturia:** Urination at night
  - **Urinephyuria:** Pus cell in urine.

मूत्रत्याग (Urination/Micturition)

मूत्र बाहर निकालने की क्रिया मूत्रत्याग कहलाती है।

The discharge or passage of urine called urination or micturition.

मूत्र वृक्क से मूत्राशय में मूत्रनलियों द्वारा पहुँचता है। मूत्राशय में लगभग 200–300 मिली मूत्र इकट्ठा होने पर दबाव बढ़ जाता है जिससे मूत्र विसर्जन की आवश्यकता अनुभव होती है।

ये सारी क्रियांए श्रोणि तन्त्रिकाओं तथा हाइपो ग्रेस्टिक प्लेक्सस के अनुकंपी तन्तुओं द्वारा नियमित होती है।

Urine ---- Minor Calyx -------------- Major Calyx ------Renal Pelvis-----Ureters---- Urinary Bladder ----Urethra------ External Enviornment

जल एवं वैद्युत आयन संतुलन (FLUID AND ELECTROLYTE BALANCE)

शारीरिक तरल पदार्थ की मात्रा तथा संरचना को विनियमित करने के लिए गुर्दे आवश्यक होते हैं। शरीर में विद्युत अपघटक का स्तर बहुत कम या बहुत अधिक हो सकता है। यह तब हो सकता है जब शरीर में पानी की मात्रा बदलती है। मनुष्य को जितने पानी की आवश्यकता होती है उतनी पर्याप्त मात्रा में लेना चाहिए। जल हमारे शरीर का प्रमुख तरल घटक है जिसके तरल पदार्थ के रूप में रक्त लसिका इत्यादि पदार्थ निरन्तर प्रवाहित होते रहते हैं।

जल हमारे शरीर का लगभग 60–70 प्रातेशत भाग बनता है। ऐसे पदार्थ जो विद्युत द्वारा प्रवाहित होने पर आयनों में विघटित हो जाते हैं। Ex- Na, Cl, Mg etc. शरीर में जल एवं इलेक्ट्रोलाइट्स को संतुलन मुख्य रूप से वृक्कों द्वारा पूर्ण होता है जब शरीर में जल की कमी होने या अधिक मूत्र त्याग होने की स्थिति में पीयूश ग्रन्थि सक्रिय हो जाती है और अपने पश्च (Lobe) से ADH (Antidiuretic hormone) का स्त्रवण करती है जो जल की पुनः अवशोषण को प्रेरित करता है।

इसी तरह मूत्र में आयनों (electrolytes) का संतुलन adrenal gland द्वारा स्त्रावित aldosterone हार्मोन द्वारा होता है।

त्वचा (SKIN)

Skin मानव शरीर का सबसे बडा अंग है। इसे अध्यावरण के नाम से भी जाना जाता है। यह 1.8 M2 का सतह क्षेत्र है तथा इसमें कुल शरीर के वजन का 16 प्रतिशत शामिल है। त्वचा हमारे शरीर को सम्पूर्ण ढकती है। साथ ही शरीर को चारों ओर सुरक्षा कवच (Protecting layer) का निर्माण करती है। इसमें विशेष प्रकार के ग्राही (Receptors) पाए जाते हैं जो ताप स्पर्श, ठण्ड, दर्द आदि का अनुभव कराते हैं अर्थात त्वचा एक ज्ञानेन्द्रिय की तरह कार्य करती हैं। त्वचा का Surface area लगभग 2m² होता है तथा इसकी Thickness 1-5 mm होती है। चिकित्सा विज्ञान की वह शाखा जिसके अन्तर्गत त्वचा संबन्धित विकारों का अध्ययन किया जाता है उसे डर्मेटालॉजी (Dermatology) कहा जाता है। त्वचा निम्नलिखित दो परतों से मिलकर बनी होती है।

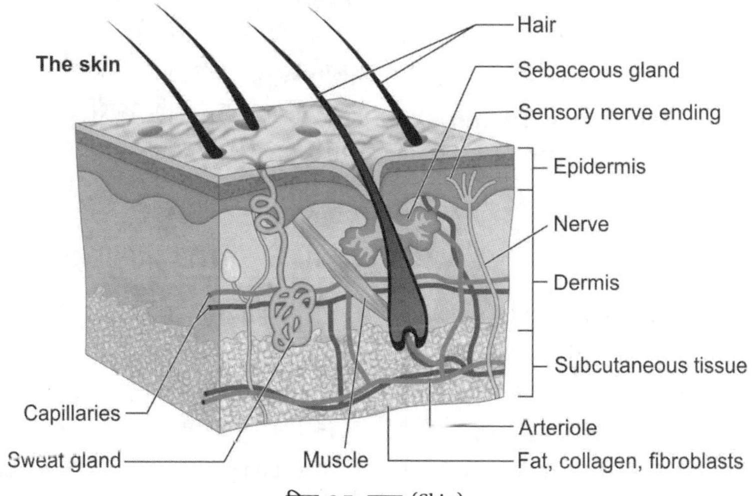

चित्र 8.7: त्वचा (Skin).

1. बाह्य परत या एपीडर्मिस (Epidermis)
2. अन्तस्त्वचा या डर्मिस (Dermis)

ये दोनों तरतें कई परतों में उपविभाजित हो जाती है। ये दोनों परत एक महीन आकार विहीन आधारीय कला (Basement membrane) से एक दूसरे से पृथक रहती है। डर्मिस के नीचे ढीले संयोजी ऊतकों की एक परत होती है जिसे आधारीय Hypodermis कहते हैं। एपीडर्मिस एक्टोडर्म से डर्मिस और उसके नीचे के ऊतक (Mesoderm) से निर्मित होती है। Epidermis बाह्य त्वचा या एपीडर्मिस– यह Skin की उपरिस्थ, परत होती है जो अस्तरित उपकला (Stratified epithelium) की कई परतों से मिलकर बनी होती है। इसमें रूधिर वाहिनियों का अभाव होता है। अतः यह डर्मिस द्वारा पोषण प्राप्त करती है। इसकी मोटाई शरीर के विभिन्न भागों में भिन्न भिन्न होती है। जिन भागों में धर्षण की संभावना अधिक होती है वहॉ यह परत मोटी होती है जैसे हथेली (Palm) व तलुआ (Sole)।

एपीडर्मिस में Blood vessels नही पाई जाती है तथा इसका पालन पोषण Dermis के द्वारा होता है। यह पलकों Eyelids होठों (Lips) आदि कुछ स्थानों पर पतली होती है।

एपिडरमिस की परतें (LAYERS OF EPIDERMIS)

एपीडर्मिस की परतें निम्नलिखित परतों से मिलकर बनी होती है।

* स्ट्रेटम कार्नियम (Stratum corneum): यह एपीडर्मिस की सबसे बाहरी परत होती है जो अन्य परतों की तुलना में अधिक मोटी होती है जो Keratin से युक्त Dead cells से मिलकर बनी होती है।
* स्ट्रेटम ल्युसिडियम (Stratum lucidium): इस स्तर को पारदर्शी परत के नाम से भी जानते हैं। इसमें चपटी कोशिकाओं की 2–3 परते होती है जो waterproof स्तर की तरह काटा करती है।
* स्ट्रेटम ग्रेन्यूलोसम (Stratum granulosum): यह 3–5 परतों की बनी मोटी चपटी परत होती है।

इसे कणिस्तर भी कहते हैं क्योंकि इसकी कोशिका के कोशिका द्रव्य (Cytoplasm) में Keratohyalin के कण (Granules) पाए जाते हैं।

* स्ट्रेटम स्पाइनोसम (Stratum spinosum): इस सतह पर (Spine) के समान प्रवर्ध पाए जाते हैं।
* स्ट्रेटम जर्मीनेटम (Stratum germinatum): यह layer सबसे भीतरी होती है जिसे मेलीघी स्तर भी कहते हैं। इसमें Melanin नामक एक वर्णक Pigment पाया जाता है।

Epidermis में पाए जानेवाली कोशिकाएँ (Cells Found in Epidermis)

Epidermis में मुख्यतः 4 प्रकार की कोशिकाएं पाई जाती है।

1. **Keratinocytes:** यह cells keratin का निर्माण करती है।
2. **Melanocytes:** यह cell melanin का निर्माण करती है।
3. **Langerhans cell:** इस कोशिका का कार्य Immunity से संबन्धित है।
4. **Merkel cell:** यह बहुत कम संख्या में पाई जाती है। यह प्रमुख रूप से संवेदना ग्राही की तरह कार्य करती है।

Dermis: डर्मिस या आन्तरिक परत–यह एपीडर्मिस के नीचे स्थित होती है। यह अनियमित सघन संयोजी ऊतक की बनी होती है। इसमें कोलेजन तन्तु तथा इलास्टिक तन्तु भी पाये जाते हैं।

डर्मिस की परत एपिडर्मिस से थोडी मोटी होती है। डर्मिस में लसिका वाहिनियाँ, रक्त वाहिनियाँ तंत्रिकाए, स्वेद ग्रन्थियाँ आदि संरचनाए पाई जाती है।

त्वचा के उपांग (APPENDAGES OF SKIN)

त्वचा में विभिन्न सहायक संरचनाएँ पाई जाती है जो निम्न हैं–

* **Melanophore cell:** यह Cell melanin का निर्माण करती है।
* **Vessels:** Dermis में Blood vessels तथा लसिका वाहिनियों का जाल पाया जाता है।

- ❖ **Elastic fibre:** Dermis के छोटे–2 Elastic तन्तु पाए जाते हैं जो डर्मिस को लचीला बनाते हैं।
- ❖ **Sweat glands:** Lips, Glans penis आदि संरचना को छोड़कर शरीर की सभी जगहो पर स्वेद ग्रन्थियाँ पाई जाती है। स्वेद ग्रन्थियाँ पसीने (Sweat) का स्त्रावण करती है।
- ❖ **Ceruminous glands:** इन ग्रन्थियों के द्वारा सीरूमन का स्त्राव होता है। सीरूमन का मुख्य कार्य Skin को Oily तथा Smooth बनाए रखता है।
- ❖ **Hair:** Hair का निर्माण स्ट्रेटम मैल्पीधी परत के द्वारा होता है। रोम शरीर की सभी सतह पर पाए जाते हैं। केवल Palms, Sole, Glans Penis, Nipples, Clitoris आदि स्थान पर नही पाये जाते हैं।

रोम की संरचना (STRUCTURE OF HAIR)

- ❖ **Hair** की संरचना को निम्न प्रकार से विभक्त किया जाता है।
- ❖ **Hair roof:** Hair का वह भाग जो Dermis में स्थित होता है Hair root कहलात। है।
- ❖ **Hair shaft:** Hair का वह भाग जो त्वचा से बाहर निकला होता है Hair shaft कहलाता है।
- ❖ **Hair follicle:** Hair follicle नलिका के समान दिखाई देने वाली संरचना है। इसका निर्माण स्ट्रेटम जर्मिनेटम परत से होता है।

Function: सिर पर बाल पराबैंगनी प्रकाश से खोपड़ी की रक्षा करते हैं।

- ❖ भौहें छोटे बाह्य कणों एवं कीडों से आँखों की रक्षा करती हैं।
- ❖ Nostrils तथा External ear canals के प्रवेश द्वार की रक्षा करने वाले बाल वायु की निष्पंदित करते हैं।
- ❖ शरीर के बाल पसीने के वाष्पीकरण में मदद करते हैं।
- ❖ **Nails:** नाखून केरेटिन युक्त Dead cells से बना कठोर संरचना होती है जिरामें निम्न भाग पाए जाते हैं।
- ❖ **क्यूटीकल (Cuticle):** Nail का यह भाग Skin में धंसा होता है जिसे Cuticle कहते हैं।

- ❖ **ल्युनुला (Lunula):** Nail का अर्धचन्द्राकार भाग नख चन्द्रिका या Lunula कहलाता है।
- ❖ **नेलबेड (Nail bed)** इसे नख शम्या के नाम से भी जाना जाता है। Nail का पीछे वाला सम्पूर्ण भाग Nail girl कहलाता है। Nail का आगे वाला भाग Free edge कहलाता है।

कार्य (Function)

नाखून मुख्य रूप से नुकसान की रोकथाम के लिए एक बाधा या पानी अंतर्वाह के रूप में कार्य करते हैं। वे तंत्रिका अंत की रक्षा भी करते हैं तथा स्थान पर मौजूद ग्राही के माध्यम से स्पर्श तथा दबाव या दर्द की उत्तेजना प्राप्त करते हैं।

पसीने की गंथिया (Sweat Glands)

पसीने की ग्रंथियों में एक छोटी नली जैसी संरचना होती है जो त्वचा की गहरी चर्म या सतही उपचर्य परती में कुंडल के रूप में उत्पन्न होती है।

Composition of sweat: पसीने में मुख्य रूप से पानी लगभग (99 प्रतिशत) तथा अन्य घटक जैसे लवण (NaCl) एस्कॉर्विक एसिड प्रतिजन तथा अपशिष्ट उत्पाद होते हैं। पसीने में एक प्रतिसूक्ष्मजीवी पेप्टाइड भी होता है।

पसीना पूरे पर रक्त का एक अल्पपरासीरा छनना होता है जो बहिः सारण की प्रक्रिया से स्त्रावी कोशिकाओं से गुजरता है। पसीने में एक सामान्य pH होता है जो 4–6 के बीच होता है।

कार्य (Function)

- ❖ ये ग्रंथियों सक्रिय रूप से ताप नियमन में भाग लेती है।
- ❖ पसीने में प्रतिसूदम जीवी गुण होते हैं।
- ❖ कणमूल ग्रंथियों द्वारा निर्मित कर्णशिक्थ आंतरिक कान को सुरक्षा। प्रदान करता है।

वसामाय ग्रंथियाँ (SEBASEOUS GLANDS)

वसामय ग्रंथियों या तेल ग्रंथियॉ विशेष अधिचर्मिक कोशिकाएं होती है। ये ग्रंथियाँ मुख्य रूप से बालों के

रोम के पास पाई जाती है तथा चेहरे, गर्दन व ऊपरी छाती पर अधिक संख्या में होती है। ये पूर्णस्रावी ग्रन्थियाँ (Holocrine glands) होती है।

Function

सबिम वैक्टीरिया के विकास में बाधा डालता है तथा बालों की किरेटिन की रक्षा करता है। सीबम बालों तथा त्वचा को चिकनाई देता है जिससे ये कोमल बने रहे।

शरीर के तापमान का विनयमन (Regulation of Body Temperature)

* **Thermoregulation** शरीर का महत्वपूर्ण कार्यिकी नियंत्रण है।
* मानव शरीर Homeothermic है अर्थात वातावरण के ताप के प्रभाव से शरीर के तापमान पर कोई प्रभाव नही पड़ता है।
  इस प्रकार ताप–नियमन विभिन्न प्रकार के तापक्रय–नियमन प्रक्रियाओं द्वारा नियत रहता है।
* एक स्वस्थ मनुष्य का तापमान आराम अवस्था में 37°C or 98.6°F होता है। तापक्रम के उतार–चढ़ाव में शरीर के कोशिकीय स्तर पर विभिन्न परिवर्तन देखे जा सकते हैं।

* **Mechanisms of thermoregulation when body needs to gain heat:** ताप नियमन की प्रक्रिया जब शरीर को ऊष्मा लेने/प्राप्त करने की आवश्यकता होती है।

Vasoconstriction: त्वचा के नीचे मौजूद रक्त वाहिकाएँ जैसे संकेत प्राप्त करती है, रक्त प्रवाह को कम करने तथा शरीर को गर्म रखने के लिए आंतरिक शरीर की गर्मी को संरक्षित करने के अनुबंध करती है।

Thermogenesis: यह प्रक्रिया सामान्यतः सभी गर्म रक्त वाले जानवरों में पाई जाती है शरीर के ताप नियमन को बनाए रखने के लिए शरीर के अंग विभिन्न तरीकों से गर्मी उत्पन्न करते हैं।

Hormonal thermogenesis: इस प्रक्रिया में थायरॉयड ग्रंथि शरीर के उपापचय को बढ़ाने के लिए व हार्मोन जारी करने के लिए प्रेरित करती है जो निरन्तर आंतरिक शरीर के तापमान को बनाए रखने के लिए अधिक मात्रा में गर्मी उत्पन्न करती है।

Mechanism of Thermoregulation when Body Needs to Loss Heat

* Sweating
* Vasodilatation
* Maintain homeostasis

अभ्यास (Exercise)

1. बहुविकल्पीय प्रश्न (Multiple Choice Questions)

a. गुर्दे की मूल संरचनात्मक तथा क्रियाशील श्रेणी–
   (क) नेफ्रॉन   (ख) न्यूरॉनस
   (ग) गुर्दे का कैप्सूल (घ) कोशिका
   The basic structural and functional unit of the kidney:
   (क) Nephron   (ख) Neurons
   (ग) Renal capsule (घ) cell

b. मूत्राशय की सामान्य क्षमता है–
   (क) 450–500 mL (ख) 600–800 mL
   (ग) 700–100 mL (घ) 400–600 mL
   The normal capacity of urinary bladder is:
   (क) 450–500 mL
   (ख) 600–800 mL
   (ग) 700–100 mL
   (घ) 400–600 mL

c. मूत्रमार्ग की निरंतरता है–
   (क) पिरामिड   (ख) मूत्राशय
   (ग) श्रोणि   (घ) बोमन कैप्सूल
   Urethra is continuation of:
   (क) Pyramid   (ख) Urinary bladder
   (ग) Pelvis   (घ) Bowman's capsule

2. रिक्त स्थानों की पूर्ति कीजिए (Fill in the Blanks)

a. शरीर का सबसे बड़ा अंग.................. है।
Largest organ of the body is.............

b. गुर्दे...................... आकार के अंग होते हैं।
Kidneys are.............shaped organ.

c. मूत्राशय में सूजन....................... है।
Inflammation of urinary bladder is ....

3. सही या गलत का चयन कीजिए। (Identify True and False)

a. जी.एफ.आर. एक मिनट में दोनों किडनी द्वारा उत्पादित निथारने की मात्रा है।
GFR is the amount of filtrate produced by both the kidneys in a minute.

b. नाखून उपकला के उतकों से बने होते हैं।
Nales are made up of epithelium tissue.

c. 180 मि.ली. प्रति मिनट से ग्लोमेरूलर निस्पंदन दर है।
The glomerular filtration rate in 180 mL per minute.

4. अति लघुउत्तरीय प्रश्न (Very Short Answer Type Questions)

a. मूत्रण को परिभाषित करें।
Define micturition.

b. किडली का लेवल आरेख बनाएं।
Draw labeled diagram of kidney.

5. लघुउत्तरीय प्रश्न (Short Answer Type Questions)

a. मूत्र प्रणाली के अंगों को सूचीबद्ध करें तथा किडनी के कार्यों का उल्लेख करें।
Enlist the organs of the urinary system and give the function of kidney.

b मूत्राशय की संरचना की व्याख्या करें तथा मूत्र का संयोजन दें।
Mention the function of urinary bladder and give the composition of urine.

6. दीर्घउत्तरीय प्रश्न (Long Answer Type Questions)

a. नामांकित चित्र के साथ गुर्दे की संरचना की व्याख्या कीजिए।
Explain the structure of kidncy with labeled diagram.

b. चित्र की सहायता से शक्राणु की संरचना की व्याख्या करें तथा मूत्र के निर्माण की व्याख्या करें।
Describe the structure of nephron with the help of diagram and explain the formation of urine.

उत्तर (Answers)

1. बहुविकल्पीय प्रश्न (Multiple Choice Questions)

a. (क) नेफ्रॉन   b. (घ) 400–600 mL   c. (ख) मूत्राशय

2. रिक्त स्थानों की पूर्ति कीजिए (Fill in the Blanks)

a. त्वचा   b. बीन्स   c. सिस्टाईटिस

3. सही या गलत का चयन कीजिए (Identify True and False)

a. सही   b. गलत   c. गलत

अन्तःस्रावी तन्त्र
(The Endocrine System)

■ हार्मोन के कार्य ■ अग्न्याशय	■ Functions of Hormones ■ Pancreas

परिचय (INTRODUCTION)

अन्तः स्रावी तन्त्र में पूरे शरीर में समस्थिति के रखरखाव के लिए आवश्यक हार्मोन स्रावित करने वाली ग्रन्थियाँ शामिल होती हैं। पीयूष, पिनियल, थायरॉयड तथा अधिवृक्क, अग्न्याशय, पैराथइराइड, थाइमस, तथा जननग्रन्थि (महिलाओं में पुरूषों) तथा अंडाकार में वृषण मानव में पाई जाने वाली अंतः स्रावी ग्रन्थियाँ है।

❖ **Endocrine glands and hormones (अंतः स्रावी ग्रंथियाँ तथा हार्मोन):** हार्मोन रासायनिक संदेशवाहक होते हैं जो सीधे रक्त में स्रावित होते हैं, तथा अपने कार्य को पूरा करने के लिए उन्हें शरीर के अंगों एवं ऊतकों तक ले जाते हैं। प्रत्येक हार्मोन को एक विशेष ग्रंथि से स्रावित किया जाता है तथा रक्त के माध्यम से लक्ष्य ऊतकों में वितरित किया जाता है।

हार्मोन के कार्य (FUNCTIONS OF HORMONES)

❖ खाद्य उपापचय।
❖ वृद्धि एवं विकास।
❖ प्यास तथा भूख को नियंत्रित करना।
❖ शरीर के तापमान को बनाए रखना।
❖ मनोदशा एवं संज्ञानात्मक कार्यों का विनियमन।
❖ यौन विकास व प्रजनन को शुरू करना एवं बनाए रखना।

❖ पिट्यूटरी ग्रंथि (Pituitary Gland)

❖ पीयूष ग्रंथि एक अंतः स्रावी ग्रंथि एक मटर के आकार का होता है, तथा इसका वजन लगभग 0.5 ग्राम होता है। इसका व्यास 1–1.5 सेमी. (0.5 इंच) है। एक डंठल वायुकोष्ठिका तथा एक कीप इसे अधस्चेतक से जोड़ता है। चूँकि पीयूष ग्रंथि हार्मोन को स्रावित करती है, जो अन्य अंतः स्रावी ग्रन्थियों को नियंत्रित करती है। इसलिए इसे प्रमुख अन्तः स्रावी कहते हैं।

❖ **संरचना (Structure):** स्वाभाविक रूप से तथा कार्यात्मक रूप से पीयूष ग्रन्थि को दो अलग—अलग खंडों में विभाजित किया जाता है।

■ **Anterior pituitary अग्रवर्ती पीयूष ग्रन्थि (पीयूषिका ग्रन्थि):** यह ग्रन्थि के कुल वजन का 75 प्रतिशत भाग है। व्यस्कों में इसे निम्नलिखित दो भागों में विभाजित किया जाता है—

1. **दूरस्थ भागः** यह बड़े हिस्से का निर्माण करता है तथा गोथ हार्मोन, प्रोलैक्टिन, थाइराइड उत्तेजक हार्मोन, एडिनोकार्टिकोट्राफिक हार्मोन, ल्युटीनीकारी हार्मोन तथा रोम उत्तेजित हार्मोन का उत्पादन करता है।

2. **गुलिका भागः** यह वायुकोष्ठिका के चारों ओर एक आवरण बनाता है। यह केवल मेनेनिन (Melanocyte) कोशिका उत्तेजक हार्मोन को स्रावित करता है।

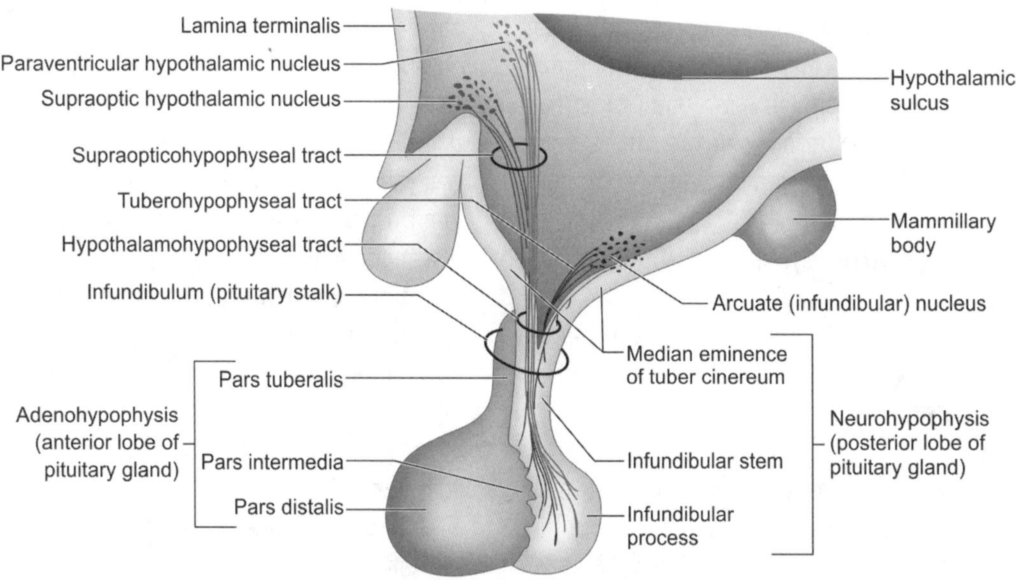

चित्र 9.1ः पिट्यूटरी ग्रन्थि (Pituitary gland).

3. **मध्यवर्ती भागः** यह पीयूष ग्रंथि का तीसरा भाग है और दूरस्थ भाग तथा गुलिका भाग के बीच स्थित होता है। यह मानव भ्रूण के विकास के दौरान पतित हो जाता है। इस प्रकार व्यस्कों में एक अलग खंड के रूप में विफल रहता है।

- **Posterior Pituitary (Neurohypophysis) पश्चवर्ती पीयूष या तंत्रिका हाइपोफिसिसः** यह पीयूष ग्रंथि के पीछे के भाग का निर्माण करती है तथा यह तंत्रिका भाग तथा वायुकोष्ठिका से मिलकर बना होता है। पश्चवर्ती पीयूष ऑक्सीटोसिन तथा वैसोप्रोटीन नामक दो हार्मोनों को संग्रहीत करता है तथा मुक्त करता है जो कि हाइपोथैलेमस द्वारा बनायें जाते हैं तथा तंत्रिकाक्ष के द्वारा तंत्रिका हाइपोफिसिस में वाहित किए जाते हैं।

- ❖ **Functions पीयूष ग्रन्थि के कार्यः** पीयूष ग्रंथि द्वारा स्रावित विभिन्न हार्मोनों के विभिन्न कार्यों को दिखाया गया है।

FSH

- ❖ Sperm and ova formation and oestrogen secretion
- ❖ FSH: शुक्राणु और ओवा फार्मेसन और एस्ट्रोजेन स्राव।
- ❖ Interstitial cells stimulating hormone (ICSH)
- ❖ Testosterone secretion in testis.
- ❖ (इंटरस्टीशियल सेल उत्तेजक
- ❖ हार्मोन, हेस्टिस में हेस्टीस्टेटोन का स्राव।)
- ❖ LH: Ovulation and progesterone secretion (एल. एच.–ओब्यूलेशन और प्रोजेस्टोरोन स्राव।)

थाइराइड ग्रन्थि (Thyroid Gland)

थाइराइड सबसे बड़ी अन्तःस्रावी ग्रन्थि (5 × 3cm) है जिसका वजन स्वस्थ व्यस्क में 25 ग्राम है। यह भूरा तथा लाल रंग का होता है। यह बेहद संवहनी है तथा प्रति मिनट 80–120 मिली रक्त प्राप्त करता है।

- ❖ **संरचना (Structure):** थाइराइड ग्रन्थि ग्रीवा ट्रेकिया के एकतरफा पार्श्व पर स्थित है, पाचवी ग्रीवा कशेरुका के स्तर से पहली वक्षीय कशेरुका

तक फैली होती है। इसमें एक अनुप्रस्थ ग्रन्थि बैण्ड (इस्थमस) द्वारा परस्पर जुड़े दो खंड होते हैं जो कि एक तितली दिखाई देते हैं, इसलिए इनको H आकार के अंग भी जाने जाते हैं। लगभग 3 मिलियन छोटे, अंडाकार या गोल थाइराइड रोम और पीठिका ऊतक थायरॉयड ग्रंथि की ऊतकीय संरचना बनाती है।

❖ **कार्य (Functions):** थाइराइड ग्रंथि निम्न कार्य करती है–

■ यह शरीर की चयापचय गतिविधियों (भोजन को ऊर्जा में बदलने की क्षमता) को नियंत्रित करता है।

■ यह हार्मोन को स्रावित करता है जो महत्वपूर्ण अंगों को नियंत्रित करता है तथा आंतरिक होमोस्टेसिस को बनाए रखता है।

■ यह श्वास तथा हृदय गति को नियंत्रित करता है।

■ यह शरीर के वजन पर नजर रखता है। इस प्रकार दोषपूर्ण थायरॉयड ग्रंथि के कारण व्यक्ति के वजन में परिवर्तन हो सकता है।

■ इसके पंख या लोब थायराइड हार्मोन का उत्पादन करते हैं।

■ यह एक हार्मोन को गुप्त करता है जो शरीर के आंतरिक तापमान और कोलेस्ट्रॉल के स्तर को नियंत्रित करता है।

■ यह स्रावित हार्मोन कोशिकीय चयापचय गतिविधि को भी बढ़ाता है, इस प्रकार चयापचय दर तथा प्रोटीन संश्लेषण को प्रभावित करता है, जो बदले में सामान्य विकास (चूंकि विकास प्रोटीन संश्लेषण पर निर्भर करता है) की सुविधा देता है।

❖ **पैराथाइरॉइड ग्रंथि (Parathyroid Gland):** पैराथायरॉइड ग्रंथियाँ गर्दन में स्थित छोटी अंतःस्रावी गथियाँ होती हैं तथा पैराथाइरॉइड हार्मोन का उत्पादन करती है। चार पैराथाइरॉडड ग्रंथियाँ थाइरॉडड ग्रंथि के पीछे, या थायरॉइड ग्रंथि के भीतर (दुर्लभ स्थिति में), या छाती में स्थित होता हैं। ये ग्रंथियाँ रक्त तथा हड्डियों में कैल्शियम के स्तर को नियंत्रित करती हैं।

❖ **Parathyroid Gland** संरचनाः चार मटर के आकार की पैराथाइरॉइड ग्रंथियाँ या तो पूरी तरह से या आंशिक रूप से थाइरॉइड ग्रंथि की पृष्ठीय सतह में अंतः स्थापित होती है, थाइरॉइड के प्रत्येक खण्ड में दो अंडाकार छोटी (5–5 मिली) तथा पीले रंग की पैराथाइरॉइड ग्रंथियाँ होती हैं। समूहों में व्यवस्थित बहुभुज कोशिकाओं (प्रमुख तथा ऑक्सीफिल कोशिकाओं के रूप में जाना जाता है) के द्रव्यमान एक पैराथाइरॉइड ग्रंथि की ऊतकीय संरचना बनाते हैं।

❖ **कार्य (Functions):** पैराथाइरॉइड ग्रंथि रक्त के कैल्शियम स्तर को बनाए रखने के लिए पीटीएच का उत्पादन तथा स्रावण करती है (जब भी इसका स्तर घटता है)

■ कैल्शियम मुक्त करने के लिए हड्डी का टूटना, क्योंकि हड्डी में कैल्शियम की अधिकतम मात्रा होती है।

■ भोजन से कैल्शियम अवशोषण को सुगम बनाना तथा

■ मूत्र के माध्यम से कैल्शियम की हानि को सीमित करना।

❖ **अधिवृक्क ग्रंथियाँ (Adrenal Glands):** अधि-वृक्क ग्रंथियाँ (या सुप्रारिनल ग्रंथियाँ) स्टार के आकार की अंतः स्रावी ग्रन्थियाँ होती है। अधिवृक्क शब्द इसकी स्थिति को इंगित करता है (एड मतलब पास या पर, तथा रेन्स मतलब गुर्दा, तथा सुप्रा मतलब ऊपर)। ये ग्रन्थियाँ मुख्य रूप से क्रमशः कोर्टिसोल तथा एड्रेनालाईन (एपिनेफ्रिन) सहित कॉर्टिकोस्टेरॉइड एवं कैटेकोलामाइन का उत्पादन करके तनाव क्रिया को नियंत्रित करती है।

❖ **संरचना (Structure):** अधिवृक्क ग्रंथियाँ वृक्क के पूर्व भाग पर स्थित होता है। इसे बाहा तथा आंतरिक क्षेत्रों, अर्थात क्रमशः अधिवृक्क प्रांतस्था एवं अधिवृक्क मज्जा में विभाजित किया गया है। ये दो क्षेत्र संरचना, कार्य तथा मूल में भिन्न होते हैं। अधिकृक्क ग्रंथियाँ अत्यधिक संवहनी होती है। जबकि एक भ्रूण विकसित होता है, अधिवृक्क ग्रंथियाँ दो संरचनात्मक तथा कार्यात्मक रूप से भिन्न क्षेत्रों में अलग हो जाती है–

- **अधिवृक्क प्रांतस्थाः** यह क्षेत्र बाहरी तरफ मौजूद होता है तथा बड़ा होता है (क्योंकि इसमें 80–90 प्रतिशत ग्रंथि शामिल हैं) तथा
- **अधिवृक्क मज्जाः** यह क्षेत्र केंद्र में मौजूद होता है तथा छोटा होता है (क्योंकि इसमें 10–20 प्रतिशत ग्रंथि शामिल है)।

Adrenal cortex अधिवृक्क प्रांतस्थाः बाह्य अधिवृक्क प्रांतस्था तीन अलग–अलग क्षेत्रों से बना है। प्रत्येक क्षेत्र अलग–अलग हार्मोन्स स्रावित करते हैं–

- ❖ **स्तवक स्तरः** यह संयोजी ऊतक कैप्सूल के ठीक बाहरी क्षेत्र हैं। यह गोलाकार समूहों तथा धनुषाकार स्तम्भों में व्यवस्थित कसकर पैक की गई कोशिकाओं से बना है। ये कोशिकाएँ मिनरलोक्वारटिक्वाएड्स का स्राव करती है (माम इसलिए रखा गया है क्योंकि वे मिनरल होमियोस्टेसिस को प्रभावित करते है)।
- ❖ **पूलिका स्तर/क्षेत्रः** यह मध्य क्षेत्र (सबसे, चौड़ा क्षेत्र) है जो लम्बे तथा सीधे स्तम्भों में व्यवरिधत कोशिकाओं से बना होता है। ये कोशिकाएँ ग्लूकोकोर्टिकॉइड का स्राव करती हैं (नाम इसलिए रखा गया है क्योंकि वे ग्लूकोज होमियोस्टोसिस को प्रभावित करते हैं)।
- ❖ **जलिका स्तर/क्षेत्रः** यह आन्तरिक क्षेत्र है जो शाखाओं में बँटी हुई कोशिकाओं से बना होता है। ये कोशिकाएँ कम मात्रा में कमजोर एण्ड्रोजेन (नाम प्रभाव वाले स्टेरॉयड हार्मोन) का उत्पादन करती हैं।
- ❖ **Adrenal medulla अधिवृक्क मज्जाः** आन्तरिक अधिवृक्क मज्जा स्वायत्त तन्त्रिका तन्त्र का एक संशोधित सहानुभूति नाड़ी ग्रन्थि है। ऐसा इसलिए है क्योंकि यह भ्रूण के ऊतक से उत्पन्न होता है, जिसमें से अन्य सहानुभूति गंडिकाएं की उत्पत्ति हुई है।

Functions कार्यः अधिवृक्क ग्रन्थि निम्नलिखित कार्य करती है–

- ❖ यह शरीर को चोट, बीमारी काम या व्यक्तिगत जीवन से सम्बन्धित तनाव से निपटने के लिए अनुमति देती है।
- ❖ यह शरीर में मुक्त ऊर्जा को निर्धारित करता है। अब शरीर आंतरिक व बाहरी वातावरण में परिवर्तन के प्रति प्रतिक्रिया करता है।
- ❖ यह हार्मोन्स को स्रावित करता है जो शरीर को अपने संसाधनों को जुटाने के लिए खतरे (तनाव) से बचने या जीवित रहने की अनुमति देते हैं।

अग्न्याशय (PANCREAS)

- ❖ **अग्न्याशयः** अग्न्याशय ग्रहणी तथा पेट के पास स्थित एक बडी ग्रंथि है। यह आंशिक रूप से पेट की दीवार पर आंशिक रूप से दाएं तथा मध्य तल के बाई ओर स्थित है। अग्न्याशय का दाहिना छोर बड़ा है और इसे सिर कहा जाता है, फिर छोटा और संकुचित भाग आता है, गर्दन, शरीर, जो ग्रंथि के मुख्य भाग के साथ सतत् होता है, तथा अग्नयाशय की पतली बाई छोर पर पूंछ होती है।
- ❖ **Structure संरचनाः** अग्न्याशय एक प्रत्युक प्रर्धुदर्या ग्रन्थि है जो 12–15 सेमी लंम्बी (5–6 इंच) तथा 2.5 सेमी (1 इंच) मोटी होती है। यह पेट के अधिक से अधिक वक्रता के पीछे मौजूद होती है। यह एक सिर, गर्दन, शरीर तथा एक पूंछ में विभाजित है, तथा दो नलिकाओं के माध्यम से ग्रहणी से जुड़ा हुआ है। सिर C आकार के ग्रहणी वक्र में फिट विस्तारिक भाग है, गर्दन जठरनिर्गम के ठीक पीछे है, शरीर पेट के पीछे रहता है तथा पूंछ की नोक प्लीहा के संपर्क में आती है।
- ❖ बहिःस्रावी कोशिकाएं छोटे नलिकाओं में अग्नाशयी रस छोड़ती है जो दो बड़ी नलिकाओं, अर्थात अग्नाशय एवं सहायक नलिका के निर्माण के लिए संयोजित होती है। ये नलिकाएं रस को छोटी आँत में स्थानांतरित करती है। ओड्सी का स्फिंक्टर, चिकनी पेशी का एक समूह है जो अग्नाशयी रस तथा पित्त को छोटी ऑत में स्थानांतरित करती है। ओड्डी का स्फिंक्टर, चिकनी पेशी का एक समूह है जो अग्नाशयी रस तथा पित्त को छोटी आंत में यकृत अग्नयाशय कलशिका के माध्यम से नियंत्रित करता है।

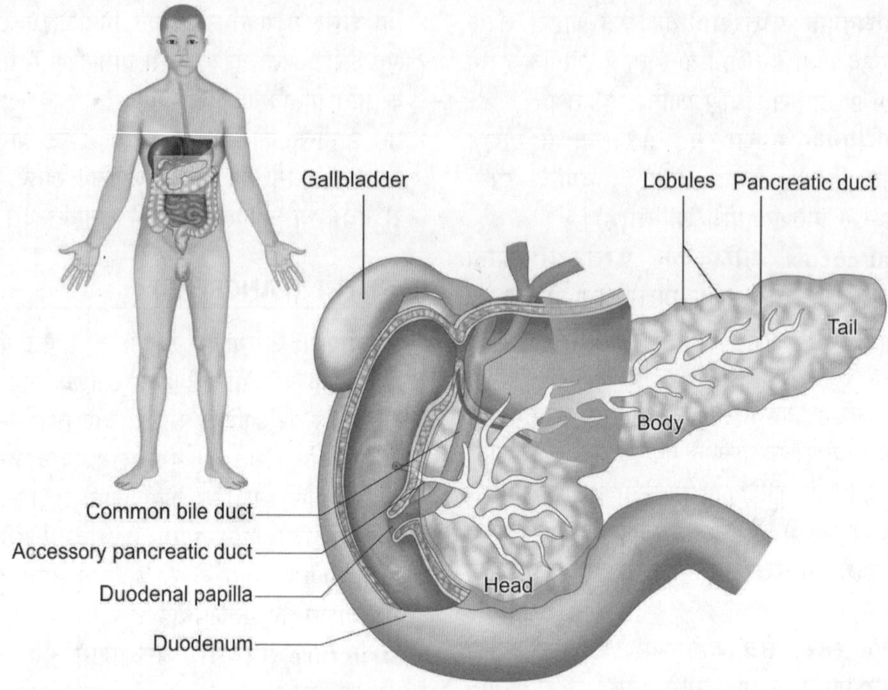

चित्र 9.2: अग्न्याशय (Pancreas).

❖ ग्रंथियों के उपकला कोशिकाओं के छोटे समूह (एसीनी के रूप में जाना जाता है) अग्नयाशय बनाते हैं। लगभग 99 प्रतिशत एसिनी अग्न्याशय के बाहरी भाग का निर्माण करते है, तथा एसिनी कोशिकाएं अग्नाशयी रस छोड़ती है।

❖ कोष्ठक का 1 प्रतिशत शेष अग्नाशयी आइलेट्स (या लैंगरहैंस के आइलेट्स) है, जो अग्न्याशय के अंतःस्रावी भाग का निर्माण करता है, तथा ग्लूकागन, इंसुलिन, सोमैटोस्टैटिन तथा अग्नाशयी पॉलीपेप्टाइड का स्राव करता है।

❖ **कार्य (Functions):** चूंकि अग्न्याशय एक बहिःस्रावी के साथ–साथ अन्तःस्रावी ग्रन्थि है, इसलिए इसके कार्य निम्नानुसार हैं–

■ **बहिःस्रावी भाग के कार्यः** अग्न्याशय के बहिस्रावी भाग में शामिल है–

♦ **प्रोटीन का पाचनः** निष्क्रिय एन्जाइम अग्रदूत (ट्रिप्सिनोजन तथा काइमोट्रिप्सिनोजेन) प्राप्त करने के लिए सूक्ष्म अंकुर में एन्टेरोकाइनेज एन्जाइम द्वारा सक्रिय किया जाता है। ये एन्जाइम पालिपेप्टाइड्स को ट्राइपेप्टाइड्स डाइपेप्टाइड्स तथा अमीनो एसिड में परिवर्तित करते हैं।

♦ **कार्बोहाइड्रेट का पाचनः** अग्न्याशयी एमाइलेज पाचनशील पालीसैकराइड्स (स्टार्च) को लारयुक्त एमाइलेज में परिवर्तित करता है।

♦ **वसा का पाचनः** वसा, वसीय अम्ल तथा ग्लिसरॉल लिपिड्स में परिवर्तित हो जाते हैं। पित्त लवण वसा को पायसीकृत करते हैं, अर्थात सतह क्षेत्र को बढाने के लिए गोलक आकार को कम करते हैं।

♦ **अन्तःस्रावी भाग के कार्यः** अग्नाशय का अन्तःस्रावी भाग इन्सुलिन का स्राव करता है, जो रक्त शक्करा को नियंत्रित करता है।

❖ **अण्डाशय (Ovaries):** अण्डाशय अण्डाकार के आकार के युम्मित अंग होते हैं, जो श्रोणि में गर्भाशय के दोनों ओर मौजूद होते हैं। ये प्राथमिक यौन अंग है तथा मादा युग्मक उत्पन्न करते

हैं। कुछ स्टेरॉइड हार्मोन (अंडाशयी हार्मोन) भी अण्डाशय से स्रावित होते हैं। प्रत्येक अण्डाशय लगभग 2–4 सेमी. लम्बा तथा पेट के निचले भाग के प्रत्येक तरफ स्थित होता है।

- ❖ **संरचना (Structure)ः** अण्डाशय के आन्तरिक भाग को एक पतली उपकला (इपिथिलियम) से ढका होता है जो अंडाशय पीठिका की घेरती है। स्ट्रोमा को दो क्षेत्रों में विभाजित किया जाता है, अर्थात एक परिधीय प्रांतस्था तथा एक आंतरिक मज्जा। निम्नलिखित भाग मिलकर अण्डाशय का निर्माण करते हैं–

  - ■ **जनन उपकलाः** यह सरल उपकला निम्न घनाकार या शल्की अण्डाशय को ढकने वाली बाहा परत होती है।

  - ■ **श्वेत कंचुकः** घने अनियमित संयोजी ऊतकों का यह सफेद कैप्सूल जनन उपकला के ठीक नीचे स्थित है।

- ❖ **अंडाशयी प्रांतस्थाः** यह क्षेत्र श्वेत कंचुक के ठीक नीचे होता है तथा इसमें अंडाशयी रोम होते हैं जो घने अनियमित संयोजी ऊतकों से घिरे होते है।

- ❖ **अंडाशयी अंतस्थाः** यह क्षेत्र अंडाशयी प्रांतस्था के नीचे स्थित होती है। मेडुला में अधिक शिथिल व्यवस्थित संयोजी ऊतक, तंत्रिकाएँ व रक्त तथा लसिका वाहिकाएँ होती हैं।

- ❖ **अंडाशयी रोमः** ये कॉर्टेक्स में पाए जाते हैं। ये विकास के विभिन्न चरणों तथा आस–पास की कोशिकाओं में अंडक से मिलकर बने होते हैं। परत बनाने वाली आस–पास की कोशिकाओं को पुटक कोशिकाएँ कहा जाता है, बाद के विकास के चरणों में जब वे कई परतें बनाते हैं, तो उन्हें ग्रेनुलोसा कोशिकाएँ कहा जाता है।

- ❖ **परिपक्व (परिपक्व) रोमः** यह एक बड़ा द्रव से भरा कूप होता है, जो अंडोत्सर्ग के पीछे छोड़ यानि द्वितीयक अंडाणु का त्याग दिया जाता है।

- ❖ **पीत पिंडः** यह प्रोजेस्टेरोन, ओस्ट्रोजेन्स, रिलैक्सिन का उत्पादन करता है और तब एक अवरोध करता है जब तक यह श्वेत पिंड (एक रेशेदार ऊतक) में परिवर्तित नहीं हो जाती है।

कार्य (Functions)

- ❖ अंडाशय मादा युग्मक या अंडाणु को छोड़ते हैं।
- ❖ ये एस्ट्रोजिन तथा प्रोजेस्टिन का स्त्राव करते हैं।
- ❖ ये अवरोधक को भी स्रावित करते हैं जो पीयूष कूप–उत्तेजक हार्मोन उत्पादन के प्रतिक्रिया नियंत्रण में भाग लेते है।

- ❖ **Testes वृषणः** वृषण (एकवचन वृषण) उदर गुहा एक थैली में बाहर स्थित होते है, वीर्यकोष कहलाते हैं जो एक गहरी वर्णित त्वचा हैं। यह रेशेदार, संयोजी ऊतक तथा चिकनी मॉसपेशयों से बना होता है। यह अंडाकार होते है जिनकी लम्बाई 4.5 सेमी, चौडाई 2.5 सेमी तथा मोटाई 3 सेमी होती है।

- ❖ **Structure संरचनाः** वृषण मोटी झिल्ली से ढके रहते हैं जो कि तीन ऊतकों की परत से बने होते हैं–

  - ■ **वृषण कंचुकः** पेट तथा श्रोणि पेरिटोनियम नीचे की दिशा में बढ़ता है तथा वृषण की ऊपरी दोहरी परत बनाता है।

  - ■ **श्वेत कंचुकः** यह रेशेदार आवरण वृषण कंचुन के नीचे स्थित होता है। यह अंतवृद्धि को जन्म देता है, जो सेप्टा बनाता है, साथ ही वृषण को खंड में विभाजित करता है।

  - ■ **ट्यूनिका वैस्कुलोसाः** वृषण का यह भीतरी आवरण नाजुक, संयोजी ऊतक द्वारा समर्थित कोशिकाओं के एक जाल से बना होता है।

  प्रत्येक वृषण के आंतरिक क्षेत्र को 200–300 वृषण लोब्यूल, में विभाजित किया गया है, और प्रत्येक लोब्यूल के भीतर 1–4 जटिल लूप मौजूद होते हैं। ये लूप्स शुक्राणुजनन नलिका (जनन उपकला कोशिका) से बने होते हैं, जो भीतर से दो तरह की कोशिकाओं से पंक्तिबद्ध होते हैं–

- ❖ **नर वीजाणु कोशिका (शुक्राणुजन)ः** ये कोशिकाएँ शुक्राणु बनाने के लिए अर्धसूत्री विभाजन से गुजरती है।

❖ **सर्टोली कोशिकाएँ:** ये कोशिकाएँ शुक्राणु कोशिकाओं को पोषण प्रदान करती है। अर्द्धवृत नलिकाओं के आस–पास के रिक्त स्थान को अंतरालीय स्थानों के रूप में जाना जाता है। जो छोटी रक्त वाहिकाओं तथा अंतरालीय या लेडिग कोशिकाओं द्वारा घेर लिया जाता है।

कार्य (Functions)

❖ वृषण शुक्राण उत्पन्न करते हैं।

❖ वृषण की लेडिग कोशिकाएँ टेस्टोस्टेरॉन हार्मोन का स्राव करती है।

अभ्यास (Exercise)

1. बहुविकल्पीय प्रश्न (Multiple Choice Questions)

a. एक रासायनिक संदेशवाहक जो ऊतकों तथा अंगों के विभिन्न कार्यों को नियंत्रित तथा संयोजन करने के लिए कार्य करता है–

(क) हार्मोन

(ख) शरीर के तरल पदार्थ

(ग) एंजाइम

(घ) विद्युत अपघट्य

Chemical messenger that acts to control and coordinate different functions of tissues and organs:

(क) Hormones

(ख) Body fluids

(ग) Enzymes

(घ) Electrolyte

b. उन ग्रंथियों के नाम दें जो अपने उत्पादों को नलिकाओं से स्रावित करते हैं जिनको बाद में रक्त प्रवाह में ले जाते हैं।

(क) अन्तःस्रावी ग्रंथियाँ

(ख) बहिस्रावी ग्रंथियाँ

(ग) इनमें से दोनों

(घ) उपरोक्त में से कोई नहीं

Name the glands that secrete their products into the ducts, which are then transported to the blood stream.

(क) Endocrine gland

(ख) Exocrine gland

(ग) Both of them

(घ) None of the them

c. अधिवृक्र ग्रंथि के ऊपर स्थित है–

(क) यकृत   (ख) प्लीहा

(ग) गुर्दा   (घ) मूत्राशय

Adrenal gland is situated above:

(क) Liver   (ख) Spleen

(ग) Kidney   (घ) Urinary bladder

2. रिक्त स्थानों की पूर्ति कीजिए (Fill in the Blanks)

a. जी0एच0 का विस्तृत रूप है.........................

G H stand for..................

b. मानव शरीर में प्रमुख ग्रंथि को .... कहा जाता है।

Master gland in the human body is the ....

c. ऑक्सीटोसिन हार्मोन .... ग्रंथि द्वारा स्रावित होता है–

Oxytocin Hormone is secreted by ....

3. सही या गलत का चयन कीजिए (Identify True and False)

a. थॉयराईड ग्रंथि को प्रमुख ग्रंथि के रूप में माना जाता है।

Thyroid gland is known as master gland.

b. थायरॉक्सिन थॉयराइड ग्रंथि द्वारा स्रावित एक हार्मोन है।

Thyroxin is a hormone secreted by thyroid gland.

c. प्रतिमूत्रवर्धक हार्मोन पीयूषिका ग्रंथि का पश्चखंड द्वारा स्रावित होता है।

Antidiuretic hormone is secreted by posterior lobe of pituitary gland.

4. अति लघुउत्तरीय प्रश्न (Very Short Answer Type Questions)

a. अन्तःस्रावी ग्रंथियों के नाम तथा स्थान की सूची तथा इसके कार्यों का वर्णन करें।
List name and location of endocrine glands, also give their functions.

b. हार्मोन को परिभाषित कीजिए तथा हार्मोन के कार्यों को सूचीबद्ध कीजिए।
Define hormones and enlist the function of hormones.

5. लघुउत्तरीय प्रश्न (Short Answer Type Questions)

a. पीयूषिक ग्रंथि को परिभाषित कीजिए तथा इसके कार्यों का वर्णन कीजिए।
Define pituitary gland and describe its function.

b. अग्नाशय क्या है? तथा इसके कार्यों की व्याख्या कीजिए।
Explain pancreas and mention the function of pancreas.

6. दीर्घउत्तरीय प्रश्न (Long Answer Type Questions)

a. पीयूषिका ग्रंथि तथा अधिवृक्क ग्रंथि की संरचना तथा कार्यों का वर्णन कीजिए।
Explain about structure and function of pituitary gland and adrenal gland.

b. पूर्व पीयूषिका ग्रंथि द्वारा उत्पादित हार्मोन की व्याख्या करें तथा उनके कार्यों को लिखें।
List down the hormones produced by anterior pituitary gland and write their functions.

उत्तर (Answers)

1. बहुविकल्पीय प्रश्न (Multiple Choice Questions)

a. (क) हार्मोन   b. (ख) बहिस्रावी ग्रंथियां   c. (ग) गुर्दा

2. रिक्त स्थानों की पूर्ति कीजिए (Fill in the Blanks)

a. Growth Hormone   b. पीयूषिका ग्रंथि   c. पश्चपीयूष ग्रंथि

3. सही या गलत का चयन कीजिए (Identify True and False)

a. गलत   b. सही   c. सही

जनन संस्थान
(The Reproductive System)

■ महिला के प्रजनन अंग	■ Female Reproductive Organs
● आंतरिक जननांग	■ Internal Reproductive Organs
● अंडाशय	■ Ovaries
● स्तन ग्रन्थि या स्तन	■ Mammary Gland or Breast
● मासिक धर्म	■ Menstruation
● रजोनिवृत्ति	■ Menopause
■ पुरूष के प्रजनन अंग	■ Male Reproducive Organ
● वृषण	■ Testes
● सहायक नलिकाएँ	■ Accessory Ducts
● ग्रन्थियाँ	■ Glands
● वीर्य	■ Semen
● शुक्राणु	■ Sperm

परिचय (INTRODUCTION)

प्रत्येक जीवधारी अपनी वंशवृद्धि करने तथा वंशक्रम को शाश्वत बनाए रखने के लिए जननक्रिया द्वारा अपने जैसे अन्य जीव उत्पन्न करता है। इसका विकास कोशिकाओं के संवर्द्धन के फलस्वरूप होता है। इस प्रकार जाति की उत्पत्ति करने को प्रजनन कहा जाता है।

महिला के प्रजनन अंग (FEMALE REPRODUCTIVE ORGANS)

स्त्री में पाये जाने वाले जननांगों को मुख्यतः निम्न दो भागों में विभक्त किया जाता है।

बाह्य जननांग (External Reproductive Organs)

❖ स्त्री में पाये जाने वाले बाह्य जननांगों को सामूहिक रूप से Vulva कहते हैं जिसमें निम्नलिखित संरचनाएं स्थित होती है।

इनमें बाहर से दिखायी देने वाले निम्न 9 अंगों का संमावेश होता है।

1. Mons pubis
2. Labia majora
3. Labia minora
4. Clitoris
5. Vestibule of the vagina
6. Bartholin's glands
7. Hymen
8. Vaginal orifice
9. External uretheral openings.

आंतरिक जननांग (Internal Reproductive Organs)

इनमें बाहर से दिखाई न देने वाले निम्न 4 जननांगो का समावेश होता है।

1. Vagina
2. Uterus

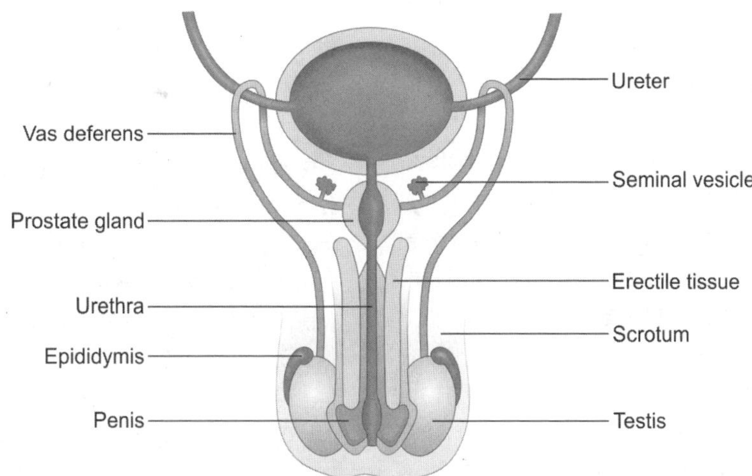

चित्र 10.1: पुरूष प्रजनन अंग (The male reproductive organ)

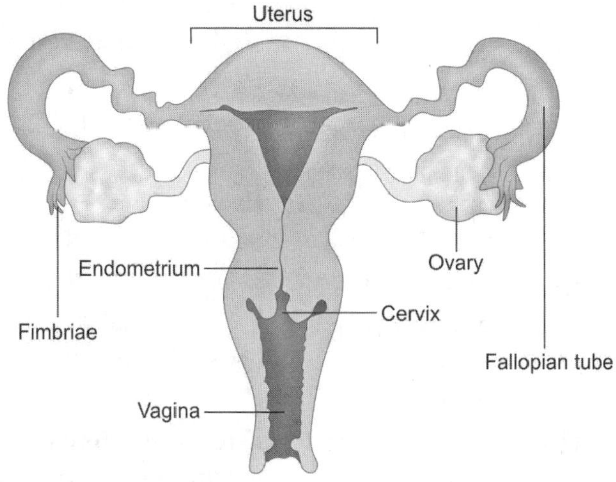

चित्र 10.2: महिला प्रजनन अंग (The female reproductive system).

3. Fallopian tubes
4. Ovaries

आंतरिक जननांग (Internal Genital Organs)

❖ **मांस प्यूविस (Mons pubis):** यह सिम्फाइसिसस प्यूबिस के ऊपर स्थित त्वचा की एक ढकी वसीय ऊतक की गद्दी होती है। Puberty होते ही इस स्थान पर Pubic hair उगना प्रारम्भ हो जाते हैं।

❖ **लेबिया मेजोरा (Labia majora):** बल्वा Vulva के पार्श्व Lateral में स्थित त्वचा तथा वसा ऊतकों से निर्मित त्वचा के दो Folds होते हैं।
इनमें त्वचा, वसा, Sweat glands, Sebaceous glands अरेखीत पेशियाँ उपस्थित होती है। यौवनारम्भ के उपरान्त इनकी बाहरी सतह पर बाल होते हैं। दोनों बृहत भगोष्ट आगे Symphysis pubis के सामने जिस स्थान पर आपस में मिलते हैं उसे Anterior commissure (अग्रसंयोजिका)

कहते हैं तथा नीचे और पीछे को जाकर जिस स्थान पर आपस में मिलते हैं उसे (Posterior commissure) कहते हैं।

❖ **लेबिया माइनोरा (Labia minora):** Labia majora के भीतर दोनों ओर त्वचा तथा श्लेष्मिक झिल्ली की बनी दो छोटी–2 पतली, कोमल, गुलाबी रंग की परतें होती है जिन्हें Labia minora कहा जाता है। इनमें बहुत सी Sebaceous gland होती है परन्तु स्वेद ग्रन्थियॉ नही होती है। ये बहुत संवेदनशील होते है। इन पर रोम नहीं होते। ऊपर की ओर ये भगनासा या Clitoris को ढके होते हैं।

❖ इस अवस्था में Labia majora को अलग किये बिना Labia minora को नही देखा जा सकता है परन्तु युवतियां तथा बड़ी उम्र की स्त्रियों में उन्हें स्पष्टतयॉ देखा जा सकता है।

❖ **भगशेफ (Clitoris):** Clitoris erectile tissue से निर्मित अति संवेदनशील संरचना होती है। यह vestibule के अग्र भाग में स्थित होता है तथा Sexual excitement के दौरान पुरुष के शिशन के समतुल्य तन जाता है अर्थात इसकी तुलना पुरुष Penis से की गई है।

❖ **Vestibule of the vagina:** यह लेबिया मिनोरा से घिरा 4–5 सेमी लम्बा 2 सेमी तक चौडा त्रिकोणाकार क्षेत्र होता है जिसके अगले सिरे पर भगनासा या Clitoris स्थित रहती है। इसके पीछे Fourchette होता है जो योनि छिद्र के पीछे Labia minora के जुड़ने का स्थान होता है। इस क्षेत्र में वाह्य मूत्र मार्ग द्वारा, योनि छिद्र, बार्थोलिन की ग्रन्थियों तथा असंख्य श्लेष्मिक ग्रन्थियों की वाहिनियॉ खुलती हैं।

❖ **बार्थोलिन ग्रन्थियॉ (Bartholin's glands):** वाहिनी से युक्त छोटी मटर के आकार की लेबिया मेजोरा के आधार पर योनि छिद्र के निकट दोनों ओर लाल रंग की 1–1 ग्रन्थि होती है जिन्हें Bartholin's glands कहा जाता है। ये अपनी–अपनी वाहिनी द्वारा Hymen की संलग्नता के ठीक पार्श्व में Vestibule of the vagina में खुलती है।

❖ ये ग्रन्थियाँ एक प्रकार का द्रव्य स्रावित करती है जिसे Mucous fluid कहते हैं। इसका प्रमुख कार्य (Sexual intercourse) के दौरान जनन नाल को चिकना बनाये रखना है।

❖ **हाइमन (Hymen):** यह श्लेष्मिक कला की पतली परत होती है जो योनि छिद्र के थोड़ा अन्दर की ओर योनि को ढके होती है। इसके बीच में एक छिद्र होता है जिससे होकर प्रति माह मासिक स्रावि या आर्तव बाहर आता है यह प्रथम सहवास में फट जाती है। किसी–2 स्त्री के योनिच्छद में छिद्र नहीं होता है। इस दशा को Imperforate hymen कहा जाता है।

❖ इस दशा में मासिक धर्म नहीं होता। मासिक धर्म के काल मे रक्त बाहर न निकल कर योनि में संचित होता रहता है, जिससे योनि फूल जाती है ऐसी दशा में Surgical incision द्वारा सामान्य रूप से मासिक धर्म होने लगता है।

❖ **Vaginal orifice:** Vestibule of the vagina में स्थित नीचे का छिद्र योनि छिद्र कहलाता है जो एक 3–4 inch लम्बी टेढ़ी–मोटी नली के ऊपर स्थित होता है। इस नली को योनि कहते हैं।

❖ Hymen के कुछ अन्दर की स्थित होता है। अतः हाइमन से लेकर बाहर तक का भाग Vagina छिद्र कहलाता है इस छिद्र से ही सहवास के समय लिंग योनि में प्रवेश करता है। मासिक स्राव भी निकलता है। तथा गर्भधारण हो जाने के 9 महीने के बाद इसी मार्ग से बाहर आता है।

❖ **External urethral opening:** यह योनि छिद्र के ऊपर लगभग 4 सेमी लम्बे मूत्र मार्ग पर स्थित एक छोटा सा छिद्र होता है जिससे होकर मूत्र बाहर आता है।

आंतरिक प्रजनन अंग (Internal Reproductive Organs)

योनि (Vagina): यह मलाशय के आगे तथा मूत्राशय एवं मूत्र मार्ग के पीछे 3–4 इंच लम्बी घुमावदार स्तरित उपकला (Stratified epithelium) से अस्तरित तन्तुपेशीय एक नली होती है, जो योनि छिद्र द्वारा Vestibule of the vagina में खुलता है तथा भीतर गर्भाशय तक पहुँचाता है।

❖ वयस्क में योनि की अगली प्राचीर 2 तथा 4 इंच योनि गर्भाशय के साथ समकोण बनाती है।

❖ योनि की प्राचीरों में भली प्रकार से रक्त वाहिनियों एवं तंत्रिकाओं की आपूर्ति होती है और इनमे फैलने का गुण बहुत अधिक होती है।

❖ सामान्य अवस्था में योनि की प्राचीरें आपस में चिपकी होती है। परन्तु संभोग के समय Penis के Entry करते ही वे अलग-2 हो जाता है।

❖ गर्भाशय ग्रीवा का निम्न भाग Vagina द्वारा घिरा होता है Vagina का पीछे वाला छोर आगे छोर ऊँचा होता है। Cervix के योनि में उभर आने से इसके आगे पीछे एवं पार्श्वों मे चार खाली स्थान बनते है जिसे (Fornices) कहा जाता है।

Structure of the vagina ऊतकों की निम्नलिखित तीन परतों से मिलकर बनी होती है।

❖ **Outer layer:** यह Areolar tissue के द्वारा निर्मित Vagina की सबसे बाहरी परत होती है। इसमें धमनियाँ शिराएँ तन्त्रिकाँए स्थित होती है।

❖ **Middle layer:** यह smooth muscles के द्वारा निर्मित Vagina के बीच वाली परत होती है। इसमें फैलने तथा सिकुडने से सम्बन्धित है।

❖ **Inner layer:** यह स्तरित उपकला (Stratified epithelium) के द्वारा निर्मित सबसे अन्दर की परत होती है। प्रारम्भ में यह परत पतली होती है किन्तु यौवनाराम्भ के बाद इसका आकार में परिवर्तन होता है। यह मोटी हो जाती है।

योनि के कार्य (Functions of Vagina)

❖ Vagina शिशु जन्म के दौरान शिशु को गर्भाशय (Uterus) से बाहर निकालने का रास्ता प्रदान करती है।

❖ Menstruation के दौरान होने वाले रक्तस्राव को बाहर निकालने का रास्त प्रदान करती है।

❖ यह Penis से निकलने वाला Semen vagina में ही प्रवेश करता है।

योनि के रक्त की आपूर्ति (Blood Supply to the Vagina)

❖ Uterine तथा Vaginal धमनियाँ जो कि Internal iliac arteries की शाखा है Vagina को Blood आपूर्ति करती है।

❖ Internal iliac Vein के द्वारा Venous blood का Drain होता है।

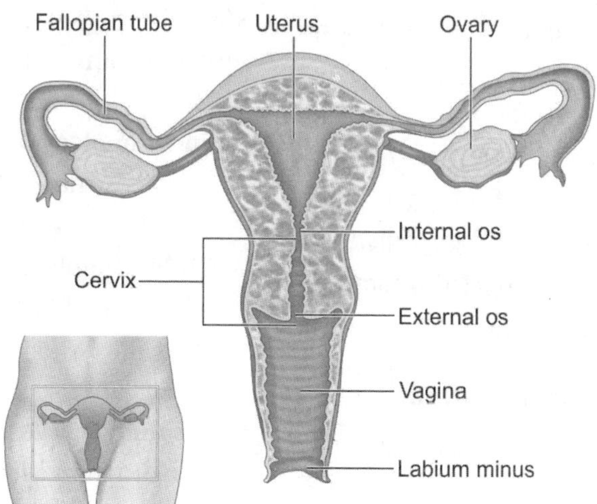

चित्र 10.3: गर्भाशय (Uterus).

Uterus

❖ गर्भाशय Pelvic cavity में स्थित Hollow एवं Muscular से निर्मित नाशपाती आकार का अंग होता है। यह Pelvis cavity में मलाशय के आगे तथा मूत्राशय के पीछे स्थित एक खोखला मोटी भित्ति वाला पेशीय अंग है।

❖ Uterus की लम्बाई 3 इंच, चौड़ाई लगभग 2 इंच तथा मोटाई लगभग 1 इंच होती है। इसका वजन लगभग 30 ग्राम होता है जो गर्भावस्था के दौरान बढ़कर 900–1000 ग्राम हो जाती है। और प्रसव के बाद धीरे–धीरे पुनः उसी अवस्था में वापस आ जाता है। इसका अधिकांश भाग Peritoneum से ढ़का होता है। गर्भाशय Cervis पर थोड़ा अग्रकुचिंत Antifixed होता है। इसके अतिरिक्त यह Anteverted अर्थात घुमाव द्वारा आगे को मुड़ा होता है।

Parts of Uterus

गर्भाशय के निम्नलिखित तीन भाग होते हैं।

1. **Funds:** गर्भाशय का ऊपरी चौड़ा भाग फण्डस कहलाता है जो कि Dome-shaped गर्भाशय का ऊपरी भाग होता है। इसकी दोनों ओर Fallopian tube प्रवेश करती है।

2. **Body:** फण्डस तथा सर्विक्स के मध्य वाला भाग काय या body कहलाता है। Cervix से यह Isthmus द्वारा प्रथम रहती है।

3. **Cervix:** यह गर्भाशय का सबसे निचला संकरा भाग होता है। इसके दो द्वारा होते हैं। प्रथम योनि द्वार अथवा Internal Os जिससे यह गर्भाशय में खुलता है। दूसरा द्वार External Os कहलाता है जिससे यह योनि में खुलती है।

गर्भाशय की परतें (Layers of Uterus)

गर्भाशय में ऊतकों की निम्नलिखित तीन परते पाई जाती है।

1. Perimetrium
2. Myometrium
3. Endometrium

1. **Perimetrium:** यह गर्भाशय की सबसे बाहर की Peritonium की पतली परत होती है जो गर्भाशय की विभिन्न सतहों पर विभिन्न प्रकार की फैली रहती है। आगे की और Perimetrium गर्भाशय के Fundus पर तथा गर्भाशय काय के कुछ भाग तक फैली होती है जहाँ से यह मूत्राशय की ऊपरी सतह के ऊपर को पलट जाती है जिससे Perimetrium के इस विलय से Vesicouterine Pouch बनता है। पीछे के ओर perimetrium गर्भाशय के फण्डस, काय तथा ग्रीवा या सर्विक्स तक फैली होती है और फिर यह मलाशय के ऊपर को पलट जाती है, जिससे Rectouterine pouch बनता है।

2. **Myometrium:** Myometrium smooth muscle fibers से निर्मित गर्भाशय की मध्य परत होती है। यह लगभग 2–3 सेमी मोटी होती है। यह गर्भाशय के अधिकांश भाग में पाई जाने वाली मोटी परत होती है।

Myometrium में Blood vessels तथा Nerves स्थिति होती है। निर्मित गर्भाशय की सबसे अन्दर की परत होती है।

इस परत में रक्त वाहिनियाँ तथा श्लेष्मा स्त्रावी ग्रन्थियाँ (Mucous secreting glands) अधिक संख्या में पाई जाती है।

3. **Endometrium** निम्नलिखित दो Layers में बाँटा जा सकता है।

■ **Functional layer:** यह अस्थायी परत होती है। Menstruation cycle के दौरान इसमें रक्त आपूर्ति बढ़ जाती है जिससे Ovum का आरोपण (implantation) नही होता है और यह परत झड़ जाती है। मासिक धर्म के 4–5 दिनों बाद इस परत का पुनः निर्माण होना आरम्भ होता है

■ **Basal layer:** यह स्थायी परत होती है। Menstruation cycle के दौरान इस परत में कोई परिवर्तन नही होता है। यह परत Functional layer के निर्माण में सहायता करती है।

Supporting Structures of Uterus

गर्भाशय में सहायक संरचनाओं के रूप में निम्नलिखित माँसपेशियाँ तथा लिगामेंटस सम्मिलित है।

* **Two broad ligaments:** यह गर्भाशय के दोनों तरफ पेरीटोनियम परत से निर्मित नीचे को लरकती हुई संरचना होती है।
* **Two round ligaments:** ये डिम्ब वाहिनियाँ के गर्भाशय के प्रवेश द्वार के नीचे स्थित होते हैं।
* **Two uterosacral ligaments:** यह गर्भाशय ग्रीवा के ऊपरी भाग में स्थित होते हैं।
* **Two transverse ligaments:** ये ग्रभाशय ग्रीवा एवं योनि के पार्श्वों से प्रारम्भ होते हैं।

गर्भाशय के कार्य (Functions of Uterus)

* गर्भाशय निषेचित अंडाणु प्राप्त करता है एवं गर्भाशय के दौरान भ्रूण को बनाये रखता है तथा पोषण प्रदान करता है।
* यह गर्भावस्था के अन्त में भ्रूण को माँसपेशियों की दीवारों के अनुबन्ध से निष्कासित करता है।
* यह Menstruation Cycle में भी शामिल होता है।

Blood Supply to Uterus

* **Blood supply:** गर्भाशय को रक्त आपूर्ति Uterine artery तथा Ovarian artery जो Internal iliac artery की शाखा से होती है।

Uterine/Fallopian Tube

प्रत्येक Fallopian tube लगभग 10–12 सेमी लम्बा और 1 सेमी व्यास का होता है जो प्रत्येक अण्डाशय की परिधि से गर्भाशय एक फैलता है। Paired Follopine tube दोनों तरफ व्यापक लिगामेंट के ऊपरी मार्जिन पर मौजूद होते हैं। ये गर्भाशय के उच्च कोण से श्रोणि के सिरे तक होते हैं।

Parts of Uterine/Fallopian Tube

* **Isthmus:** यह Uterus का सबसे करीब भाग है।
* **Ampulla:** यह हिस्सा मध्यवर्ती पतला भाग है जो **Fertilization** के लिए सामान्य क्षेत्र है।
* **Infundibulum:** यह भाग अण्डाशय के पास कीप के आकार की संरचना है।

Layers of fallopian tube तीन परतों में विभाजित होती है।

* **Outer layer:** Serous membrane से निर्मित होता है।
* **Middle layer:** यह पेशीय परत से बनी मध्य स्थित परत होती है।
* **Inner layer:** यह Ciliated columnar epithelium की बनी आन्तरिक परत होती है।

Function

* Fallopian tubes ovum को इकट्ठा करते हैं तथा इसे inner surface पर उपस्थित Cilia की मदद से गर्भाशय में ले जाते है।
* ये Fertilized egg के लिए निषेचित अण्डे को गर्भाशय में भी पहुचाते हैं।
* ये Fertilization को स्थान देते हैं।

अंडाशय (Ovaries)

* Ovaries oval shape में Female glands होती है जो बादाम की आकृति की दो ग्रन्थियाँ होती है जो Ovary के दोनों ओर गर्भाशयिक नलिका के नीचे (Broad ligament) के पश्चभाग से जुडी होती है।
* प्रत्येक अंडाशय में अनेक अपरिक्क होते हैं जिन्हे Primary Oocytes कहते हैं। डिम्ब (Ovary) लगभग 2–4 सेमी लम्बा तथा पेट के निचले भाग में प्रत्येक तरफ स्थित होता है।
* प्रत्येक Primary Oocyte follicle कोशिकाओं के झुण्ड द्वारा घिरा रहता है जो इससे Graafian Follicle का निर्माण करते हैं।
* **अंडाशय का भाग (Part of ovary):** Ovary उपेजा कोशिकाओं को एकल परत से ढकी रहती है जिसे Germinal epithelium कहते हैं।

इसे दो Parts निम्न हैं।

* **Cortex:** यह Ovary का outer part होता है जिसके भाग में Ovarian follicles स्थित होते हैं।

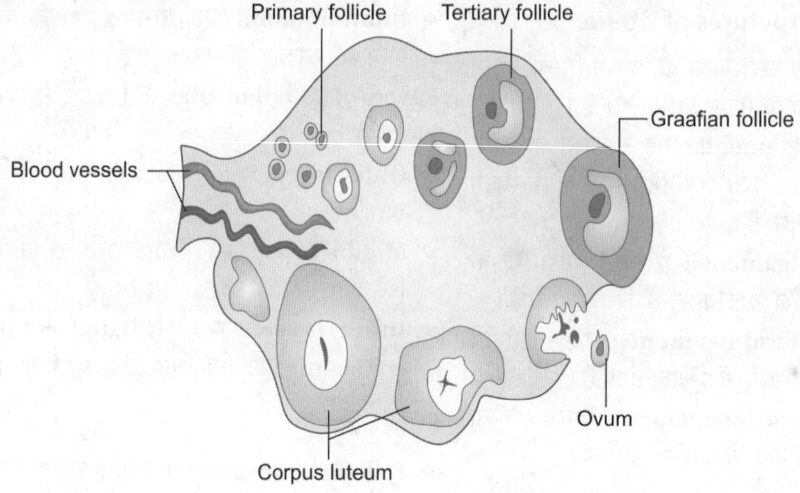

चित्र 10.4: अंडाशय (Ovaries).

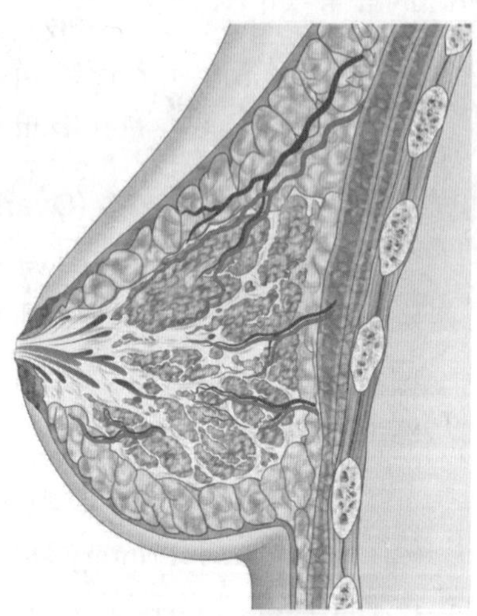

चित्र 10.5: स्तन ग्रन्थि या स्तर (Mammary gland or breast).

❖ **Medulla:** यह भाग Ovary का Cortex के मध्य स्थित होता है। यह भाग संयोजी ऊतक से निर्मित होता है जिसमें Blood vessels nerves उपस्थित होती है।

ये Oestrogens और Progestins का स्त्राव करते हैं। ये अवरोधक को भी स्रावित करते हैं जो Pituitary रोम उत्तेजक हार्मोन उत्पादन के प्रतिक्रिया नियंत्रण में भाग लेते हैं।

स्तन ग्रन्थि या स्तन (MAMMARY GLAND OR BREAST)

❖ स्त्रियों के जनन तन्त्र में Breast सहायक अंग होते हैं। इनका मुख्य कार्य दुग्ध स्त्रावण करना है। Mammary gland सभी स्तनधारियों की एक विशेषता है परन्तु यह केवल मादा में कार्यात्मक तथा नर में अविकसित होती है। स्तन ग्रन्थियाँ

रेशेदार तथा वसायुक्त ऊतकों की युग्मित संरचना होती है। प्रत्येक स्तन में लगभग ग्रन्थि ऊतक 20 Lobes उपस्थित रहते हैं तथा प्रत्येक Lobe nipple के आस–पास मौजूद रहते हैं।

❖ Mammary glands fatty tissue की बनी होती है। स्त्रियों के स्तनों के आकार में भिन्नता पायी जाती है। यौवनारम्भ के समय स्तनों का आकार बढ़ना शुरू होता है और वृद्धावस्था में सिकुडने लगता है।

❖ प्रत्येक स्तनों में जो छोटे–छोटे Lobes होते है जिसे lobules से मिलकर बने होते है। प्रत्येक Lobule में गुच्छे समान संरचना पाई जाती है जिसे Alveoli कहते है।

❖ प्रत्येक Alveoli में छोटी–2 Duct खुलती है। ये छोटी नलिकाएं Duct लेक्औफेरस ducts का निर्माण करती है और ये सभी लेक्टोफेरस वाहिनियाँ (Nipple) में खुलती है।

❖ **Areola:** चूचुक के चारों ओर हल्के रंग का स्थान Areola कहलाता है, Areola के सतह पर स्टीबेसियस gland पाई जाती है जो इस ग्रन्थियों से निकलने वाला स्त्राव चूचुक तथा Areola को चिकना बनाये रखता है।

❖ **Nipple:** स्तन के केन्द्र में एक / उभार होता है जो (Nipple) चूंचुक कहलाते हैं। Nipple का रंग गहरा होता हैं इनके Erectile tissue पाये जाते हैं। Nipple पर 15–20 रन्ध्र होते हैं, जिसमे दुग्ध नलिकाओं के द्वारा होते हैं।

स्तन के कार्य (Function of Mammary Gland)

Breasts लैंगिग माना जाता है लेकिन Female reproduction प्रणाली का भाग नहीं है। Mammary gland milk को Produce करता है।

मासिक धर्म (MENSTRUATION)

रत्री के यौन जीवन में 26–30 Days के अन्तराल ये गर्भाशय से श्लेष्मा तथा अन्य पदार्थों से Mix Blood का निकलना Menstruation कहलाता है।

❖ Puberty (10-40 years) पर Menstruation होना प्रारम्भ होता है।

❖ एक सामान्य स्त्री में Menstruation 26–30 दिनों के मध्य होती है।

❖ स्त्री के जीवन में प्रथम बार आने वाले रजोधर्म को Menarche कहते हैं।

❖ स्त्री की आयु जब 45–50 वर्ष हो जाती है तब Menstruation का आना बन्द हो जाता है। इसे Menopause कहते हैं।

मासिक धर्म चरण के चक्र (Stages of Menstrual Cycle)

प्रत्येक Menstruation cycle में Anterior pituitary gland के Gonadotropic hormones की सान्द्रता में परिवर्तन होने से उद्दीप्त डिम्बे ग्रन्थियों एवं गर्भाशय की भित्तियों में कुछ श्रंखलाबद्ध परिवर्तन होते हैं।

मासिक चक्र की निम्नलिखित 4 अवस्थाएँ होती हैं–

1. Proliferative phase
2. Secretory phase
3. Premenstrual phase
4. Menstrual phase

1. **Proliferative phase:** Menstrual के पॉचवे दिन एण्डोमीट्रियम बिल्कुल ठीक हो जाती है 6 वें दिन से लेकर 14 वें दिन तक एण्डोमीट्रियम से होने वाले सभी परिवर्तन प्रणाली प्रावस्था के अन्तर्गत होते हैं। इस प्रावस्था में Pituitary gland का अग्रखण्ड (Follicle stimulating hormone FSH) स्त्रावित करता है जिससे Ovarian follicle परिपक्व हो जाता है और इससे Estrogen hormone स्त्रावित होने लगता है। तब FSH का और अधिक स्त्रावण रूक जाता है लेकिन अग्र Pituitary gland ल्यूटीनाइजिंग हॉर्मोन (LH) का स्त्राव आरम्भ कर देती है। 14 वें दिन डिम्बोत्सर्जन होता है जिसके साथ ही यह प्रावस्था समाप्त हो जाती है।

2. **Secretory phase:** यह अवस्था डिम्बोत्सर्ग के पश्चात प्रारम्भ होती है तथा मासिक धर्म के लगभग दो दिन पहले समाप्त हो जाती है। इस अवस्था

में अग्र पीयूष ग्रन्थि द्वारा स्रावित ल्युटिनाइजिंग हार्मोन के प्रभाव से Corpus ल्यूटियम में परिवर्तन होने लगता है जिससे प्रोजेस्टेरॉन हार्मोन का पूर्ण विकास होता है। यदि इस अवस्था में डिम्ब निषेचित नही होते हैं तो Menstruation जाती रहता है जिसका time 15 वें–20 वें दिन तक होता है।

3. **Premenstrual phase:** यह Stage मासिक धर्म प्रारम्भ होने से लगभग 2 दिन पूर्व की होती है। इस अवस्था में estrogen तथा progesterone hormone का स्रावण रूक जाता है और कार्पस ल्यूटीयम नष्ट हो जाता है।

4. **Menstrual phase:** यह अवधि 3–5 दिन तक होती है। इस अवस्था में Progesterone व Estrogen Hormone का स्राव कम हो जाता है। साथ ही Oxytocin hormone सक्रिय हो जाता है और एण्डोमेट्रियम धीरे–2 झड़ने लग जाती है। रक्त के साथ टूटी हुई Endometrium तथा अनिषेचित अण्ड बाहर निकल जाते हैं और Menstrual Cycle Complete होती है।

रजोनिवृत्ति (MENOPAUSE)

❖ Menopause एक चरण होता है जबकि Menstruation एक महिला के प्रजनन काल के अन्त में स्थायी रूप से बंद हो जाता है। आमतौर पर Menopause 40–50 वर्ष की उग्र होते है हॉलाकि जिन महिलाओं की Ovaries की सर्जरी की जाती है वे Surgical menopause से जुजरती है।

❖ **Natural Menopause:** Natural menopause जो 50 के दशक की शुरूआत में होती है तथा Surgery या किसी अन्य चिकित्सा स्थिति के कारण नही होती है उम्र बढ़ने का एक सामान्य हिस्सा होता है उम्र के साथ Reproductive cycle slow होने लगती है तथा बंद होने के लिए तैयार हो जाती है जैसे कि Manopause पास आता है अंण्डाशय कम Estrogen बनाते है जब यह कमी होती है तो Menstration irregular शुरू हो जाता है शरीर में शारीरिक परिवर्तन हो जाते है जैसे– राम में पसीना आना योनि सूखापन, संभोग के दौरान असुविधा, अंनिद्रा आदि।

पुरुष के प्रजनन अंग (MALE REPRODUCITVE ORGAN)

Male reproductive system मुख्य रूप से Male gametes का उत्पादन करना तथा उन्हें Female reproductive मात्र में पहुँचाना होता है। नर के

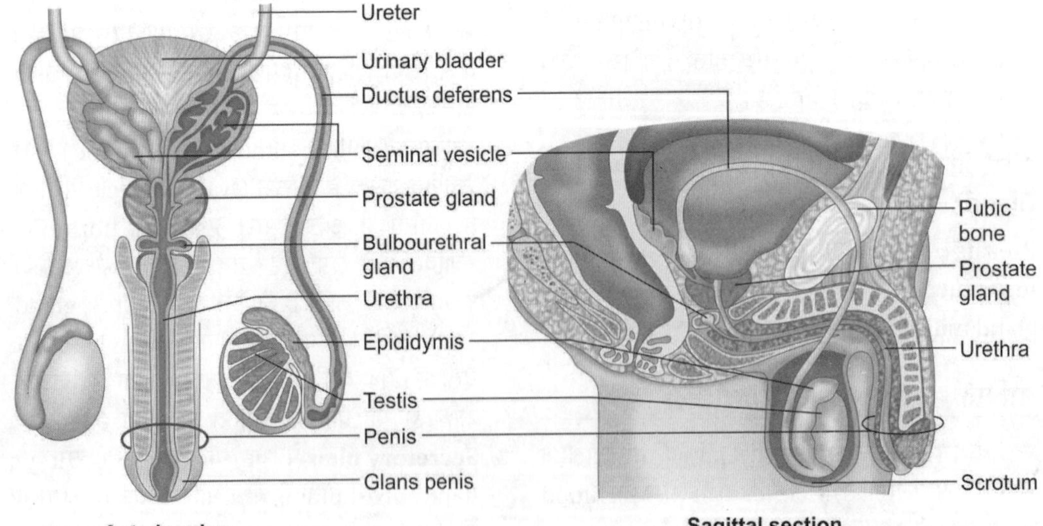

चित्र **10.6**: पुरुष के प्रजनन अंग (Male reproducive organ).

प्रजनन तन्त्र का दूसरा महत्वपूर्ण कार्य हार्मोन्स का स्राव है। Example—androgen and नर प्रजनन तन्त्र श्रेणि क्षेत्र के स्थित होते हैं जिसमें दो भाग होते हैं।

1. **External genitalia**
   - Penis
   - Scrotum
2. **Internal genitalia**
   - A pair of testes
   - Accessory ducts
   - Glands

External reproductive organs: ये ऐसी संरचनाए हैं जो श्रेणि के बाहर स्थित होती है। इसमें मुख्य रूप में दो जननांग सम्मिलित हैं–

1. **Penis:** नर बाह्य जननांग है जो सामने की तरफ तथा जघन क्षेत्र के नीचे उपस्थित होता है और इसमें मूत्रमार्ग का अधिकतम भाग होता है। **The parts shown:**

   - **Corpora cavernosa penis:** मजबूत तन्तुओं में गहरे तथा सतही तंतु शामिल होते हैं जो शिश्न समूह पिंड को ढकते हैं।
   - **Corpora spongiosum or corpus cavernosum urethrae:** Urethrae कार्पस कवरनोसम मूत्रमार्ग के बीच में उपस्थित होता है। इसका पिछला हिस्सा फैलकर मूत्रमार्ग बल्ब बनाता है। मूत्रमार्ग बल्ब में ऊपरी सतह से प्रवेश करता है तथा निचली सतह पर Median sulcus होता है जो पतले रेशेदार सेप्टस को उभार देता है।

   Glans penis: यह कार्पोरा स्पॉन्जिओसम का फैला हुआ भाग है। Penis obtuse cone के आकार जो ऊपर से नीचे की ओर चपटा होता है तथा Corpora spongiosum के गोल सिरों पर ढला होता है।

   Function: Urine का त्याग करना। संभोग के दौरान वीर्य स्खलन करना है।

2. **Scrotum:** Scrotum एक थैलीनुमा संरचना होती है जो Penis के नीचे स्थित होते हैं। इसमें Testes पाया जाता है। इसलिए इसे वृषण कोष भी कहते

हैं। यह बाहर से देखने पर दो भागों में बंटा सा नजर आता है जिसे Left तथा Right वृषण कोष कहते है।

- ❖ वृषणकोष के प्रत्येक भाग में एक Testes है। Epididynis तथा Spermatic cord का अन्तिम सिरा स्थित होता है।
- ❖ शुक्राणुजनन के लिए आवश्यक वृषण के निम्न तापमान (2.2.5°C) को बनाए रखने में अण्डकोष मदद करता है। वृषण नर प्रजनन ग्रन्थियाँ मादा अण्डाशय के बराबर होता है। इसकी लम्बाई 4.5 सेमी, चौड़ाई 2.5 सेमी तथा मोटाई 3 सेमी होती है। ये Spermatic cords के माध्यम से अण्डकोश में लटके रहते हैं।

वृषण (TESTES)

- ❖ वृषण उदर गुहा के बाहर तक थैली के अन्दर स्थित होते हैं जिसे Scrotum कहा जाता है जो एक गहरे रंग की त्वचा होती है। प्रत्येक वृषण के आंतरिक क्षेत्र को 200 से 300 वृषण पिंडक Testicular lobules में विभक्त किया गया है तथा प्रत्येक Lobule 1–4 Convoluted loops मौजूद होते हैं।
- ❖ इसकी लम्बाई लगभग 4.5 सेमी, चौड़ाई 2.5 सेमी तथा मोटाई 3 सेमी होती है। ये Sperms का निर्माण करते हैं।

Testes तीन परतों से मिलकर बना होता है।

- ❖ **Tunica vaginalis:** यह है Serous membrane से निर्मित सबसे बाहरी परत होती है।
- ❖ **Tunica albuginea:** यह तन्तुमय उतक से निर्मित मध्य की परत होती है। यह वृषण को कई Lobules में विभाजित कर देते हैं। प्रत्येक खण्ड में शुक्र जनन नलिकाएँ स्थित होती है।
- ❖ **Tunica vasculosa:** यह सबसे अन्दर की वाहिकामय परत होती है। इसमें रक्तवाहिनियों का जाल पाया जाता है।
- ❖ **Function:** Sperms का निर्माण करती है। Scrotum का प्रमुख कार्य टेस्टोस्टीरोन हार्मोन का स्त्रावण करना है।

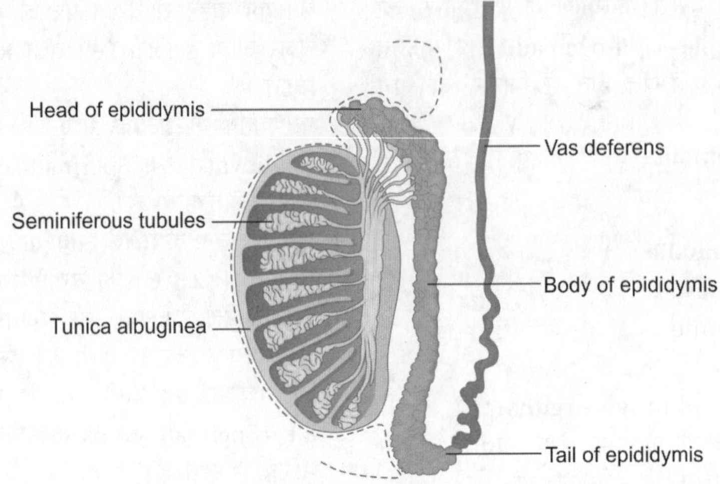

चित्र 10.7ः वृषण (Testes).

सहायक नलिकाएँ (ACCESSORY DUCTS)

सहायक वाहिनी नर प्रजनन तन्त्र में जुड़ी होती है।

❖ **वृषण जालक (Rete testis):** वृषण की वीर्य नलिकाएँ जाल वृषण के माध्यम से वास अपवाही में खुलती है।

❖ **वास अपवाही (Vasa-efferentia or efferent ductules):** वे वृषण छोड़ कर एवं अधिवृषण में खुलते हैं। यह प्रत्येक वृषण के पीछे की सतह के साथ स्थित होते हैं।

❖ **अधिवृषण (Epididymis):** अधिवृषण एक कुण्डलित संरचना होता है जो शुक्रजनन नलिकाएँ (Seminiferous tubules) के आपस में मिलने से बनती है।

❖ इसकी लम्बाई लगभग 4 सेमी और सीधा करने पर लम्बाई लगभग 20 फीट हो जाती है।

❖ **शुक्रवाहिक (Vasdeferens or deferent duct):** शुक्र वाहिकाएँ संख्या में 2 होती है जो Epididymis के निचले भाग से निकलते हैं। इसकी लम्बाई लगभग 45 सेमी होती है।

❖ प्रत्येक वृषण कोष से एक–एक शुक्रवाहिका निकलती है जो Seminal vesicle से निकालने वाली वाहिका से जुडकर Ejaculatory duct का निर्माण करती है। शुक्रवाहिनियों में विशेष प्रकार की कोशिका पायी जाती है जो चिकने पदार्थ Semen का स्त्रावण करती है जो शुक्राणुओं की गति में सहायक होती है।

वृषण रज्जु (Spermatic Cord)

वृषण रज्जु घागे के समान रचना होती है। यह संख्या में दो होती है। वृषण रज्जु के सहारे वृषण ग्रन्थियाँ वृषण कोष में लटकी रहती है। प्रत्येक वृषणरज्जु में Testicular Artery, Testicular veins, Testicullar nerves तथा Vas deferens पाई जाती है।

ग्रन्थियाँ (GLANDS)

नर सहायक ग्रन्थियों में Prostate तथा Paired bulbourethral ग्रन्थियां होती है।

❖ **Prostate ग्रन्थिः** पुरूषों में मूत्राशय से मूत्रमार्ग का मूल बिंदु प्रोस्टेट ग्रन्थि से घिरा हुआ है। प्रोस्टेट ग्रन्थि नर में पाये जाने वाली अखरोठ के आकार की संरचना होती है। यह Pelvic cavity में मलाशय तथा सिम्फायसिस टयूविस के पीछे स्थित होती है। Prostate gland के अन्दर की

सतह पर श्लेष्मल ग्रन्थियाँ तथा बाहर Prostatic Gland पाई जाती है। Prostate gland दूध जैसे तरल पदार्थ का स्त्रवण करती है जो Semen का भाग बनाती है।

❖ **Cowper's Gland:** काउपर ग्रन्थि मटर के आकार की दो ग्रन्थियॉ होती है। ये ग्रन्थियाँ Prostate ग्रन्थि के नीचे स्थित होती है।

- ▪ प्रत्येक Gland एक नलिका की सहायता से मूत्रमार्ग से शिश्नीय हिस्से में खुलती है।
- ▪ Cowper's gland sexual excitement के दौरान तरल स्रावित करती है जो मूत्रमार्ग को चिकना बनाये रखती है जिससे वीर्य आसानी से बाहर स्रावित हो जाता है।

वीर्य (SEMEN)

❖ संभोग के दौरान नर के शिश्न के बाहर मूत्रमार्गीय छिद्र से तरल पदार्थ बाहर निकलता है। वह वीर्य या Semen कहलाता है।

❖ प्रारम्भ में निकलने वाला चिपचिपा वीर्य गाढ़ा होता है। तत्पश्चात थोड़े समय बाद स्वतः पतला Water जैसा हो जाता है और तरल का रूप ले लेता है।

शुक्राणु (SPERM)

शुक्राणुजन शुक्राणु कोशिका के रूप में होती है जिसे तीन क्षेत्रों अर्थात सिर, मध्य टुकडा तथा पूछ में विभाजित किया जाता है। सिर में DNA तथा एक्रोसोम होता है जिसमें शुक्राणुओं को Female egg को पार करने में मदद करने वाले एंजाइम होते हैं। इसके निम्न 3 भाग हैं–

1. Head
2. Body
3. Tail

1. **Head:** शुक्राणुओं का सिर नुकीला होता है। यह एक कला द्वारा घिरा होता है जिसमें Enzyme पाये जाते हैं ये Enzyme ovum को भेदने में मदद करता है। शुक्राणु का सिर DNA से युक्त केन्द्रक से घिरा रहता है।

2. **Body:** यह सिर तथा पूछ का भाग होता है। इसमें माइट्रोकान्द्रिया पाया जाता हैं जो शुक्राणुओं को गतिशीलता प्रदान करता है।

3. **Tail:** शुक्राणु में एक लम्बी पूँछ के समान संरचना होती है जो गति में सहायक होती है। शुक्राणु मादा जनन कोशिका जिसे डिम्ब कहते हैं। ये Zygote का निर्माण करते हैं।

Gametogenesis

युग्मकों के निर्माण में शामिल अर्धसूत्री विभाजन की प्रक्रिया को युग्मकजनन के रूप में जाना जाता है। प्राथमिक लैंगिक अंग क्रमशः युग्मक अर्थात शुक्राणु व अंडाशय का उत्पादन करते हैं। महिलाओं में युग्मकजनन को अंडजनन तथा पुरुषों में शुक्राणुओं के निर्माण के रूप में जाना जाता है।

❖ Spermatogenesis
❖ Oogenesis

Reproductive Health

प्रजनन स्वास्थ्य को सामान्यतः सभी प्रजनन अंगों को ढकने वाले सभी प्रजनन टृष्टिकोण के स्वस्थ तथा उचित / सामान्य किया के रूप में परिभाषित होता है।

प्रजनन स्वास्थ्य को प्रभावित करने वाले कारक (FACTORS AFFECTING REPRODUCTIVE HEALTH)

❖ भारी भारोत्तलिन या स्थानान्तरिक कार्य और घटती हुई प्रजनन क्षमता

❖ रासायनिक अनावृत्ति तथा सहायक प्रजननीय तकनीकि रासायनिक अनावृत्ति एवं भ्रूण वृद्धि

❖ रासायनिक अनावृत्ति एवं भ्रूण वृद्धि

❖ बी जी ए एवं स्तनपान

❖ Phthalates, Parabens and Phenols associated with early puberty

❖ Soy formula and menstrual pain

❖ Vitamin D and uterine fibroids

अभ्यास (Exercise)

1. बहुविकल्पीय प्रश्न (Multiple Choice Questions)

a. 3 से 5 दिनों तक चलने वाले सामान्य, नियमित मासिक धर्मों की स्थिति को नियमानुसार जाना जाता है।

(क) रजोरोध   (ख) रजोनिवृत्ति

(ग) महावारी   (घ) डिस्मिनोरिया

The condition of normal, regular menstruation lasting for 3 to 5 days is known as:

(क) Amenorrhea

(ख) Menopause

(ग) Menstruation

(घ) Dysmenorrhea

b. रजोनिवृत्ति 50 वर्ष की आयु से पहले होती है तथा सर्जरी या अन्य चिकित्सा स्थिति के कारण नहीं होती है–

(क) प्राकृतिक रजोनिवृत्ति

(ख) शल्यक रजोनिवृत्ति

(ग) समय पूर्ण रजोनिवृत्ति

(घ) पेरीमेनोपॉज

Menopause that occurs prior to the age of 50 and is not caused by surgery or other medical condition known as:

(क) Natural menopause

(ख) Surgical menopause

(ग) Premature menopause

(घ) Perimenopause

c. नाभि में ....है–

(क) दो धमनियां तथा एक नस

(ख) एक धमनी तथा एक नस

(ग) दो धमनियां एक नस

(घ) केवल एक धमनी

Umbilical cord has---------

(क) 2 arteries and 2 veins

(ख) 1 artery and 2 veins

(ग) 2 arteries and 1 vein

(घ) Only one artery

2. रिक्त स्थानों की पूर्ति कीजिए (Fill in the Blanks)

a. इंसुलिन .... द्वारा स्रावित होता है।
Insulin is secreted by.............gland.

b. गर्भाशय का आकार ....है।
The shape of uterus is...............

c. एफ एस एच का पूर्ण रूप ....है।
Full form of FSH is...................

3. सही या गलत का चयन कीजिए (Identify True and False)

a. एण्ड्रोजन हार्मोन अण्डाशय द्वारा स्रावित होता है।
Estrogen hormones are secreted by the ovary.

b. एण्ड्रोजन नर लिंग हार्मोन है।
Androgen is male sex hormone.

c. रजोनिवृत्ति पहला मासिक धर्म है जो यौवन (अर्थात 8 से 16 वर्ष की आयु के बीच) पर शुरू होता है।
Menopause is the first menstruation which begins at puberty between 8 to 16 years of age.

4. अति लघुउत्तरीय प्रश्न (Very Short Answer Type Questions)

a. अन्तः गर्भाशय को परिभाषित कीजिए।
Define endometrium.

b. मासिक धर्म का वर्णन कीजिए।
Explain menstrual cycle

5. लघुउत्तरीय प्रश्न (Short Answer Type Questions)

a. गर्भाशय क्या है? गर्भाशय के कार्यों को सूचीबद्ध करें।

Explain uterus and its function.

b. मादा प्रजनन प्रणाली के विभिन्न अंगों को वर्णित करें।

Explain about various organ of female reproductive system.

6. दीर्घउत्तरीय प्रश्न (Long Answer Type Questions)

a. मादा प्रजनन प्रणाली के आंतरिक तथा वाह्य अंगों के बारे में संक्षिप्त में उत्तर दें।
Write about the internal and external organs of the female reproductive system.

b. निशेचन को परिभाषित करें। प्रजनन की प्रक्रिया की व्याख्या करें।
Define fertilization. Illustrate the process of reproduction.

उत्तर (Answers)

1. बहुविकल्पीय प्रश्न (Multiple Choice Questions)

a. (क) रजोरोध
b. (क) प्राकृतिक रजोनिवृत्तिं
c. (ग) दो धमनियां तथा एक नस

2. रिक्त स्थानों की पूर्ति कीजिए (Fill in the Blanks)

a. अग्नाशय ग्रंथि
b. हार्ट शेप
c. फालिकल स्टीमुलेटिंग हार्मोन

3. सही या गलत का चयन कीजिए (Identify True and False)

a. सही
b. सही
c. गलत

तंत्रिका तंत्र
(The Nervous System)

<table>
<tr><td>

- तंत्रिका तन्त्र
- न्यूरोग्लिया
- केन्द्रीय तंत्रिका तंत्र
- संयोजी संरचनाएं
- मस्तिष्क वेन्द्रिकल्स
- मस्तिष्क
- अग्रमस्तिष्क
- मध्यमस्तिष्क
- पश्चमस्तिष्क
- स्पाइनल कॉर्ड
- पेरिफेरल नर्वस सिस्टम
- संवेदी कार्य
- प्लेक्सस्
- प्रतिवर्ती क्रिया
- स्वतंत्र तंत्रिका प्रणाली

</td><td>

- The Nervous System
- Neuroglia
- Central Nervous System
- Meninges
- Ventricles of the Brain
- Brain
- Forebrain
- Midbrain
- Hindbrain
- Spinal Cord
- Peripheral Nervous System
- Sensory Function
- Plexus
- Reflex Action
- Autonomic Nervous System

</td></tr>
</table>

तंत्रिका तंत्र (THE NERVOUS SYSTEM)

न्यूरोलॉजी (Neurology) Neuro = तंत्रिका (Nerve) Logy = Study of का अध्ययन चिकित्सा विज्ञान की शाखा जिसमें तंत्रिका तंत्र के सामान्य कार्य और उसके विकारों का अध्ययन किया जाता है।

तंत्रिका तंत्र हमारे शरीर का सबसे महत्वपूर्ण Controlling तंत्र है जो शरीर की सभी ऐच्छिक तथा अनैच्छिक क्रियाओं को नियंत्रित करता है।

तंत्रिका तंत्र का मुख्य कार्य Impulses संवेदनाओं को प्राप्त करना। उनका Store करना तथा उन्हें मुक्त (Release) करना है इस क्रिया से सभी कार्य सम्पन्न होते हैं।

तंत्रिका तंत्र बहुत सारी तंत्रिका कोशिकाओं से मिलकर (Neuron) बनाती है। चिकित्सा विज्ञान की वह शाखा जिसमें तंत्रिका सम्बन्धित अध्ययन किया जाता है उसे Neurology कहते हैं।

न्योरोलॉजी (Neurology) Neuro तंत्रिका Nerve; Logy: Study of का अध्ययन।

सम्पूर्ण शरीर की तथा उसके विभिन्न भागों एवं अंगों की क्रियाओं को नियमित, नियंत्रित और समन्वित करने वाला संस्थान नाड़ी संस्थान या तंत्रिका तंत्र (Nervous

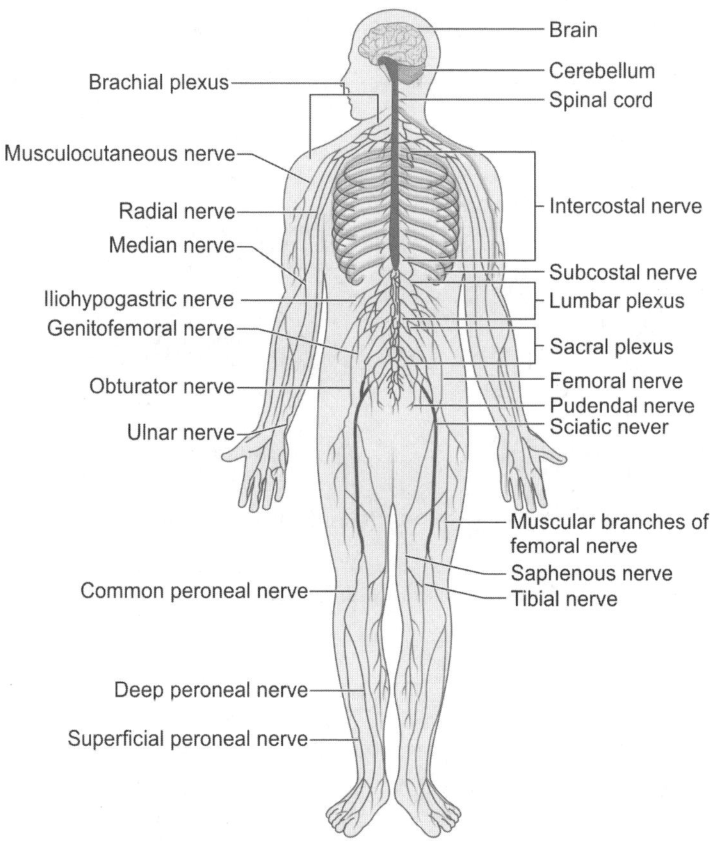

चित्र 11.1ः तंत्रिका तन्त्र (The nervous system).

system) कहलाता है। तंत्रिका तंत्र ऊतकों से बना होता है जिसमें तंत्रिका कोशिकाओं या न्यूरॉन (Neurons) और इनसे सम्बन्धित तंत्रिका तन्तुओं (Nerve fiber) तथा एक विशेष संयोजी ऊतक जिसे न्यूरोग्लिया (Neuroglia) कहा जाता है, का समावेश होता है।

तंत्रिका तंत्र के कार्य (Functions of the Nervous System)

❖ यह सम्पूर्ण शरीर की तथा उसके विभिन्न भागों एवं अंगों की समस्त क्रियाओं का नियंत्रण, नियमन तथा समन्वयन करता है और Homeostasis बनाये रखता है।

❖ यह शरीर के समस्त ऐच्छिक व अनैच्छिक कार्य पर नियंत्रण कर मस्तिष्क तक पँहुचाता है।

Nervous System शरीर के समस्त अंगों के आन्तरिक एवं बाह्य वातावरण के परिवर्तनों को द्रुत संमजन बनाता है और Nerve impulses का संवहन करता है।

तंत्रिका तन्त्र शरीर की अंसख्य कोशिकाओं की क्रियाओं मे इस प्रकार का सामंजस्य उत्पन्न करता है जिससे सम्पूर्ण शरीर एक इकाई के रूप में कार्य कर सके।

Sensory Nerve के द्वारा शरीर के अन्दर एवं बाहर वातावरण परिवर्तन या उद्दीपन (Stimuli) तंत्रिका तंत्र के Spinal cord or brain में पहुँचते हैं जहाँ पर उनका विश्लेषण होता है और Response में Motor nerves द्वारा शरीर की विभिन्न क्रियाएं संपादित होती हैं।

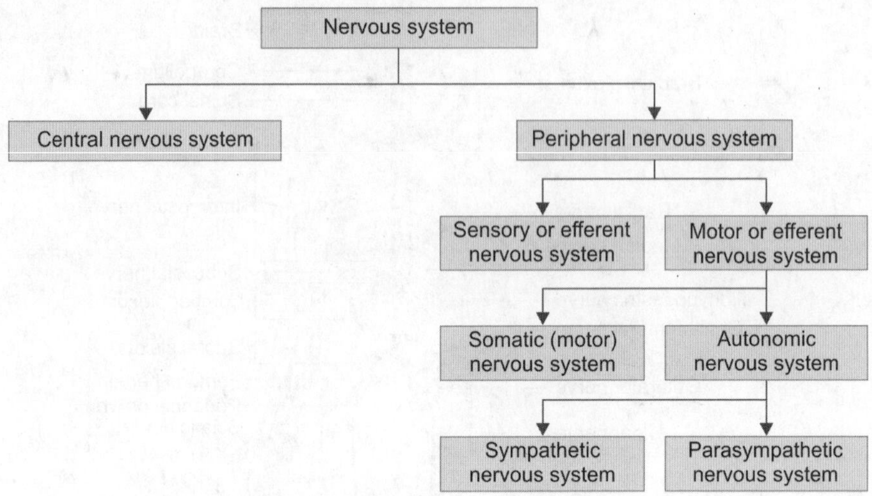

चित्र 11.2: तंत्रिका तंत्र का वर्गीकरण (Classification of the nervous system).

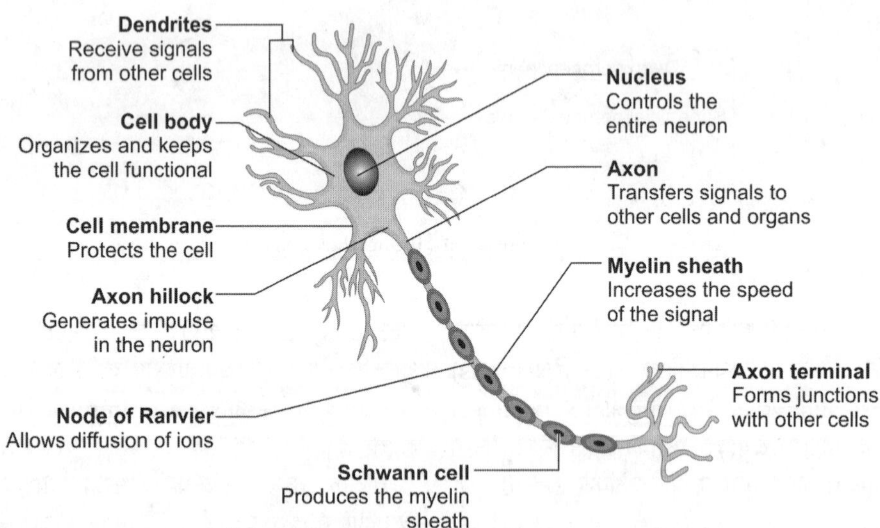

चित्र 11.3: न्यूरॉन एवं उसके कार्य (Neuron).

तंत्रिका तंत्र का संगठन (Organization of the Nervous System)

केन्द्रीय तंत्रिका तंत्र के अंगों में उपस्थित होते है अर्थात मस्तिष्क एवं मेरूरज्जु एक विशिष्ट न्यूरॉन में निम्न संरचनाएँ होती है। न्यूरॉन (तंत्रिका कोशिका) तंत्रिका तंत्र का संरचनात्मक एवं क्रियात्मक इकाई होता है जो Nerve fibers एवं विशेष संयोजी ऊतक न्यूरोग्लिया से बंधे होते हैं।

Structure of Neurons

न्यूरॉन में निम्नलिखित तीन संरचनाए पाई जाती हैं।

1. Cell Body   2. Dendrites   3. Axon

1. **Cell body or soma:** सभी न्यूरॉन में एक कोशिकाकाय या सोम होता है। कोशिकाकाय प्लाज्मा कला द्वारा घिरा रहता है। इसके क्रेन्द्र में क्रेन्दक स्थित होता है। कोशिका द्रव्य निसल के कणों का बना होता है। कोशिकाय में बहुत ही महीन तंत्रिका तन्तु डेन्ट्राइट्स एक्सॉन में फैले रहते हैं। कोशिकाकाय में सामान्यतः दो सरंचनाए निकलती है जो कि निम्न हैं–

   i. **Axon:** यह कोशिका के शरीर या सोम से दूर तंत्रिका आवेगों को प्रसारित करता है।

   ii. **Dendrites:** ये संख्या में एक या अधिक होते हैं तथा संकेतों को कोशिकाकाय की ओर लेकर आते हैं।

2. **मायलिन आवरण:** यह अक्षतंतु को ढकता है तथा उसके चारों ओर सफेद, वसीय, कोशिका रहित परत का निर्माण करता है।

3. **Node of Ranvier:** ये दो आसन श्वान कोशिकाओं के बीच अंतराल है जैसे कि गरिधीग माइलिनेटेड नसों में नलिकीय माइलिन आवरण उनके टर्मिनलों पर बाधित होता है।

न्यूरोन के कार्य (Functions of a Neuron)

❖ यह अंगों एवं ऊतकों से मस्तिष्क तक संवेदी आवेगों को पहुँचता है।

❖ यह मस्तिष्क अंगों माँसपेशियों तथा ग्रन्थियों से प्रेरक आवेगों को लाता है। यह पर्यावरण संवेदनशीलता का अनुमय करता है।

❖ यह शरीर के अंगों का समन्वय व नियंत्रण करता है तथा इस प्रकार समस्थिति को बनाए रखता है।

न्यूरोग्लिया (NEUROGLIA)

Neuroglia-Neoro-Nervc

Glia-Glue

न्यूरोग्लिया अर्थात तंत्रिका बंध आमतौर पर न्यूरोन से छोटे होते है वे प्रौढ़ तंत्रिका तंत्र में गुणा और विभाजित हो सकते हैं। इन्हें तंत्रिका बंध के चार प्रकार के Nonexcitable कोशिकाओं द्वारा सहारा दिया जाता है।

Astrocytes, oligodendrocytes, Microglia, Ependymal

Astrocytes: ये तीर के आकार के सेल होते हैं जिनके कई प्रवर्ध होते हैं उनके नाम निम्नलिखित हैं– ये Neurotransmitters के Metabolism में सहायता करते हैं।

❖ ये पोटेशियम (K⁺) का उचित संतुलन बनाए रखते हैं। ये दिमाग के विकास में भाग लेते हैं। ये Blood-brain barrier के निर्माण में सहायता करते हैं जो दिमाग में पदार्थों के प्रवेश को नियमित करता है।

❖ **Oligodendrocytes:** ये CNS के सबसे सामान्य Neuroglia cells हैं इनके थोड़े प्रवर्ध होते हैं और ये एस्ट्रोसाइट से छोटे होते हैं। ये न्यूरॉन के आसपास लिपट कर एक प्रकार का जाल–सा बनाते हैं।

   ■ **Functions:** ये वसा और प्रोटीन का एक आवरण बनाते हैं जिसे Myelin Sheath कहते हैं।

❖ **Microglia:** ये मोनोसाइट्स से पैदा हुए छोटे फैगोसाइटिक न्यूरोग्लिया हैं इनके कार्य निम्न हैं–

   ■ ये रोज पैदा करने वाले जीवाणुओं को निगल कर तथा नष्ट करने वाले जीवाणुओं को निगल कर तथा नष्ट हुए Cells के अवशेषों को साफ करके CNS की रक्षा करते हैं।

❖ **Ependymal cell:** ये एपिथिलियम से बने Cell होते हैं इनमें से कई घनाकार और कई स्तम्भ के आकार के होते हैं ये कोशिका द्रव से भरे हुए स्तम्भ के आकार के छोते हैं ये कोशिका द्रव से भरी गुहाओं, दिमाग, क्रेन्द्रीय नली तथा सुषुम्ना की तंत्र नलिका में पाए जाते हैं।

   ■ **Functions:** ये CSF का निर्माण करते हैं। और उनके परिसंचरण में सहायता करते हैं।

केन्द्रीय तंत्रिका तन्त्र (CENTRAL NERVOUS SYSTEM)

केन्द्रीय तंत्रिका तन्त्र में मस्तिष्क (कपालगुहा में) तथा मेरुदण्ड (कशेरूक स्तंभ में) होते हैं यह खोपडी तथा कशेरुक माल के मेरुदण्ड के भीतर सुरक्षित रूप से निहित रहता है।

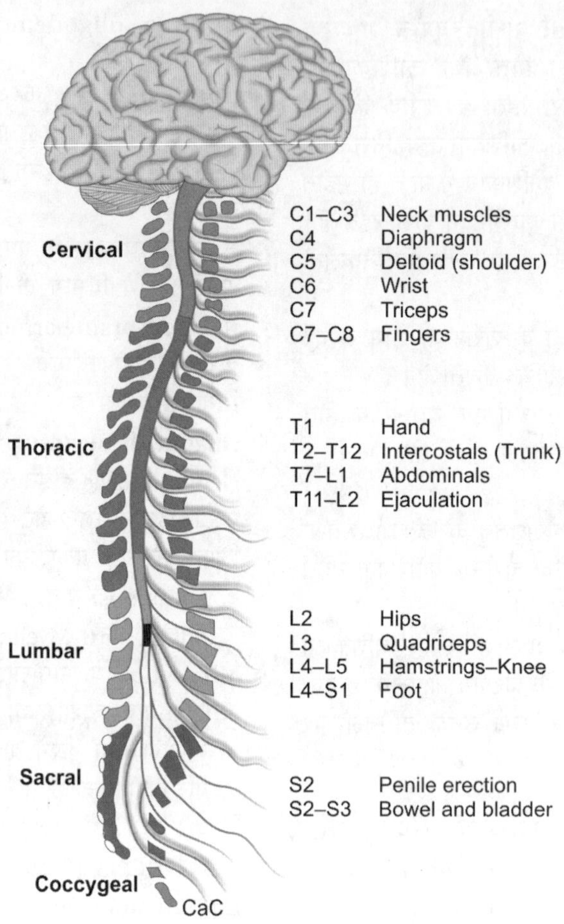

चित्र 11.4: केन्द्रीय तंत्रिका तंत्र (Central nervous system).

क्रेन्द्रीय तंत्रिका मे मस्तिष्क एवं Spinal cord में बना होता है तथा मस्तिष्कावरणों (झिल्लियों) से पूर्णतया आच्छादित रहता है।

संयोजी संरचनाएँ (MENINGES)

संयोजी संरचनाएँ संयोजी ऊतक से बनी होती हैं जो मस्तिष्क तथा मेरूदण्ड के आसपास होती हैं जिन्हें मस्तिष्कावरण कहा जाता है। जबकि Spinal cord के आसपास के Spinal meninges होते हैं मस्तिष्क तथा मेरूदण्ड की झिल्ली अन्दर से बाहर होती है। (Innermost layer to outermost layer) Brain तथा Spinal cord के चारों ओर ऊतक से बनी तीन परतें (Layers) पाई जाती हैं जिन्हें (Meninges) कहते हैं।

Meninges के तीन Part होते हैं—

1. Dura mater

2. Arachnoid mater

3. Pia mater

1. **Dura mater:** ड्यूरामेटर मस्तिष्क तथा सुषुम्ना को ढकने वाली सबसे बाहरी परत होती है यह कठोर Fibrous tissue से निर्मित होती है इसमें दो परतें जुडी होती हैं बाहरी परत खोपड़ी की अस्थियों से सटी होती है जो Periosteum बनाती है। आन्तरिक परत मस्तिष्क तथा मेरूरज्जु को

अन्दर से ढकती है आन्तरिक परत से 4 परतों का निर्माण होता है जिन्हें निम्न नाम से पुकारते हैं–

- **फाक्स सेरिब्राई (Falx cerebri):** Falx cerebri दोनों Cerebral hemisphere के बीच स्थित रहता है।

- **टेन्टोरियम सेरिब्लाई (Tentorium cerebelli):** प्रमस्तिष्क तथा अनुमस्तिष्क के बीच स्थित होता है।

- **फ्लेक्स सेरिब्लेलाई (Flax cerebelli):** Flax Cerebelli दोनों अनुमस्तिष्कीय अर्द्धगोलाई के बीच स्थित होते है।

- **डायाफ्रामा सेली (Diaphragma sellae):** Diaphragma Sellae ऐसा fold है जो Sphenoid bone में उपस्थित गड्ढ़ों को ढकने का कार्य करती है जिसे शैला रार्सिका कहते है।

2. **पायामेटर (Pia Mater):** पायामेटर मस्तिष्क तथा सुषुम्ना के सबसे पास वाली परत होती है यह संयोजी Connective tissue की बनी होती है। इस परत में रक्त वाहिनियाँ बहुत पाई जाती हैं जिससे रक्त आपूर्ति ज्यादा होती है। पायामेटर (स्पाइनल कॉर्ड को आच्छादित कर नीचे की ओर जाती है जिसे फाइलम टर्मिनल कहा जाता है ड्यूरामेटर तथा एराक्नाइड मेटर के बीच का स्थान सबड्यूरल स्पेस (Subdural space) कहलाता है।

3. **एराक्नाइड मेटर** तथा पायामेटर के बीच का स्थान सबराक्नाइड स्पेस (Subarachnoid space) कहलाता है जिसमें सेरिब्रोस्पाइनल द्रव (CSF) भरा रहता है।

मस्तिष्क वेन्ट्रिकल्स (VENTRICLES OF THE BRAIN)

मस्तिष्क में स्थित Internal Cavities को वेन्द्रिकल कहते है जिनमें Cerebrospinal fluid भरा होता है Ventricle मस्तिष्क के भीतर गुहा होती है जो मस्तिष्कामेरू द्रव से भर होते है ये एक दूसरे के साथ तथा मेरूरज्जु के मध्य नाल के साथ भी संवाद करते है मस्तिष्क के भीतर कुल चार निलय होते है।

❖ **Lateral ventricle:** प्रमस्तिष्क (प्रमस्तिष्कीय) गोलार्द्ध के प्रत्येक गोलार्द्ध में एक पार्श्व निलय शामिल होता है अर्थात पार्श्व निलय संख्या में दो होते हैं ये C के आकार के बड़े कक्ष होते हैं जो प्रमस्तिष्कीय गोलार्द्ध के भीतर गहरे पड़े हुए होते हैं।

❖ **Third ventricle:** यह एक संकीर्णगुहा के रूप में होता है जो मध्य रेखा के साथ स्थित होता है यह बाहर Superiorly से Right व Left हिस्सों के बीच स्थित होता है।

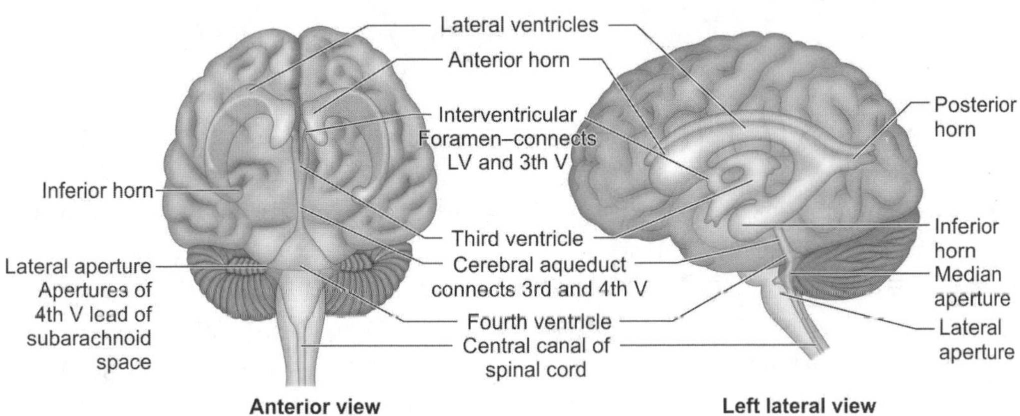

चित्र 11.5: मस्तिष्क वेन्द्रिकल्स (Ventricles of the brain).

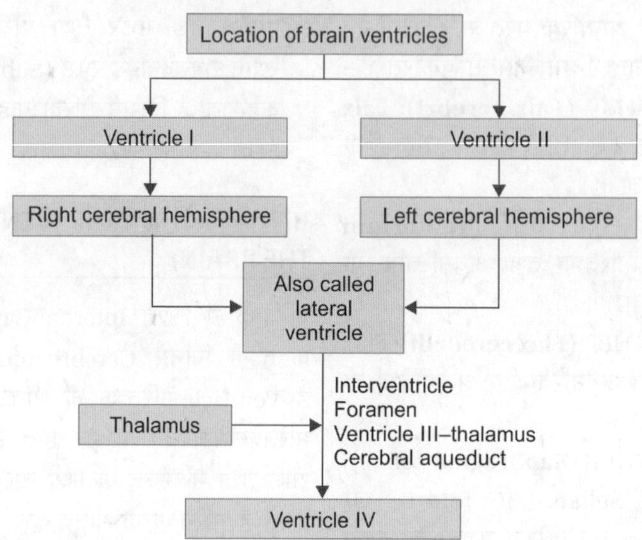

चित्र 11.6: मस्तिष्क निलय का स्थान (Location of brain ventricles).

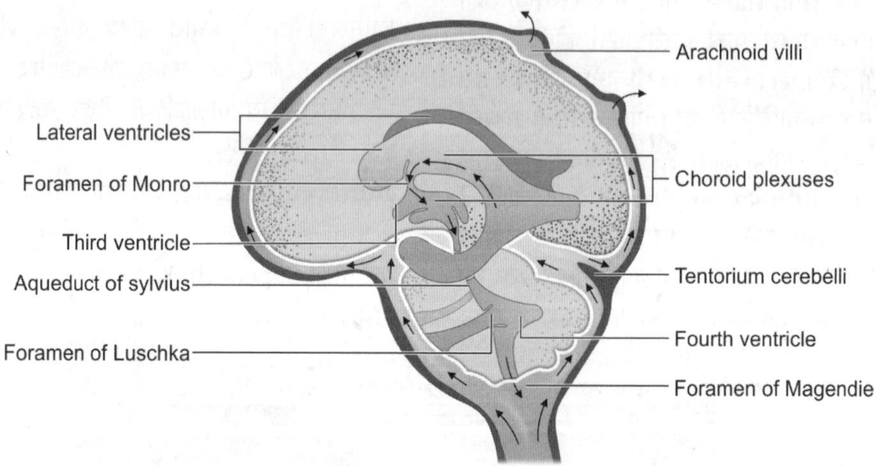

चित्र 11.7: निलय (Ventricle).

❖ **Fourth ventricle:** यह मस्तिष्क स्तंभ तथा प्रमस्तिष्क के बीच पश्चमस्तिष्क में स्थित होता है यह पोन्स से दूरी पर स्थित होता है मेरूरज्जुशशीष से ऊर्ध्ववर्ती तथा अधोवर्ती से यह मेरूरज्जु के मध्य नलिका के साथ संचार करता है चौथा Ventricle नलिका के समान प्रमस्तिष्कीय वाहिनी द्वारा तीसरे निलय से जुड़ा होता है जो मध्यमस्तिष्क के माध्यम से गुजरता है।

❖ मस्तिष्क में चार अनियमित आकार (Irregular shaped) की Cavities पाई जाती है जिन्हें Ventricles कहते हैं।

इन चारों Ventricles में CSF (Cerebrospinal fluid) भरा होता है ये निम्न प्रकार के होते हैं।

1. Lateral ventricle:
2. Third ventricle: 1
3. Fourth ventricle: 1

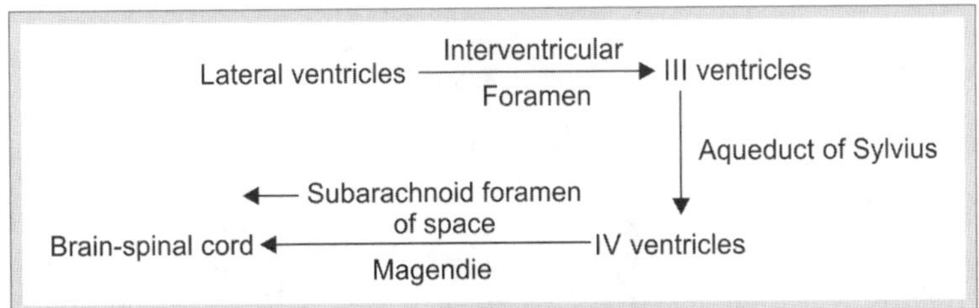

चित्र 11.8: मस्तिष्कमेरू द्रव परिसंचरण (Circulation of CSF).

कार्य (Functions)

Ventricles का मुख्य कार्य Cerebrospinal fluid का निर्माण (Production) करना तथा CSF का (Circulation) करना होता है।

Cerebrospinal Fluid (CSF)

Cerebrospinal एक liquid है जो Clear (स्वच्छ) रंगहीन (Colorles) प्लाज्मा के समान दिखाई देता है। यह मस्तिष्क के वेन्ट्रिकल्स में स्थित संरचना कोराइड प्लेक्सेस (Choroid plexus) द्वारा स्रावित होता है। यह Subarachnoid space तथा Spinal cord की केन्द्रीय नलिका में तैयार होता है। यह लगभग 600–700 mL/day की गति से स्रावित होता है। इसका सामान्य दाव 50–180 mm H_2O होता है। इसका विशेष धनत्व 1.006–1.009 होता है।

Composition: CSF में निम्नलिखित पदार्थ/तत्व मिले होते हैं। 99% water तथा 1% solid things इसमें Organic: Amino acid, urea, glucose, creatinine, etc. इसमें Inorganic: Patassium, Magnesium chloride, etc. होते हैं।

- Glucose: 40–85 mg/dL
- Protein: 15–15 mg/dL
- Urea: 10–30 mg
- Chloride: 700–750 mg%
- Leukocytes: 0–5/ul

Circulation of CSF: सबएराक्नॉइड अवकाश एवं मस्तिष्क के Ventricles से भरा रहता है यह मस्तिष्क के Ventricles के ऊपरी भागों (Roots) में स्थित Cells की नलिका (Choroid plexuses) द्वारा स्रावित होता है दोनों Lateral ventricles से स्रावित होने के बाद यह द्रव इण्टर–वेन्ट्रिक्यूल फोरामिन से होकर III Ventricle में जाता है और इसके बाद एक संकरी नली (Aqueduct of Sylvius) के माध्यम से IV Ventricle में जाता है उसके बाद यह liquid foramen of Magendie and Luschka से होते हुए Subarachnoid space में चला जाता है जिसरो यह मस्तिष्क एक Spinal की सम्पूर्ण सतह पर परिसंचरित होता रहता है अंततः यह द्रव परॉक्नाइड मैअर में स्थित छोटे–छोटे उभारों जिन्हें एराक्नाइड विल्लाई या ग्रैन्यूलेशन्स (Cranial venosus sinuses) में अवशोषित हो जाता है।

Functions of CSF

- ❖ यह मस्तिष्क एवं स्पाइनल को सहारा देता है तथा उसकी रक्षा करता है।
- ❖ CSF मस्तिष्क तथा सुषुम्ना के चारों ओर समान दाब बनाये रखता है।
- ❖ CSF मस्तिष्क एवं कपालीय अस्थियों के बीच में कुशन के रूप में कार्य करता है और शॉक का अवशोषक है।
- ❖ CSF मस्तिष्क एवं Spinal cord को नम बनाये रखता है और CSF तथा तंत्रिका कोशिकाओं के बीच पदार्थों का। जैसे पोषकों एवं त्याज्य पदार्थों का आदान–प्रदान करता है।
- ❖ यह मस्तिष्क तथा सुषुम्ना के Nutrients की supply तथा Waste product को बाहर निकालता है।

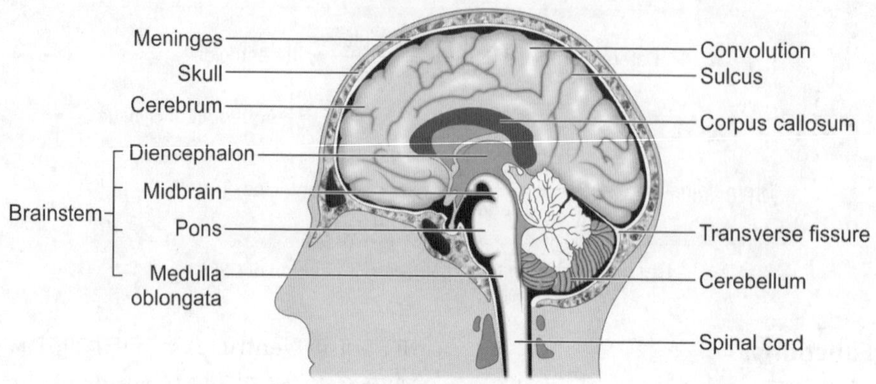

चित्र 11.9: मस्तिष्क (Brain).

मस्तिष्क (BRAIN)

मस्तिष्क शरीर के भार का लगभग 1/50 होता है और कपाल गुहा (Cranial cavity) में स्थित होता है विकास की आरम्भिक अवस्था में मस्तिष्क को तीन भागों में विभाजित किया जाता है जिसे अग्रमस्तिष्क (Forebrain), मध्य–मस्तिष्क (Midbrain) तथा पश्च-मस्तिष्क (Hindbrain) कहते हैं।

मस्तिष्क एक बहुत ही जटिल अंग है जो तंत्रिका तंत्र के केन्द्र को बनाता है; एक अस्थिनुमा संरचना में संलग्न होने के कारण खोपड़ी / कपाल भी कहा जाता है। एक वयस्क व्यक्ति में मस्तिष्क का औसतन वजन लगभग 1600 ग्राम (3.5 पाउंड) होता है जबकि एक वयस्क महिला में यह 1450 ग्राम होता है हाँलांकि आकार के संदर्भ में एक पुरुष तथा महिला का मस्तिष्क बराबर होता है।

मस्तिष्क के भाग (Parts of Brain)

वयस्क मस्तिष्क निम्नलिखित चार बड़े भागों से मिलकर बना होता है–

- ❖ **Forebrain**
  - Cerebrum
  - Diencephalon
- ❖ **Midbrain**
- ❖ **Hindbrain**
  - Medulla
  - Pons
  - Cerebellum

अग्रमस्तिष्क (FOREBRAIN)

यह मस्तिष्क का आगे का भाग होता है।

- ❖ **प्रमस्तिष्क या सेरीब्रम (Cerebrum):** Cerebrum मस्तिष्क का सबसे बड़ा भाग है जो अग्रज एवं मध्यम क्रेनियल फोसा में स्थित होता है।

- ❖ Cerebrum एक गहरी लम्बवत दरार या विदर (Longitudinal cerebral fissure) के द्वारा दाहिने एवं बाँये अर्द्ध-गोलाकार (Cerebral hemispheres) के रूप में जाना जाता है। जो मस्तिष्क के Brainstem पर स्थित होता है।

- ❖ प्रमस्तिष्क का बाहरी घेरा धूसर द्रव्य से बना होता है जिसे प्रमस्तिष्क प्रांवस्था (Cerebral cortex) कहते है तथा सफेद द्रव्य प्रमस्तिष्क प्रांतस्था के नीचे होता है जिसे (Cerebral medulla) कहते हैं। बाएं तथा दाएं प्रमस्तिष्क Cerebral hemispheres तक प्रमुख अनुवैध्य फिसर द्वारा एक–दूसरे से अलग होते हैं।

- ❖ **Cerebral cortex:** प्रमस्तिष्क प्रांतस्था न्यूरल ऊतक की बाहरी परत है जो प्रांतस्थ को ढकता है। इसकी मोटाई 1.5–5.5 mm होती है इसे कभी–2 बुद्धिमत्ता के यप में संदर्भित किया जाता है क्योंकि इस क्षेत्र की नसें, मस्तिष्क के अधिकांश अन्य भागों को जो सफेद दिखाई देते है, से अलग नहीं होती है। माइलिन आवृत तथा माइलिन अनावृत दोनों एक्जोन प्रमस्तिष्क प्रांतस्था के श्वेत द्रव्य को बनाते हैं।

Lobes of the Cerebrum

दो Cerebral hemispheres में से प्रत्येक को खण्ड में विभाजित किया जाता है। जिन्हें Cranial bones कहा जाता है।

* Frontal lobe
* Parietal lobe
* Temporal lobe
* Occipital lobe
* **Frontal lobe:** यह खण्ड व्यक्ति की speech, thought, formulation of words आदि क्रियाओं में सम्मिलित होता है।
* **Parietal lobe:** यह खण्ड वस्तुओं, वर्ण, अक्षरों आदि को केवल स्पर्श द्वारा पहचानने की Ability देता है।
* **Temporal lobe:** यह खण्ड सुनने की क्रिया से संबन्धित है।
* **Occipital lobe:** यह खण्ड देखने की क्रिया से संबन्धित है।

सेरेब्रम के कार्य (Functions of Cerebrum)

* यह सभी ऐच्छिक कार्य को नियंत्रित करने के लिए उत्तरदायी है।
* यह किसी भी कार्य के लिए संवेदी उत्तेजनाओं से जानकारी ग्रहण करता है।
* Cerebrum सोचने समझने याद्दास्त आदि का ज्ञान–बोध कराने में महत्वपूर्ण भूमिका निभाता है।
* यह ऐच्छिक (Voluntary) कार्य को पूर्ण करने में सहायता प्रदान करता है।
* Cerebrum, Occipital lobe में स्थित दृष्टि क्षेत्र देखने सम्बन्धी कार्य करता है।
* **Sensory area:** यह क्षेत्र Parietal lobe में स्थित होता है जो Temperature, pressure, pain, cold, etc. आदि संवेदनाओं की अनुभूति देता है।
* **Motor area:** यह क्षेत्र Frontal lobe में स्थित होता है जो पेशियों के ऐच्छिक संकुचन एवं गतियों का नियंत्रण करता है।
* **Premotor area:** यह क्षेत्र Motor area के सामने प्रत्यक्ष स्थित होता है जो पेशियों की गतियों से सम्बन्धित होता है।

* **Broca's area:** यह क्षेत्र Frontal lobe में प्रेरक पूर्व क्षेत्र के नीचे स्थित होता है यह क्षेत्र (Language production) से सम्बन्धित होता है।
* **Visual area:** यह क्षेत्र Occipital lobe में स्थित होता है। Visual reception and interpretation का कार्य करता है।
* **Speech area:** यह क्षेत्र Lateral lobe के नीचे स्थित होता है जो वाणी से सम्बन्धित होता है।
* **Auditory area:** यह क्षेत्र Temporal lobe में स्थित होता है जो Hearing sensation से सम्बन्धित होता है।
* **Taste area:** यह संवेदी क्षेत्र में Taste sensation से सम्बन्धित होता है।
* **Small area:** यह Temporal lobe में स्थित होता है जो Small sensation में संबन्धित होता है।
* **Basal ganglia:** यह आधारी केन्द्रक छोटे–2 पिण्ड जैसी संरचना होती है जो प्रत्येक (Cerebral) Hemisphere में कॉर्पस कैलोसम के नीचे White mater से धसे हुए भूरे द्रव्य में पाए जाते हैं।

आंतर अग्रमस्तिष्क (Diencephalon)

आंतर अग्रमस्तिष्क, मस्तिष्क का वह भाग है जो प्रमस्तिष्क के मस्तिष्क स्तम्भ तक फैलता है यह तीसरे निलय को घेरता है Diencephalon में निम्नलिखित चार भाग होते है–

1. Thalamus
2. Hypothalamus
3. Epithalamus
4. Subthalamus

1. **Thalamus:** यह आंतर अग्रमस्तिष्क का प्रमुख भाग बनाता है जिसे दो हिस्सों में विभाजित किया जाता है जिनमें से प्रत्येक आकार में अण्डाकार होते है तथा धूसर द्रव्य से बने होते हैं। थैलेमस के बाँए व दाँए हिस्सों को एक दूसरे से एक मध्यवर्ती (Intermediate mass) से जोड़ा जाता है जिसे Gray matter के सेतु (Bridge) के रूप में वर्णित किया जा सकता है।

Function: थैलेमस विभिन्न उपक्षेत्रों तथा मस्तिष्क प्रांतस्था के बीच संचार का बिन्दु है।

- यह रिलेपिंग के अलावा संवेदी सूचना को संसाधित करने में भी भूमिका निभाती हैं।
- यह भी नींद तथा जागने की स्थिति को नियन्त्रित करने के लिए कार्य करता है।
- यह शरीर के प्रेरक प्रणाली को नियंत्रित करने में एक प्रमुख भूमिका निभाता है।

यह Spinal cord व Brainstem से संवेदी आवेगों के बहुमत के लिए Primary relay station के रूप में कार्य करता है जो मस्तिष्क प्रतिस्था के प्राथमिक संवेदी क्षेत्रों तक पहुचने के लिए होता है।

2. **Hypothalamus:** यह Forebrain का भाग होता है यह थेलमेस के नीचे Pituitary gland के ऊपर स्थित होता है यह बहुत सारी तंत्रिका कोशिकाओं (Nerve cells) से मिलकर बनी संरचना होती है। शारीरिक यप से Hypothalamus, Thalamus के नीचे एक बादाम के आकार की संरचना होती है यह Diencephalon के सामने भाग का निर्माण करती है संरचनात्मक रूप से इसमें निम्नलिखित शामिल होते हैं–

- तीसरे वेन्द्रिकल का तल या, अंतरावृत फोसा में संरचनाएँ।
- Hypothalamus परिखा से तीसरे वेन्द्रिकल निम्न की पार्श्व दीवार।

कार्य (Functions)

- Hypothalamus शरीर के तापमान को नियंत्रित करता है।
- यह Autonomic nervous system के कार्य को नियंत्रित करता है।
- यह भूख तथा प्यास की क्रियाओं को Control करता है।
- यह gastric acid secretion को Control करता है।
- यह Posterior pituitary gland द्वारा स्रावित हॉर्मोन को नियंत्रित करता है।

3. **Epithalamus:** यह मस्तिष्क में एक छोटे से क्षेत्र में व्याप्त है यह थैलेमस के बाद के हिस्से से बेहतर है और इसमें शामिल है।

- **Pineal gland:** यह मस्तिष्क में पाई जाने वाली एक छोटी अंतः स्रावी ग्रन्थि है जो मिडलाइनर पर तीसरे वेन्द्रिकल की पटल से जुडी होती है। इसे एंडोक्राइन माना जाता है क्योंकि यह हार्मोन मैलाटोनिन का उत्पादन करता है जो प्रजनन चक्र के नियमन में भूमिका निभाता है।
- **Habenular nuclei:** ये नाभि घ्राण में एक भूमिका निभाते हैं विशेष रूप से भावनात्मक प्रतिक्रियाओं के लिए गंध या सुगंध से संबन्धित है।

Function

- यह मेलटिनिन हार्मोन के स्त्राव को नियंत्रित करता है और घ्राण के लिए भावनात्मक प्रतिक्रिया से सम्बन्धित है।
- **Subthalamus:** यह Diencephalon का एक भाग है Subthalamus की सबसे प्रमुख संरचना सबथैलैमिक न्यूक्लियर है। जो बाद में Hypothalamus और निलय से थैलेमस के लिए स्थित होती है।

Function: Subthalamus नाभिक का कार्य सही पता नही हैं हालांकि subthalamus चालन गतिविधि को नियंत्रित करता है।

मध्यमस्तिष्क (MIDBRAIN)

यह मध्यमस्तिष्क की तरह अग्रमस्तिष्क तथा पश्च– मस्तिष्क को जोड़ने का कार्य करता है यह मस्तिष्क (Brainstem) के ऊपर स्थित होता है। इसमें सेरीब्रल पेडेन्कल्स, कापौरा क्वाड्रिजेमिना आदि संरचनाओं का समावेश होता है जो दो संवेदी केन्द्रों में विभक्त होते हैं। Midbrain बहुत सारी तंत्रिका कोशिकाओं तथा तन्तुओं से मिलकर बना होता है। Brain के इसी भाग से 2nd, 3rd, 4th ventricles को जोड़ने वाली संरचना जिसे cerebral, aqueduct कहते हैं। Midbrain reflex center के रूप में कार्य करता है।

Function: Midbrain में स्थित Reflex centers देखने एवं सुनने की क्रिया से सम्बन्धित होते हैं।

❖ Midbrain में शारीरिक सन्तुलन तथा नेत्र गतियों से सम्बन्धित केन्द्र होते हैं।

पश्चमस्तिष्क (HINDBRAIN)

यह Brain का सबसे पीछे का भाग है जो मेरूदण्ड तथा डाइसेफेलॉन के बीच स्थित होता है इसके निम्न भाग होते हैं।

* Medulla oblongata
* Pons
* Cerebellum

Medulla Oblongata

Medulla oblongata (2.5 cm long) मस्तिष्क स्तम्भ का निचला आधा भाग होता है जो मेरूदण्ड के साथ सतत् होता है Medulla आयताकार कपाल के भीतर स्थित होता है जो कि Foramen magnum के ऊपर स्थित रहता है बाहरी भाग सफेद द्रव्य से बना होता है और भीतरी हिस्सा Gray matter से बना होता है Brain तथा Spinal cord के बीच White matter गुजरता है।

Centers Found in Medulla Oblongata:

* Cardiovascular center
* Vasomotor center
* Reflex center
* Respiratory center

Function: Medulla oblongata heart की क्रियाओं को नियंत्रित करता है।

* यह श्वसन क्रियाओं को नियंत्रित करता है।
* Medulla oblongata blood vessels के आकार को नियंत्रित करता है।
* यह प्रतिवर्ती क्रियाओं (उल्टी, खाँसी, छींक आदि) पर नियंत्रण रखता है।

Pons

Pons brainstem का एक हिस्सा है जो मज्जा के रूप तथा मध्य–भाग के नीचे स्थित होता है इसमें मुख्य रूप से तंत्रिका तंतु शामिल होते हैं जो पूरे Cerebral hemispheres के बीच एक पुल बनाते हैं। इसमें मस्तिष्क और मेरूदण्ड के उच्च स्तरों के बीच फसाने वाले तंतु भी होते हैं Pons में तंत्रिका तंतु सतह पर पाए जाते हैं जबकि कोशिकाय (Gray matter) गहराई में होते हैं।

कार्य (Functions): इन का मुख्य कार्य सामान्य Respiratory rhythm को Maintain करना है।

सेरीबेलम (Cerebellum)

* Cerebellum hindbrain का सबसे बड़ा भाग होता है यह Pons के पीछे तथा Medul oblongata के ऊपर स्थित होता है। इसकी आकृति Oval होती है जो कि Occipital lobe में थोड़ी उभरी हुई दिखाई देती है।
* Cerebellum में Gray matter बाहर की ओर तथा White matter अन्दर स्थित होता है। ये Transverse fissure द्वारा Cerebrum से अलग होता है।
* Cerebellum को Little brain के नाम से भी जाना जाता है।

Function: Cerebellum शरीर के Balance तथा Posture को बनाये रखता है।

* Cerebellum ऐच्छिक पेशियों की गतियों में Coordination बनाता है।
* यह पेशियों की Tone बनाए रखने में मदद करता है।

स्पाइनल कॉर्ड (SPINAL CORD)

मेरूरज्जु / सुषुम्ना

* इसे मेरूरज्जु या रीढ़ की हड्डी भी कहते हैं शरीर के पृष्ठ भाग में ऊपर से देखने पर एक लम्बी अस्थि होती है। मेरूरज्जु केन्द्रीय तन्त्रिका तंत्र की दूसरी सबसे महत्वपूर्ण संरचना है। यह Backbone में स्थित बेलनाकार संरचना होती है यह Occipital bone के Foramen magnum से प्रारम्भ होती है तथा 1st और 2nd lumbar vertebral पर समाप्त होती है। इसकी लम्बाई सामान्य वयस्क में लगभग 45 cm होती है। यह Cervical region तथा Lumbar region में थोड़ी मोटी आकार की होती है। इसका Lower end, Cauda equina कहलाता है जो घोड़े की पूँछ (Horse tail) जैसा दिखाई देता है। यह चारों ओर से मस्तिष्क आवरण (Meninges) तथा Cerebro-spinal fluid द्वारा ढका रहता है। Spinal cord में दोनों ओर से 31 जोड़ी तंत्रिकाएँ निकलती हैं इन तंत्रिकाओं को Spinal nerve कहते हैं।

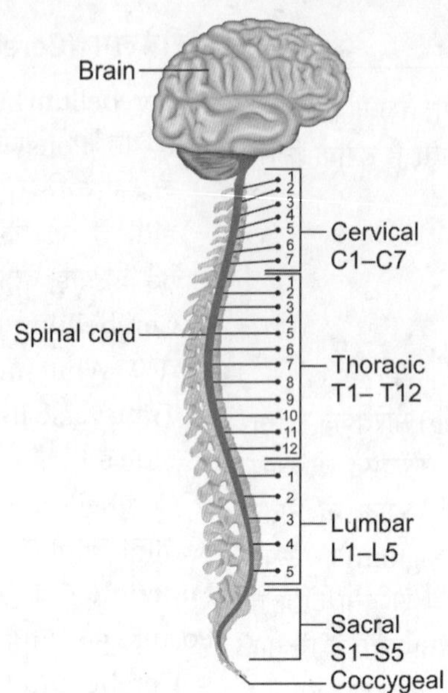

चित्र 11.10ः स्पाइनल कोर्ड (Spinal cord).

Spinal cord की अनुप्रस्थ काट को देखने पर इसमें मस्तिष्क की भाँति White एवं Gray matter दिखाई देते हैं। Gray matter 'H' के समान प्रतीत होता है इसके अलावा Gray Matter में 4 horns एवं एक (Central canal) स्थित होती है इन चार पेशियों को क्रमशः anterior horn and posterior horn कहा जाता है जो संख्या में 2–2 होते हैं।

* Spinal cord आगे की ओर एक छोटे माध्यम द्वारा तथा पीछे की ओर एक गहन संकीर्ण पट, पश्चज मध्यम पट द्वारा, अपूर्णता में दो बराबर–2 भागों में विभाजित रहती है।

* **Gray matter:** Spinal cord में Gray matter अग्रेजी के अक्षर H के रूप में होता है जिसमें 2 अग्रज धूसर स्तम्भ दो पार्श्वीय धूसर स्तम्भ तथा दो पश्चज धूसर स्तम्भ होते हैं इसके केन्द्र में एक केन्द्रीय नली होती है जो 4th ventricle निलय की निरन्तरता में होती है अतः इसमें 4th ventricle से CSFC White matter-spinal cord का White matter अग्रज, पार्श्वीय तथा 3 स्तम्भों या पर्तों में व्यवस्थित रहता है ये स्तम्भ या पर्त ऊपर चढ़ कर मस्तिष्क में पहुँचने वाले संवेदी तन्त्रिका तन्तुओं से मस्तिष्क से उतरकर नीचे आने वाले प्रेरक तंत्रिका तन्तुओं से तथा संयोजी (Connector Neurons) से बने होते हैं।

Function: मेरूदण्ड के निम्नलिखित कार्य होते हैं–

* संवेदी मार्ग मस्तिष्क की ओर तंत्रिका आवेगों का संचालन करते हैं तथा चालन मार्ग मस्तिष्क से प्रभावी अंगों तक तंत्रिका आवेगों का संचालन करते हैं।

* मेरूदण्ड का धूसर द्रव्य क्रमशः उत्तेजना तथा अवरोधक पोस्ट साइनोप्टिक पोटेन्शियल तथा IPSPS के एकीकरण के लिए जगह बनाता है।

* CNS संवेदी ग्राही, माँसपेशियों व मेरूदण्ड तथा उनकी शाखाओं के माध्यम से पूरे शरीर में ग्रन्थियों से जुड़ा हुआ होता है।

* मेरूदण्ड के माध्यम से सभी गतिविधियों की मध्यस्थता की जाती है।

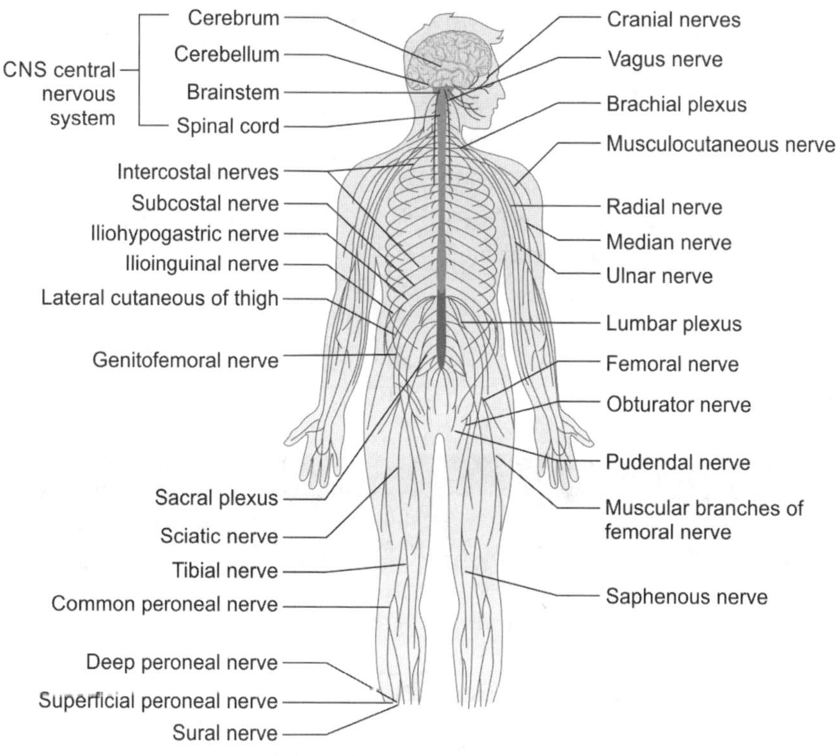

चित्र 11.11: पेरिफेरल नर्वस सिस्टम (Peripheral nervous system).

पेरिफेरल नर्वस सिस्टम (PERIPHERAL NERVOUS SYSTEM)

Introduction: Periphenal nervous system में CNS तथा शरीर के अन्य भागों (माँसपेशियों, ग्रन्थियों और भावना अंगों) के बीच फैली हुई नसें होती हैं यह मुख्य रूप से शरीर के Voluntary functions को नियंत्रित करने का कार्य करता है।

Poriphenal nervous system में दो प्रकार की तंत्रिकाएं सम्मिलित होती हैं जो कि मस्तिष्क तथा स्पाइनल कॉर्ड से निकलती हैं, जो कि निम्न प्रकार की हैं।

❖ Cranial nerves: 12 Pairs (12 जोडिगां)

❖ Spinal nerves: 31 Pairs (31 जोडियां)

❖ Nerve तंत्रिकाएं

❖ **Sensory or afferent nerves संवेदी या अभिवादी तंत्रिकाएं:** संवेदी तंत्रिकाओं का प्रमुख कार्य संवेदनाओं का ज्ञान कराना है। ये तंत्रिकाएं त्वचा में छोटे–छोटे माइनिल रहित जाल या शाखाओं के रूप में फैली रहती हैं जिन्हें Sensory nerves ending कहते हैं जब किसी भी प्रकार को उद्दीपन मिलता है तो Impulses को शरीर के Periphery भाग में Spinal card की सहायता से मस्तिष्क तक संचारित करने का कार्य करता है।

❖ **Motor or element nerves प्रेरक या अपवाही तंत्रिकाएँ:** Motor nerves द्वारा आवेगों का संचरण मस्तिष्क, स्पाइनल कॉर्ड से शरीर के Periphery से सम्बन्धित होता है जो प्रकार की है।

❖ **मिश्रित तंत्रिकाएं (Mixed nerves):** Mixed Nerves में दोनों प्रकार की (Sensory or motor) Nerves के तंत्रिका तन्तु स्थित होते हैं ये तंत्रिकाएं संवेदी तंत्रिकाओं तथा मिश्रित तंत्रिकाओं की तरह संयुक्त काम करती हैं।

❖ **Cranial nerves (कपालीय तन्त्रिकाएँ):** मानव शरीर में 12 जोड़ी Cranial nerves उपस्थित होती हैं ये सभी कपाल के Foramina से निकलकर

मस्तिष्क के परिधीय ऊतक को आपूर्ति प्रदान करती है Vagus nerve (10th/X Carnial nerves) अपवाद हैं जो पेट के भाग में फैली होती है 3rd और 4th cranial nerve midbrain से शुरू होती है जबकि शेष 10 pair cranial nerves की उत्पत्ति मस्तिष्क से होती है। Cranial nerve का नामकरण उनके मूल आपूर्ति किए गए अंगों प्रकृति तथा कार्यों पर आधारित होता हैं।

They are as follows:

❖ Olfactory
❖ Optic
❖ Oculomotor
❖ Trochlear
❖ Trifacial
❖ Abducens
❖ Facial
❖ Auditory
❖ Glossopharyngeal
❖ Pneumogastric
❖ Accessory
❖ Hypoglossal

कार्य उत्पत्ति के आधार पर, अंगों की आपूर्ति तथा कार्य, कपालीय तंत्रिका निम्नानुसार हैं।

सारणी 11.1 कपालीय तंत्रिका का विवरण।

क्र. सं.	Name नाम	Origin (उत्पत्ति)	Innervation (तंत्रिकायन)	Nature (प्रकृति)	Function (कार्य)
1.	Olfactory (घ्राण)	Olfactory epithelium of nasal chamber (नसिका गुहा की घ्राण उपकला)	Olfactory lobe of brain (मस्तिष्क का घ्राण मिंडक)	Sensory (संवेदी)	Smell (गन्ध)
2.	Optic (प्रकाशीय)	Retina of eye. Two optic nerves cross in front of hypothalamus and form optic chiasma (आँख की रेटिना हाइपोथैलेमस के आगे दो प्रकाशीय तंत्रिका)	Diencephalon (डाइएन्सेफेलोन)	Sensory (संवेदी)	Vision (देखना)
3.	Oculomotor (नेत्रप्रेरक)	Cerebral peduncles of midbrain (मध्यमस्तिष्क का प्रमस्तिष्क वृंतक)	Four eye muscles and also to muscles of ciliary body iris and tear glands (आँख की माँसपेशी तथा सिलियरी बॉडी की माँसपेशी आयरिश व अंश्रुग्रन्थि)	Motor (गति)	Movement of eye (आँख की गतिविधि)
4.	Pathetic or trochlear (पैथेटिक अथवा ट्रोक्लियर)	Near cerebral peduncles (प्रमस्तिष्क वृंतक के पास)	Superior oblique eye muscle ऊपर की पारदर्शी आँख की माँसपेशी	Motor (गतिमान)	Rotation of eyeball (नेत्रगोलक की गतिविधि)
5.	Trigeminal (ट्राइजेमिनल)	From anterolateral side of medulla oblongata. Swells and forms gasserian ganglion and then divides in three branches (मेरूरज्जुशीर्ष के ऑवॉन्नाय की तरफ मोटी और गैसेरियन गैग्लियन बनाती है और तीन भागों में बंटती है।)			

Contd...

Contd...

क्र. सं.	Name नाम	Origin (उत्पत्ति)	Innervation (तंत्रिकायन)	Nature (प्रकृति)	Function (कार्य)
	V1	Ophthalmic (नेत्र)	Skin receptors of nose, forehead eyelids. (नाक माथे की त्वचा आँख की पलक)	Mixed (मिश्रित)	Tactile and lower jaw movements (टेक्सटाइल तथा निचले मुख की गतिविधि)
	V2	Maxillary (ऊर्ध्वहनु)	(गाल के त्वचा ग्राही आँख की निचली पलक ऊपरी ओष्ठ, दाँत तथा ऊपरी मसूड़ा)		
	V3	Mandibular (अधोहनु)	Skin receptors of cheeks, lower eyelid, upper lip, teeth and gums of upper jaw (निचले ओष्ठ का त्वचा ग्राहक, निचला मसूड़ा, पिन्ना निचले मुंह की माँसपेशियाँ		
6.	Abducens (अपकर्षिणी)	Mid-ventral side of anterior par of medulla oblongata. मेड्यूला ओब्लांगाटा का आन्तरिक भाग का मिड-वेन्ट्रल की तरफ)	External rectus eye muscle (आँख की मांसपेशी का बाहरी रेक्टरा)	Motor (गतिमान)	Rotation of eyeball (नेत्रगोलक की गतिविधि)
7.	Facial (आनन)	Anterolateral side of medulla oblongata behind Vth swells and forms geniculate (पाँचवें के पीछे मेड्यूला ओब्लांगाटा के अन्टेरोलेट्रल की तरफ सूजन और जेनिक्यूलेट गैन्गिलियोन बनाती है)	Sensory fibers to taste buds on posterior 2/3 part of tongue. Motor fibers to muscles of face, salivary glands, neck, etc. (जीभ के पिछले 2/3 भाग पर स्वाद कलिका के संवेदी तंतु चेहरे की माँसपेशियों के गतिमान तंतु सैलिवरी ग्रन्थि गर्दन, आदि)	Mixed (मिला हुआ)	Tasting of food facial expression, saliva secretion, and movements of neck (भोजन का स्वाद, चेहरे के हावभाव, लार का स्रावण और गर्दन की गतिविधि)
8.	Auditory (श्रवण)	Internal ear (formed of vestibular and cochlear branches) (आन्तरिक कान प्रघाणीय तथा कर्णावृत समूह का बना होता है)	Anterolateral side of medulla oblongata behind VII (सातवें के पीछे मेरूरज्जुशीर्ष के अग्रपार्श्विक दिशा की तरफ)	Sensory (संवेदी)	Hearing and equilibrium (सुनना तथा संतुलन)
9.	Glosso-pharyngeal (जिह्वा ग्रसनी)	Lateral side of medulla oblongata. (मेरूरज्जुशीर्ष का पार्श्वीय भाग)	Sensory fibers to taste of tongue. Motor fibers to muscles of pharynx and parotid salivary glands. (जीभ के 1/3 भाग के आन्तरिक स्वाद कलिका के संवेदी तंतु)	Mixed (मिला हुआ)	Tasting of food, salivation and swallowing (भोजन का स्वाद, लार का बनना और निगलना)

Contd...

Contd...

क्र. सं. / नाम (Name)	Origin (उत्पत्ति)	Innervation (तंत्रिकायन)	Nature (प्रकृति)	Function (कार्य)
10. Vagus or pneumogastric (वेंगस अथवा फुफ्फुसजठर)	Lateral side of medulla oblongata behind IXth (नौवें के पीछे मेड्यूला ओब्लांगाटा के पीछे की तरफ	Sensory fibers to receptors present in wall of visceral organs. Motor fibers to muscles in the wall of visceral organs like alimentary canal, heart blood vessels, trachea, lungs, kidneys, genital tracts, etc. (रिसेप्टर्स के संवेदी तंतु विस्सेरल अंग पर उपस्थित होते हैं। गतिमान फाइबर्स से विस्सेरल अंग की मांसपेशियों की दीवार पर जैसे हृदय रक्त की नलिका, फेफड़ा, वृक्क, आदि	Mixed (मिला हुआ)	Visceral functions sensation and movements (विस्सेरल संवेदना तथा गतिविधि)
11. Accessory (सहायक)	From lateral side of medulla oblongata behind Xth (दसवें के पीछे मेरूरज्जुशीर्ष के पीछे की तरफ)	Muscles of larynx, pharynx neck and shoulder (कंठ की मांसपेशियों, ग्रसनी, गर्दन और बाजू)	Motor (गतिमान)	Movement of larynx, pharynx, neck and shoulder (कंठ की गति, ग्रसनी, गर्दन ओर बाजू)
12. Hypoglossal (अधोजिह्वा)	From ventral side of posterior part of medulla oblongata (मेरूरज्जुशीर्ष के पीछे के वेन्ट्रल दिशा की तरफ से)	Hypoglossal muscles and below tongue. (अधोजिह्वा मॉसपेशी तथा जीभ के नीचे)	Motor (गतिमान)	Movement of larynx, pharynx, neck and shoulder (कंठ की गति ग्रसनी गर्दन और बाजू)

Spinal nerves: ये संख्या में 31 जोड़ी होती है जो कि Spinal cord से निकलती हैं इनका नामाकरण इनसे संबन्धित कशेरूका के अनुसार होता है। ये निम्न प्रकार के होते हैं–

* **Cervical nerves (सर्वाइकल तंत्रिकाएं):** 8 जोड़ी
* **Thoracic nerves (थॉरेसिक तंत्रिकाएं):** 12 जोड़ी
* **Lumbar nerves (लम्बर तंत्रिकाएं):** 05 जोड़ी
* **Sacral nerves (सेक्रल तंत्रिकाएं):** 05 जोड़ी
* **Coccygeal nerve (कॉक्सिजिअल तंत्रिकाएं):** 01 जोड़ी।

संवेदी कार्य (SENSORY FUNCTION)

संवेदी जानकारी मेरूदण्ड की नसों के पीछे या पृष्टीय जड़ों से होती है जो उनके द्वारा प्रभावित क्षेत्रों से होती है तथा मस्तिष्क में वापस आ जाती है।

* **Motor function:** चालन आवेगों को मस्तिष्क से मॉसपेशियों तक पूर्वकाल या उदर द्वारा, मेरूदण्ड की जड़ों तक ले जाया जाता है इस प्रकार उत्तेजना का जवाब दिया जाता है।
* **Autonomic function:** स्वायत्त कार्यदक Spinal nerve पायेरूदण्ड द्वारा आंतरिक अंगों के उचित कार्य को भी विनियमित किया जाता है।

प्लेक्सस (PLEXUS)

Spinal nerve अपने समीपस्थ तंत्रिकाओं की शाखाओं के साथ जुड़कर बड़ा Network या group बनाती हैं जिसे Plexus कहते हैं। ये मुख्य 5 प्रकार के होते हैं।

1. **Cervical plexus (सर्वाईकल प्लेक्सस):** प्रथम चार सर्वाइकल तंत्रिकाओं (C1-C4) की अग्रशाखाएं मिलकर सर्वाइकल प्लेक्स का निर्माण करती हैं इस प्लेक्सस की Sensory शाखाएँ गर्दन तथा (Shoulder) की पेशियों को Supply करती हैं इस प्लेक्सस की मुख्य Motor branch फ्रेनिक नर्व (Phrenic nerve) कहलाती है जो C3-C4 से मिलकर Diaphragm में प्रवेश करती है।

2. **Brachial plexus (ब्रैकिअल प्लेक्सस):** अन्तिम 4 सर्वाइकल तंत्रिकाओं तथम प्रथम थोरेसिक (T1) तंत्रिकाओं की अग्र शाखांए मिलकर प्रथम प्लेक्सस का निर्माण करती हैं। It supplies the muscles of upper limbs strain and chest.

   - **Axial nerve:** It supplies the muscle of the shoulder.
   - **Radial nerve:** It supplies the muscle of arm, forearm and hand.
   - Median nerve supplies the flexor muscle in forearm and lateral aspect of hand.
   - **Musculocutaneous nerve:** Supplies the muscle of forearm and strain of forearm.
   - **Ulnar nerve:** It supplies the flexor carpi ulnaris of all intrinsic muscles of hand.

3. **Lumbar plexus (लम्बर प्लेक्सस):** प्रथम 4 लम्बर (L1-L4) तंत्रिकाओं की अग्रशाखाएं मिलकर लम्बर प्लेक्सस का निर्माण करती हैं इसकी मुख्य शाखाएं निम्न प्रकार से हैं–
   - Iliohypogastric nerve
   - Ilioinguinal nerve
   - Genitofemoral nerve
   - Lateral cutaneous nerve
   - Femoral nerve
   - Obturator nerve

4. **Sacral plexus (सेक्रल प्लेक्सस):** Sacral plexus का निर्माण L4, L5 and S1, S2, S3 तंत्रिकाओं के मिलने से होता है।
   - इस Plexus की तंत्रिकाएँ (Hip joint) तथा (Pelvis) की पेशियों को Supply करती हैं।
   - इस Plexus की मुख्य नर्व Sciatic nerve होती है।

5. **Sciatic nerve:** यह शरीर की सबसे बडी तंत्रिका होती है जो Hip bone के greater sciatic foramen से travel करती हुई दो भागों में विभक्त हो जाती है जिसे tibial nerve, common peroneal nerve. कहतें हैं।
   - **Tibial nerve:** It innervates posterior aspect of leg and foot.
   - **Common peroneal nerve:** It supplies the muscles of anterior aspect of leg and dorsum of foot.
   - **Coccygeal plexus (कॉक्सिजियल प्लेक्सस):** इस प्लेक्सस का निर्माण चौथी, पाँचवी, सेक्रल नर्व तथा कॉक्सिजियल नर्व की शाखाओं से होता है।

प्रतिवर्ती क्रिया (REFLEX ACTION)

यह एक प्रकार की किसी उद्दीपक के विरोध में की गई अनैच्छिक क्रिया है।

Ex: गर्म वस्तु पर हाथ लगते ही हाथ हटा देना।

प्रतिवर्ती क्रियाओं को सम्पन्न करने के लिए निम्न संरचनाओं की आवश्यकता होती है जिसे सामूहिक रूप से Reflex arc कहते हैं।

- **Sensory organ:** यह संवेदी आवेग को ग्रहण करने का काम करता है।
- **Sensory nerve fiber:** ये आवेग को पश्च मूल गण्डिका (ganglion) तक पहुँचाता है।
- **Spinal cord:** यहाँ पर Connecting fiber के द्वारा (Anterior horn) में पहुँचता है।
- **Motor organ:** प्रेरक आवेग के कारण यहाँ पहुँचने पर इस अंग में क्रिया उत्पन्न होती है।

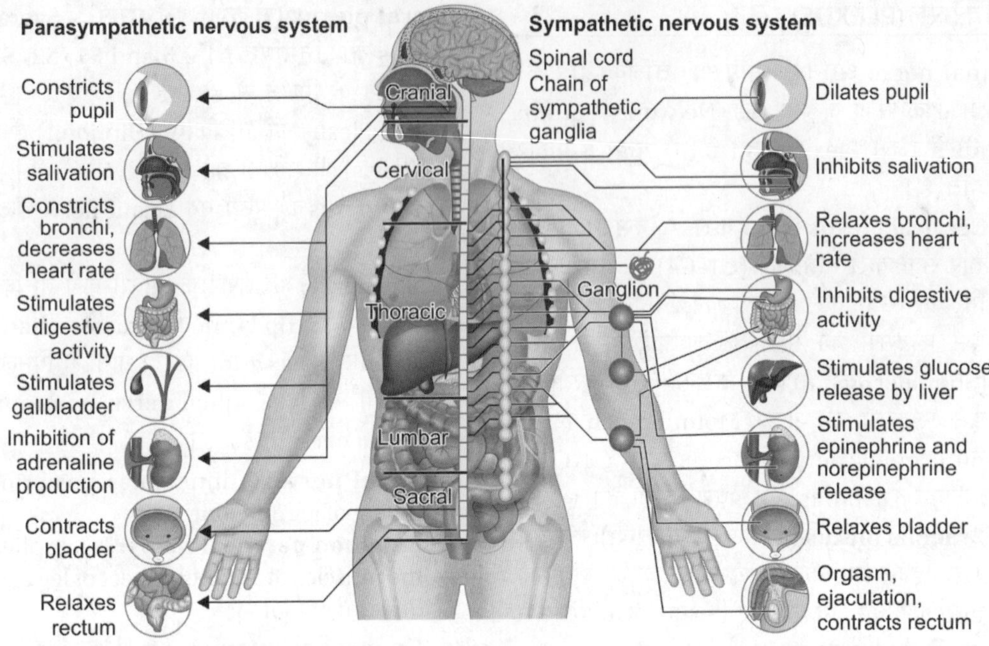

चित्र 11.12: स्वतंत्र तंत्रिका प्रणाली (Autonomic nervous system).

स्वतंत्र तंत्रिका प्रणाली (AUTONOMIC NERVOUS SYSTEM)

Inroducting: शरीर के अनैच्छिक कार्य जैसे– हृदय की मॉसपेशियों की गति, चिकनी, मॉसपेशी ग्रन्थि तथा मॉसपेशियों का स्वायत्त तंत्रिका तंत्र द्वारा नियंत्रित किया जाता है।

Autonomic nervous system निम्न भागों में बाटा हुआ है–

* Sympathetic (thoracolumbar outflow)
* Parasympathetic (Craniosacral outflow)

Sympathetic Nervous System

Sympathetic nervous system मानसिक व शारिरिक तनाव को नियंत्रित करता है। जैसे के काम अथवा व्यायाम की वजह से तनाव, दर्द तथा रंहने की अनुचित अवस्था (जैसे– अत्यधिक गर्मी और सर्दी)

Part of Sympathetic Nervous System

* Sympathetic trunks (अनुकम्पी धड़)
* Preganglionic sympathetic fibers (मंडिकापूर्व अनुकम्पी तंतु)
* Postganglionic sympathetic fibres (मुंडिकापश्च अनुकम्पी तंतु)
* Collateral ganglia (संपर्विक गंडिका)

Functions of Sympathetic Nervous System

* Sympathetic nervous system द्वारा हृदय की पेशियों रक्त शिराओं की अनैच्छिक पेशियों और Stomach pancreas तथा Pelvis अंगों जैसे internal organs को nerve आपूर्ति होती है।
* Voluntary muscles सहित सभी पेशियों की tone को संभाल कर रखती है।
* यह Sweat gland और **skin** की अनैच्छिक पेशियों की प्रेरक स्रावी तन्तु को रेशों की आपूर्ति करती है।

शरीर के विभिन्न अंगों पर Sympathetic प्रभाव (Sympathetic Effects on Various Parts of the Body)

- Sympathetic nervous system द्वारा शरीर के अनेक अंगों की क्रियाओं का नियंत्रण एवं वियमन होता है। क्यूटेमियम तंत्रिकाओं के साथ मिलकर ये त्वचा की अनैच्छिक पेशियों से क्रिया कराती है त्वचा में स्थित रक्त वाहिकाएँ इनके उद्दीपन से ही संकुचित होती हैं और हृदय मस्तिष्क तथा पेशियों को अधिक रक्त मिलता है।
- **Sympathetic या अनुकम्पी उद्दीपन** के प्रभाव सिलियरी पेशियों का शिथिलन हो जाने के परिणाम स्वरूप पुतलियाँ फैल जाती है।

Parasympathetic Autonomic Nervous System

- इस तंत्र को (Craniosacral division) भी कहते हैं। इसमें परानुकम्पी कोशिकाओं, तंत्रिका तन्तुओं एवं गैंग्लियाओं का समावेश होता हैं। परानुकम्पी कोशिकाएँ Brainstem तथा Spinal cord के सैकल भाग में स्थित होती हैं कपालीश भाग सिर, ग्रीवा, वक्ष, एवं अधिकांश उदरीय अन्तरोगी की परानुकम्पी तंत्रिका आपूर्ति करता हैं तथा Sacral lower abdomen एवं Pelvis के अन्तरांगों की आपूर्ति करता है।
- Parasympathetic division के कपालीय भाग से निकलने वाले प्रीगेंग्लियोनिक तन्तु III, VII, VIII, IX एवं X कपालीय तंत्रिकाओं के भाग होते हैं।
- ये कपालीय तंत्रिकाएं मध्य मस्तिष्क, पोन्स एवं मेड्यूला में स्थित केन्द्रकों से उद्गमित होती है और मस्तिष्क से बाहर शरीर के विभिन्न अंगों में पहुँचकर इनके तन्तुओं का अन्त हो जाता है सैक्रल भाग से निकलने वाले प्रीगेंग्लियोनिक तन्तु स्पाइनल कॉर्ड को दूसरी, तीसरी एवं चौथी स्पाइनल तंत्रिका के (Anterior roots) के रूप में छोडते है वे अलग तंत्रिका के रूप नहीं रहते है।

पैरासिम्पैथैटिक के भाग (Parts of Parasympathetic)

- Preganglionic parasympathetic
- Parasympathetic ganglia
- Postganglionic parasympathetic

Functions of the Parasympathetic Nervous System

बाहय जगत के ज्ञान की प्राप्ति विभिन्न प्रकार की संवेदनाओं के द्वारा ही संभव होती है संवेदनाओं का अनुभव भी संभव है जब उससे संबन्धित Sensory nerves को उचित stimuless प्राप्त हो सके हम इस विशेष संवेदना का अनुभव मस्तिष्क के द्वारा अनुवादित होने पर ही करते हैं शरीर ध्वनि, प्रकाश, गंध, दाब आदि के लिए संवेदनशील होता है इनकी संवेदना विशेष प्रकार के (Special sense organs) पर निर्भर करती है जो शरीर के विभिन्न भागों में स्थित होते हैं।

प्रत्येक संवेदी अंग अलग+दकअलग ग्राही शामिल करता है।

- **General receptors:** ये ग्राही पूरे शरीर में त्वचा, आंतों के अंगों (पेट की गुहा में आंत का अर्थ) मांसपेशियों तथा जोड़ों पर मौजूद होते हैं।
- **Special receptors:** ये Chemical receptors जो कि मुँह तथा नाक में होते हैं तथा (Light receptors) जो कि Eyes में होते है तथा स्वतःग्राही जोकि कान में होते हैं ये तीनों शामिल करता है।

निम्नलिखित अंगों को संवेदी अंग कहते हैं–

- **Skin:** छूने, दबाव, ताप तथा तापस्थायी के लिए।
- **Ear:** सन्तुलन व सुनने की भावना बनाए रखने के लिए
- **Eye:** देखने के अनुभव के लिए
- **Nose:** सुगंध बनाये रखने तथा सुनने के अनुभव के लिए
- **Tongue:** स्वाद को अनुभव करने के लिए।

अभ्यास (Exercise)

1. बहुविकल्पीय प्रश्न (Multiple Choice Questions)

a. मस्तिष्क को घेरने वाले तानिका को निम्न के रूप में जाना जाता है–

(क) कपाल तानिका

(ख) मेरूदण्डीय तानिका

(ग) उपरोक्त दोनों

(घ) उपरोक्त में से कोई नहीं

Meninges that surround the brain is known as:

(क) Cranial meninges

(ख) Spinal meninges

(ग) Both of theses

(घ) None of theses

b. न्यूरॉन्स को विभिन्न परत द्वारा आवृत किया जाता है, ये हैं–

(क) अन्तः गर्भाशयकला व परितंत्रिकाकला

(ख) परितंत्रिकाकला व पेरीनेरियम

(ग) उपरोक्त सभी

(घ) इनमें से कोई नहीं

Neurons are covered by different layers, they are:

(क) Endoneurium and Epineurium

(ख) Epineurium and Perineurium

(ग) All of the above

(घ) None of the above

c. मानव शरीर में सबसे बड़ी नर्व (तंत्रिका) है–

(क) साइटिक नर्व　　(ख) ट्राइजेमिनल नर्व

(ग) वैगस नर्व　　　(घ) ऑप्टिक नर्व

Largest nerve in the body is:

(क) Sciatic nerve

(ख) Trigeminal nerve

(ग) Vagus nerve

(घ) Optic nerve

2. रिक्त स्थानों की पूर्ति कीजिए (Fill in the Blanks)

a. मस्तिक आवरण में .... हैं–

The meninges has layers..............

b. .... ग्यारहवीं कपालीय तंत्रिका है–

.... is 11th cranial nerve.

c. मस्तिष्क का .... आवरण है।

The covering of the brain and spinal cord is.................

3. सही या गलत का चयन कीजिए। (Identify True and False)

a. अधिवृत्त सुप्रिनल ग्रंथियां अधिवृषण ग्रंथियों के रूप में पायी जाती हैं।

Suprarenal glands are otherwise known as adrenal glands.

b. रीढ़ की नसों में 30 युग्म होते हैं।

There are 30 pairs of spinal nerves in backbone.

c. शारीरिक मुद्रा तथा संतुलन मध्य मस्तिष्क द्वारा बनाए रखा जाता है।

Body posture and equilibrium is maintained by the midbrain.

4. अतिःलघुउत्तरीय प्रश्न (Very Short Answer Type Questions)

a. न्यूरॉन को उसके कार्यों के साथ परिभाषित करें।

Define neuron and its functions.

b. प्रमस्तिष्क क्या है? उसके कार्यों की व्याख्या करें।

What is cerebrum? Enlist the functions of cerebrum.

5. लघुउत्तरीय प्रश्न (Short Answer Type Questions)

a. सी एस एफ क्या है? एवं उसके कार्यों का विस्तृत वर्णन करें।

What is CSF and explain its functions.

b. कपालीय तंत्रिकाओं तथा उसके कार्यों पर संक्षिप्त टिप्पणी लिखिए।
Write a short note on cranial nerves and its functions.

6. दीर्घउत्तरीय प्रश्न (Long Answer Type Questions)

a. केन्द्रीय तंत्रिका के विभिन्न भागों का वर्णन करें तथा प्रमस्तिष्क की संरचना की व्याख्या करें।

List the different parts of central nervous system and describe the structure of cerebrum.

b. स्वायन्त्र तंत्रिका तंत्र के बारे में संक्षेप में लिखिए।
Briefly write about autonomic nervous system.

उत्तर (Answers)

1. बहुविकल्पीय प्रश्न (Multiple Choice Questions)

a. (क) कपाल तानिका　　　b. (ग) उपरोक्त सभी　　　c. (क) साइटिक नर्व

2. रिक्त स्थानों की पूर्ति कीजिए (Fill in the Blanks)

a. तीन परतें　　　b. सहायक तंत्रिका　　　c. मैनिन्जेस

3. सही या गलत का चयन कीजिए (Identify True and False)

a. सही　　　b. गलत　　　c. गलत

विशेष इन्द्रियाँ
(Special Sense Organs)

<table>
<tr><td>

- त्वचा
- कान
- शरीर के सन्तुलन की क्रियाविधि
- आँख
- देखने की क्रियाविधि
- नाक
- जीभ

</td><td>

- Skin
- Ear
- Physiology of Body Balance
- Eyes
- Physiology of Vision
- Nose
- Tongue

</td></tr>
</table>

त्वचा (SKIN)

परिचय (Introduction)

त्वचा मानव शरीर का सबसे बड़ा अंग है इसे अध्यावरण के नाम से भी जाना जाता है। यह लगभग 1.8 मी०^2 का सतह क्षेत्र होता है तथा इसमें कुल शरीर के वजन का 16 प्रतिशत शामिल है।

Functions of the Skin

- **Sensation:** तापमान, स्पर्श दबाब तथा दर्द की उत्तेजनाओं का पता लगाने के लिए Skin पर कई ग्राही तथा तंत्रिका तन्त्र मौजूद होते हैं।

- **Protection:** त्वचा एक मौलिक अवरोधक के रूप में कार्य करती है जो कि गहरे स्थित अंगों तथा ऊतकों को सूक्ष्मजीव आग्रमण, पराबैंगनी विकिरण, निर्जलीकरण विकरण तथा शारीरिक अवशोषण से बचाने में मदद करती है।

- **Thermoregulation:** शरीर के तापमान में वृद्धि से पसीना आता है तथा जब यह पसीना त्वचा की सतह से वाष्पित हो जाता है तो यह शरीर को ठण्डा करता है दूसरी ओर, शरीर के तापमान में कमी की स्थिति में पसीने का उत्पादन कम हो जाता है जो शरीर ऊष्मा के संरक्षण में मदद करता है।

- **Immunity:** यह एंटीजन प्रसंस्करण के दौरान प्राप्त प्रतिरक्षात्मक जानकारी को लसिका ऊतकों में उचित प्रभावकारी कोशिकाओं को प्रदान करता है।

- **Excretion:** त्वचा से निकलने वाला पसीना विषाक्त पदार्थों, आयनों तथा कई अन्य यौगिकों को बाहर निकालता है।

- **Blood reservoir:** त्वचा अत्यधिक संवहनी होती है आराम करने की अवस्था में एक वयस्क की त्वचा में रक्त वाहिकाएँ कुल रक्त की मात्रा का लगभग 8-10 प्रतिशत होती हैं।

- **Drug delivery route:** त्वचा दवाओं के वितरण के लिए एक मार्ग के रूप में कार्य करती है।

- **Endocrine function:** त्वचा विटामिन D के जैव संश्लेषण में मदद करती है Vitamin D के पहले चरण के लिए पराबैंगनी प्रकाश आवश्यक होता है।

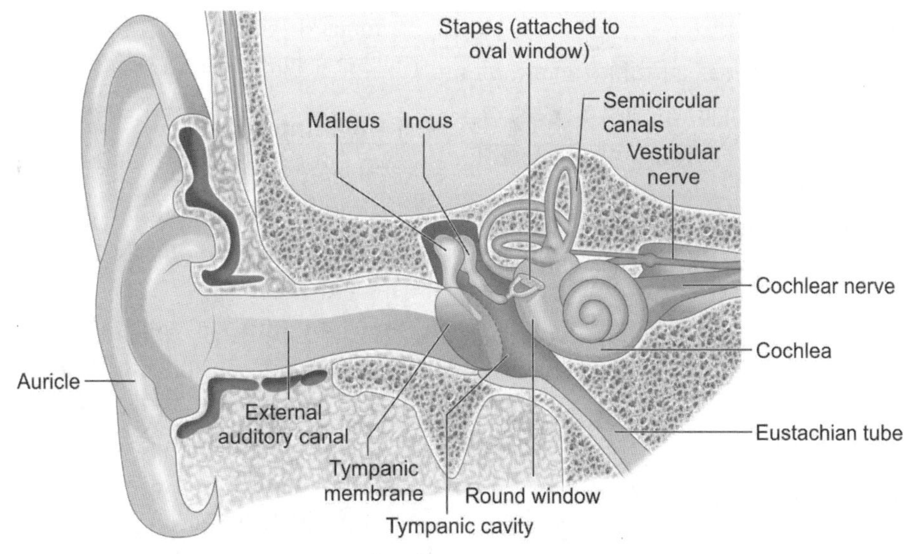

चित्र 12.1: कान (Ear).

कान (EAR)

मनुष्य के पास कानों का एक जोड़ा होता है जो पार्श्व में स्थित दोनों ओर मौजूद होता है कानों का प्राथमिक कार्य शरीर के संतुलन को बनाए रखना है। तथा साथ ही ये सुनने के लिए भी जिम्मेदार होते हैं इस प्रकार कान न केवल ध्वनि को समझने में मदद करते हैं, बल्कि शरीर के विभिन्न पदों को संतुलित करने में भी महत्वपूर्ण भूमिका निभाते है।

कान शरीर का एक आवश्यक अंग है जिसका कार्य Hearing एवं शरीर का सन्तुलन (Equilibrium) बनाये रखना है कान में आठवीं तंत्रिका की आपूर्ति होती है जो ध्वनि तंरगों से उत्पन्न कम्पन्नों के द्वारा उद्दरित होती है।

कान की रचना (Structure of the Ear)

कान की रचना अन्यन्त जटिल होती है अतः अध्ययन की द्रष्टि से इसे निम्नलिखित तीन प्रमुख भागों में विभाजित किया जाता है।

1. External ear (बाह्यकर्ण)
2. Middle ear (मध्यकर्ण)
3. Internal ear (अंतःकर्ण)

बाह्यकर्ण (External Ear)

Auricle (Pinna)- यह कान का वह भाग है जो कान के बाहर निकला हुआ होता है External fibroelastic cartilage से बना होता है इसमें गहरे grooves और ridger जैसी संरचना होती हैं।

❖ **Earlobe or lobule (कर्णपाली अथवा खंडक):** Enternal का निचला भाग है जो कोमल, लचीला तथा संवहनीयन होता है earlobe एडिपोस तथा Fibrous ऊतक का बना होता है।

❖ **Internal auditory meatus (Auditory canal):** यह एक S आकार का लगभग 1 इंच लम्बा पास होता है पार्श्वीय भाग में वसायन तथा कर्णमल ग्रन्थि होती है जो चिपकने वाला और चिपचिपा पदार्थ स्रावित करती है।

Functions

Outer Ear के दो Main Functions होते है।

1. यह मध्यकर्ण झिल्ली या कान के परदे को सुरक्षा प्रदान करता है यह सुनने के माध्यम से कान के परदे में ध्वनि तरंग के रांग्रह में भी मदद करता है।
2. कान में मौजूद कान का मैल रोगाणुओं व धूल से बचने में मदद करता है तथा कीड़ों को कान में प्रवेश करने से रोकता है।

मध्यकर्ण (Middle Ear)

❖ **मध्यकर्ण गुहाः** यह एक अनियमित आकार की हवा से भरी गुहा होती है जो अस्थाई हड्डी के अन्दर मौजूद होती है यह निम्नलिखित कार्य करता है–

- **Tympanic membrane** की पीछे-पीछे वाली दीवार के रूप में मध्यकण झिल्ली कार्य करती है।

- **Temporal bone** मध्य कान की शीर्ष तथा तल का निर्माण करती है।

- यह मध्य कान की एक Posterior wall की दीवार के रूप में कार्य करती है जो कि Mastoid process क्रिया कहलाती हैं।

- अस्थायी हड्डी की पतली परत मध्यवर्ती की दीवार बनाती है जिसमें 2 द्वार होते हैं। Oval window is known as fenestra ovalis and round window called fenestra rotunda.

- यूस्टेशियन नली नेसोफैरिंग्स से गुहा तक पहुचने के लिए वायु के पारित होने का कार्य करती है यह 4–5 सेमी लम्बा होता है तथा Ciliated epithelium के साथ Linked होता है।

❖ **Bones:** मध्य कान में निम्न श्रवण या कान की छिद्र होती है ये क्षेत्र में मौजूद छोटी हड्डियाँ होती हैं जो मध्यकर्ण झिल्ली से अण्डाकार गवाक्ष तक होती हैं।

❖ **मैलीयस (Malleus):** यह हथौड़े के आकार की पार्श्वीय अस्थिका होती है जिसका हैण्डल कर्णपटल के सम्पर्क में होता है तथा शीर्ष Incus आस्थिका से जुड़कर एक गतिशील संधि का निर्माण करता है।

- **इनकस (Incus)ः** बीच की तिहाई के आकार की अस्थिका Incus कहलाती है जो अपने कार्य के द्वारा बाहर की ओर मैलीपस से तथा लम्बे प्रवर्ध द्वारा भीतर की ओर स्टेपीज अस्थिका से जुडी होती है छोटे प्रवर्ध द्वारा यह स्थिर रहती है।

- **Stapes:** यह रकाबी के आकार की मध्यवर्ती सबसे भीतर की अस्थिका होती है जिसका शीर्ष Incus से जुडा होता है तथा आधार अण्डाकार छिद्र में फिट रहता है।

अन्तः कर्ण (Internal Ear)

आन्तरिक कान को भँवर जाल के रूप में भी जाना जाता है जिसमें श्रवण के अंगों का समावेश होता है। आन्तरिक कान का मुख्य कार्य श्रवण तथा शरीर का सन्तुलन होता हैं–

❖ **Bony labyrinth:** यह अस्थाई हड्डी के भीतर मौजूद तक गुहा है जो Periosteum द्वारा जुड़ा रहता है यह एक परत जलयुक्त तरल पदार्थ का होता है जिसे Perilymph के रूप में जाना जाता है। Endolymph इसी तरह का पानी का तरल पदार्थ झिल्लीदार भंवरजाल के साथ मौजूद होता है। इस भाग में निम्नलिखित तीन अन्य संरचनाएं स्थित होती हैं।

1. **Vestibule:** यह middle ear के पास स्थित फैला हुआ भाग है इसके सामने Cochlea तथा पीछे की तरफ तीन अर्धवृताकार नलिकाएँ स्थित होती हैं।

2. **Cochlea:** यह (shell shaped) होती है इसका आधार चौड़ा होता है।

3. **Semicircular canal:** यह तीन नली की जैसी संरचना होती है जो इस तरह से उपस्थित होती है कि प्रत्येक नली एक विशेष खुली सतह पर उपस्थित होती है।

❖ **Membranous labyrinth (कला गहन)ः** कला गहन अन्तः स्रावीय से भरा होता है तथा यह अस्थिल गहन में बन्द होता है। Membranous labyrinth को 3 भागों में किया है।

i. **कर्णावृत Cochlea:** यह आठवीं (Cranial nerve) या Vestibulocochlear Cranial nerve तंत्रिका कहलाती है। इसके दो भाग होते है

ii. **Cochlear duct कॉक्लियर भागः** यह भाग 8th Cranial nerve का श्रवण भाग होता है इसे वास्तविक श्रवण तन्त्रिकाएं कहते है इसके तन्तु थेलेमस के ठीक पीछे स्थित होते हैं इस तन्त्रिका के Damage होने पर Deafness उत्पन्न होती है।

iii. **प्रकोष्ट Vestibule:** यह भाग Middle ear के Vestibule तथा Cochlea से संबंधित संवेदनों को ग्रहण करता है इस भाग में क्षति होने पर शरीर का संतुलन बिगड़ जाता है यह तंत्रिका शरीर के संतुलन के लिए जिम्मेदार होती है।

Functions

कान के कार्य निम्न हैं–
* Motor and reflex effects
* Effects on higher function
* Sensory effects
* Sensorial effects
* Effects on state of consciousness and vigilance

Physiology of hearing सुनने की क्रियाविधि कान द्वारा सुनने की क्रियाविधि निम्नलिखित चरणों में पूर्ण होती है। जो इस प्रकार हैं–

* वातावरण में ध्वनि का संचरण ध्वनि तंरगों (Sound waves) द्वारा होता है जिनकी प्रबलता तथा दर अलग–अलग होती है।
* ये ध्वनि तरंगें External ear के Pinna, External auditory canal से होती हुई Tympanic membrane पर पहुँचकर वहाँ Vibration उत्पन्न करती हैं।
* यह कम्पन्न टिम्पेनिक झिल्ली से जुड़ी श्रवणीय अस्थिकाओं (Malleus, incus, stapes) तक पहुँचता है।
* श्रवणीय अस्थियों में उत्पन्न कम्पन्न Vestibule में होता हुआ Perilymph में पहुँच जाता है।
* Perilymph से कम्पन्न कॉक्लियर केनाल के स्थित Endolymph में पहुँचकर Nerve ending को उदीरत करता है जो कि Organ of corti में स्थित होते है।
* Impulses, cochlear nerve द्वारा मस्तिष्क में पहुँचते है।
* वहाँ ये Temporal lobe में पहुचते हैं और प्रतिक्रिया के रूप में हमें सुनाई देता है।

शरीर के सन्तुलन की क्रियाविधि (PHYSIOLOGY OF BODY BALANCE)

* शरीर का संतुलन बनाये रखने में Semicircular canal तथा vestibule का महत्वपूर्ण योगदान है।

* Vestibular nerve शरीर की स्थिति को बनाये रखने से संबन्धित है।
* जब सिर की स्थिति में कोई परिवर्तन होता है तो इन अर्द्धवृत्ताकार नलिकाओं में स्थित तरल गतिशील हो जाता है जिससे Impulse उत्पन्न होते हैं।
* ये Vestibular nerve द्वारा मस्तिष्क में पहुँचते हैं वहाँ इस क्रिया के फलस्वरूप प्रतिवर्ती क्रिया होती है और शरीर का संतुलन बनता है।

आँख (EYES)

Introduction

आँखे हमारे शरीर की एक महत्वपूर्ण एवं जटिल ज्ञानेन्द्री है जो हमें Vision का बोध कराती है आँखे गोलाकार होती हैं तथा Orbital cavity में स्थित रहती हैं इनका व्यास Diameter लगभग 2.5 cm होता है, इन्हें Eyeball कहते हैं **(चित्र 11.2)**।
* Outer fibrous layer
* Middle vascular layer
* Inner nervous layer

आँख की संरचना नेत्र में निम्नलिखित होती है–
Eyeball: आँख की दीवार तीन ऊतकों से मिलकर बनी होती है।

Outer Fibrous layer

यह परत प्रकृति में रेशेदार होती है तथा इसे श्वेत पटल अथवा Fibrosa कहते हैं। Tunica fibrosa के जिस भाग से प्रकाश आँख की पुतली में प्रवेश करती है उसे Cornea कहते हैं।

* **Sclera (श्वेतपटल):** यह नेत्रगोलक Opaque तन्तु से निर्मित श्वेत भाग होता है Sclera सामने की ओर एक Transparent संरचना का निर्माण करती है जिसे Cornea कहते हैं।

Sclera thickest and strongest भाग होता है। Sclera आँख का सफेद भाग बनाती है।

* **Cornea (स्वच्छ मण्डल):** इसका निर्माण श्वेत पटल से होता है यह Eyeball का 1/6 भाग बनाता है यह श्वेत पटल की पारदर्शी संरचना होती है इस भाग में रक्त वाहिकाओं का अभाव रहता है। कॉर्निया से केवल दर्द की अनुभूमि होती है।

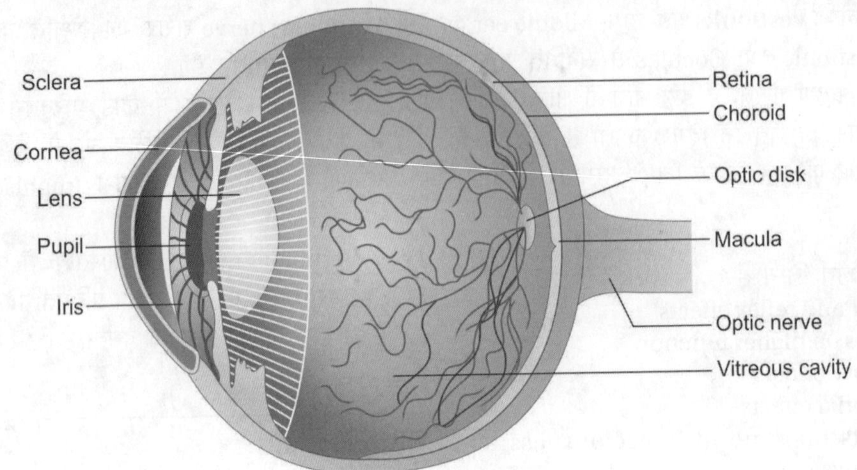

चित्र 12.2: आँख (The Eyes).

कार्य (Functions)

❖ श्वेत पटल आँखों के आकार को बनाये रखने में सहायक है।

❖ Cornea प्रकाश की किरणों को रेटिना (Retina) पर केन्द्रित करने का काम करती है।

मध्य वाहिकामय परत (Middle Vascular Layer)

इस परत में बहुत ज्यादा नलियाँ होती हैं। यह परत नेत्र गोलक की बीच वाली परत होती है इस परत में Blood vessels होने से रक्त आपूर्ति ज्यादा होती है। नेत्रगोलक के इस भाग में निम्नलिखित तीन संरचनाएं पाई जाती हैं–

❖ **कोरोइड (Choroid):** यह संयोजी ऊतक द्वारा निर्मित नेत्रगोलक की मध्य परत है।

  ■ इस परत में बहुत सारी रक्त वाहिनियाँ होती है।

  ■ यह गहरे भूरे रंग (Deep chocolate brown) की दिखाई देती है।

❖ **Ciliary body:** Choroid आगे जाकर थोड़ी मोटी हो जाती है जो Ciliary body का रूप लेती है। Ciliary body में ciliary muscles तथा स्रावी उपकला कोशिकाएं (Secretory epithelial cells) पायी जाती हैं। यह उपकला कोशिकाएं (Epithelial cell) एक प्रकार का द्रव स्रावित करती हैं। जिसे (Aqueous humor) कहते हैं।

  ■ Aqueous humor लेन्स तथा कार्निया के बीच स्थित होता है।

❖ **Iris:** आइरिस लेन्स के सामने स्थित पेशीय पर्दा होता है यह नेत्र का रंगीन (Colored) भाग है। यह Cornea तथा lens के मध्य स्थित होता है यह नेत्रगोलक को Anterior तथा Posterior दो भागों में विभक्त करता है।

Function: यह रेटिना (Retina) की रक्षा करता है। दूसरा महत्वपूर्ण कार्य आने वाली प्रकाश तरंगों की मात्रा को नियंत्रित करता है।

❖ **पुतली (Pupil):** Iris के मध्य एक गोलाकार संरचना पाई जाती है जिसे Pupil कहते हैं प्रकाश की तीव्रता के अनुसार इसका परिमाण घटता बढ़ता रहता है।

Inner Nervous Layer (आंतरिक तंत्रिका परत)

नेत्र का यह भाग सबसे अन्दर की ओर होता है इस आन्तरिक भाग में तन्त्रिकाओं का जाल (Network) पाया जाता है।

नेत्र की आन्तरिक तंत्रिकामय परत में (Retina) होती है।

❖ **Retina:** रेटिना नेत्र की सबसे भीतरी परत की संरचना है।

- ❖ इस भाग में बहुत सारी तन्त्रिका कोशिकाएँ पाई जाती हैं। रेटिना में एक मोटी एवं पतली परत होती है जिसे Neuroretina कहते हैं।
- ❖ यह Photoreceptor छड़ तथा शंकु के आकार की रचनाएँ स्थित होती हैं जिन्हें Rods एवं Cones कहते है।
- ❖ प्रत्येक आँख में लगभग 7 मिलियन Cones तथा 125 मिलियन Rods होती है।
- ❖ Rods and cones में ऐसे Photosensitive वर्णक पाए जाते हैं जो प्रकाश तरंगों को तंत्रिका आवेश में बदल देते हैं Rods काली सफेद छाया का तथा Cones रंग का बोध कराते हैं।
- ❖ Rods में Rhodopsin वर्णक तथा Cones में Idopsin वर्णक पाया जाता है।

Functions

To impart vision help in body balance conduction of light reflex.

लेंस (Lens)

लेंस प्रतिबिम्ब को फोक्स करने का प्रमुख अंग है यह आइरिस के पीछे स्थित रहता है तथा एक पारदर्शी, वृत्ताकार रचना बनाता है यह निलम्बी स्नायु तथा सिलीयरी बॉडी द्वारा जुड़े होते हैं। किसी वस्तु को देखने के लिए इससे निकलने वाली प्रकाश किरणें लेंस पर मुड़ जाती हैं और रेटिना पर वस्तु का स्पष्ट प्रतिबिम्ब बन जाता है।

नेत्रकाचाभ द्रव या पिंड (Vitreous Humor or Body)

यह एक पारदर्शी, रंगहीन द्रव्य है जिसमें जेली जैसी स्थिरता होती है यह विद्युत अपघट्य प्रोटीन के साथ 99 प्रतिशत जल का गठन करता है। संवेदनशील समरूप झिल्ली जिसे पादर्शक (Hyaloid membrane) झिल्ली कहा जाता है।

आँख की सहायक सरचनाएँ (Accessory Structures of Eyes)

Orbital cavity आँखे नेत्रगुहा गं स्थित होती है जिनके चारों ओर निम्नलिखित सहायक संरचनाएं पायी जाती है।

- ❖ **Eyebrows:** Frontal bone के Orbital प्रवन्ध पर स्थित मोटी त्वचा के दो Arch बने होते है जिस स्थान पर बाल स्थित होते हैं उन्हें Eyebrows (भौंहें) कहते हैं।

  Function: ये ललाट पर आने वाले पसीने को आँखों में प्रवेश करने से रोकती है।

- ❖ **Eyelids (पलकें):** प्रत्येक आँख के सामने वसा, रहित Areolar tissue से निर्मित ऊपर व नीचे दो पलकें होती हैं ये बाहर की ओर त्वचा से तथा भीतर की ओर श्लेष्मा से ढकी रहती हैं।

- ❖ **Eyelashes:** प्रत्येक पलकों के किनारों पर छोटे–छोटे बाल निकलते हैं जो Eyelashes कहलाते है।

- ❖ **Eye muscles:** ये मॉसपेशिया पीछे की ओर हड्डी से सभी कक्षा में फैलती है तथा श्वेत पटल में प्रवेश करनी है आँखों की गति निम्न है।

आँखों में निम्नलिखित 6 प्रकार की पेशियाँ पाई जाती है इनमें से चार सीधी तथा दो तिर्यक पेशियाँ होती हैं।

- ❖ Superior rectus for upward movement
- ❖ Inferior rectus for downward movement
- ❖ Medial for inward movement
- ❖ Lateral rectus for outward movement
- ❖ Interior oblique for clockwise movement
- ❖ Superior oblique for clockwise movement

  Function आखों की पेशियों का प्रमुख कार्य सहारा तथा गति प्रदान करना है।

- ❖ **Lacrimal gland (अश्रु ग्रन्थियॉ):** Lacrimal gland (almond) के आकार की छोटी ग्रन्थि होती हैं जो Fronal bone के नेत्रगुहा में स्थित होती हैं।

  Functions: Preventing dryness

  - Preventing infection
  - Supplying O_2 nutrients to the eyes
  - Clear surface area
  - Lacrimal glands के द्वारा Tears का निर्गाण होता है साथ ही स्त्राव आँखों की सतहों को नम बनाए रखने का काम करती है।
  - **Blood supply to eyes:** Central retinal artery की शाखा आँखों की रेटिना की आन्तरिक परत को Blood supply की पूर्ति करती है।

❖ **Nerve supply:** Second cranial nerve जिसे optic nerve कहते है। आँखों की तंत्रिका आपूर्ति करती है।

देखने की क्रियाविधि (PHYSIOLOGY OF VISION)

प्रकाश की तंरगें वायु के माध्यम से लगभग 3,00,000 km/Second की गति से सामान्तर रेखा में संचरण करती हैं किन्तु इस माध्यम से परिवर्तित होने पर ये झुक जाती हैं इसे अपवर्तन या रिफ्रेक्शन कहते है।

प्रकाश तरंगं रेटिना पर पड़ने से पहले अन्यः संरचनाओं से गुजरती हुई रेटिना पर पहुँचती है।

जब किसी वस्तु की Image रेटिना पर पड़ती है तो (Cones) एवं श्लाकाओं (Rods) में होने वाला प्रकाश रासायनिक अभिक्रिया द्वारा एक Impulse का निर्माण करता है जो Optic nerve द्वारा मस्तिष्क के Visual Cortex area में पहुँचती है जिससे वस्तु दिखाई देती है।

दृष्टि के लिए उत्तरदायी प्रतुख अंग–

❖ Dim light vision

❖ Color vision

❖ कम प्रकाश दृष्टि के लिए प्रमुख उत्तरदायी अंग श्लाकाएं हैं जब Light rods पर पडती हैं तब सिस रेटिनेल का तीव्र Transretinal में रूपान्तरित हो जाता है जिससे प्रकाश संवेद विभव (Photo-receptor potential) उत्पन्न होता है जो तंत्रिका आवेश उत्पन्न करता है ये आवेग मस्तिष्क के द्रष्टि कॉर्टेक्स को भेज दिए जाते हैं।

❖ Color vision cons रंग एवं तीव्र प्रकाश की द्रष्टि के लिए उत्तरदायी होता है। Iodopsin वर्णक इसमें पाया जाता है जो Retinal एवं Photopsin से बना होता है Photopsin rods में पाये जाने वाले Scotopsin के समान ही होते हैं।

नाक (NOSE)

मानव जाति में नाक चेहरे के बीच में स्थित होती है जबकि अधिकांश स्तनधारियों में यह ऊपरी थूथन (टिप) पर होती है नाक वह ज्ञानेन्द्रिय है जो गंध (Smell) का ज्ञान कराती है इसे प्रथम कपाल तन्त्रिका Olfactory nerve कहते है की सहायता से गंध का अनुभव होता है इस तंत्रिका में कई तन्तु पाए जाते हैं जो कि नासा–गुहा की श्लेष्मिक झिल्ली के ऊपरी भाग में स्थित होते हैं। ये एक विशेष प्रकार की कोशिकाओं द्वारा आच्छादित रहते हैं जिसे ऑलफेक्टरी Olfactory cells कहा जाता है (**चित्र 12.3**)।

यहाँ से आने वाली सूक्ष्म तन्तु घ्राण बल्ब (Olfactory bulb) के तनु से मिलते हैं यह घ्राण बल्ब मस्तिष्क से निकला हुआ भाग होता है।

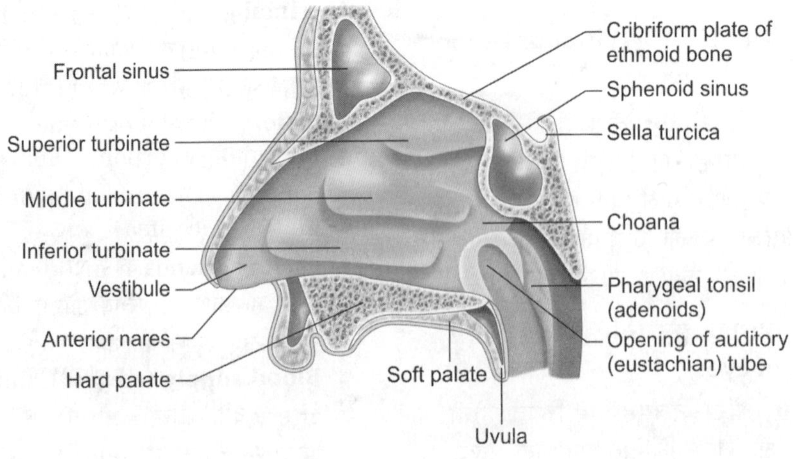

चित्र 12.3: नाक (Nose).

घ्राण तन्तु अनेक न्युक्लियसों में रिले होते हैं अन्ततः घ्राण केन्द्र में पहुँचते हैं यह केन्द्र प्रभाव प्रमस्तिष्क गोला है जो Temporal खण्ड में स्थित होता है जो हमें गंध की संवेदना प्राप्त करने में सहायता करता है।

घ्राण उपकला में तीन प्रकार की कोशिकाएं होती हैं।

1. Olfactory receptors
2. Supporting cells
3. Basal cells

Functions of Nose

नाक के कार्य निम्न हैं–

* Smell
* Respiration
* Air conditioning
* Detoxification

जीभ (TONGUE)

Tongue एक Muscular organ है जो मुँह के तल पर उपस्थित होता है जो भोजन चबाने तथा निगलने में मदद करता है चूँकि जीभ की सतह पैपिला और स्वाद कलिकाओं से ढकी होती है यह स्वाद अनुभूति के लिए मुख्य अंग माना जाता है।

जीभ वह ज्ञानेन्द्रिय है जो स्वाद (Taste) का अनुभव कराती है जिह्वा या जीभ (Oral cavity) में स्थित पेशियों से निर्मित लचीली संरचना होती है जिह्वा पर कुछ अंकुरक पाए जाते हैं जो स्वाद का अनुभव कराते हैं ये निम्न प्रकार के हैं।

अंकुरकों के प्रकार (Types of Papillae)

जीभ की ऊपरी सतह पर (Papillae) पाए जाते हैं इन अंकुरकों में कई Nerve ending होते हैं जिन्हें Taste buds भी कहते हैं ये निम्न प्रकार के होते हैं–

* **Filiform papillae:** ये सबसे अधिक संख्या में पाए जाते हैं ये जीभ के पश्च भाग पर स्थित होते हैं ये सबसे छोटे तथा शंक्वाकार होते हैं।

* **Fungiform papillae:** ये जीभ के पार्श्व तथा छोर पर पाये जाने वाले अंकुरक होते हैं ये कवक के समान (Fungoid) होते हैं।

* **Vallate papillae:** ये अंकुरण संख्या में 8-12 होते हैं सबसे बड़े होते हैं जिह्वा के आधार पर स्थित होते हैं ये अंकुरक जिह्वा के पीछे V के आकार में व्यवस्थित होते हैं।

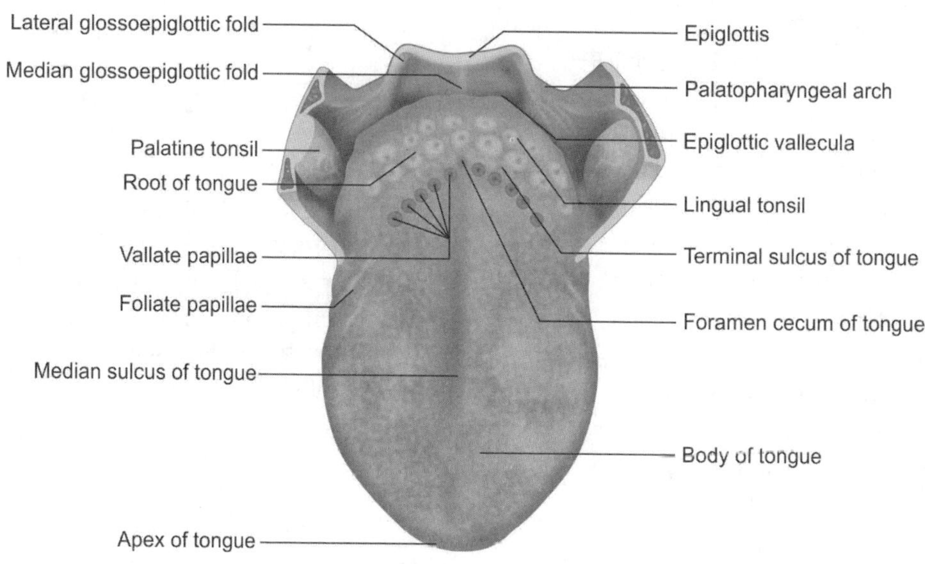

चित्र 12.4: जीभ (Tongue).

Taste Sensation

हमें जिह्वा पर स्थित स्वाद के अंतागों द्वारा 4 प्रकार के स्वाद होते है–

❖ **Sweet:** जीभ के Tip पर उपस्थित अंतागों में मीठे का अनुभव होता है।

❖ **Bitter:** जीभ के पिछले हिस्से से कड़वे स्वाद का अनुभव होता है।

❖ **Salts sour:** जीभ के दोनों पाश्वों से Salt and Sour स्वाद का ज्ञान होता है।

अभ्यास (Exercise)

1. बहुविकल्पीय प्रश्न (Multiple Choice Questions)

a. जीभ में स्वाद कलिकाएं होती हैं जो स्वाद की अनुभूति में सहायता करती हैं जिसे निम्न प्रकार से जाना जाता है–

(क) स्वादन

(ख) गर्भवमी

(ग) इनमें से कोई नहीं

(घ) उपरोक्त सभी

Tongue has taste buds, which has in the perception of taste, also known as:

(क) Gustation

(ख) Gestation

(ग) None of these

(घ) All of them

b. आइरिस का मुख्य भाग द्वारा बनता है–

(क) प्यूपिल　　(ख) ऑप्टिक डिस्क

(ग) कोरॉइड　　(घ) स्ट्रोमा

Main body of iris is formed by:

(क) Pupillae　　(ख) Optic disk

(ग) Choroid　　(घ) Stroma

c. आंसू उत्पादन ग्रंथियां हैं–

(क) वसामय　　(ख) अश्रुप्रवाही

(ग) लार ग्रंथि　　(घ) इनमें से कोई नहीं

Tear-producing glands are:

(क) Sebaceous gland

(ख) Lacrimal gland

(ग) Salivary gland

(घ) None of the above

2. रिक्त स्थानों की पूर्ति कीजिए (Fill in the Blanks)

a. मीठे स्वाद के लिए स्वादकलियां जीभ के .... पर स्थित होती हैं।
Taste buds for sweet taste are situtated .... of the tongue.

b. ....आंख का रंग देता है।
.... gives the color to the eyes.

c. मानव शरीर में अस्थाई दांतों की संख्या .... होती है।
There are .... number of temporory teeth in human body.

3. सही या गलत का चयन कीजिए (Identify True and False)

a. मोतियाबिंद पलकों की असामान्यता है।
Cataract is the abnormality of eyelids.

b. मध्यकर्ण झिल्ली मध्य कान के प्रवेश द्वारा एक आवरण है।
Tympanic membrane is a covering at the entrance of the middle ear.

c. नोसिरेसेप्टर वैज्ञानिक लैटिन भाषा के शब्द नोसी से लिया गया है जिसका अर्थ हानिकारक या चोट है।
The nocireceptor is the scientific term described from Latin word Noci, which means Injurious or hurt.

4. अतिलघुउत्तरीय प्रश्न (Very Short Answer Type Questions)

a. शरीर के संवेदी अंगों का वर्णन करें
Enlist the sense organ of the body.

b. आंख तथा कान के कार्यों की व्याख्या कीजिए।
Mention the function of ear and eye.

5. लघुउत्तरीय प्रश्न (Short Answer Type Questions)

a. त्वचा क्या है? त्वचा के कार्यों का वर्णन करें।
What is skin, define its functions.

b. संक्षिप्त में दृष्टि की कार्यिकी लिखें।
Briefly write Physiology of vision.

6. दीर्घउत्तरीय प्रश्न (Long Answer Type Questions)

a. आंख की संरचना का वर्णन चित्र सहित करें।
Discribe the structure of eye with diagram.

b. कान का नामांकित चित्र बनाएं तथा आंतरिक कान के संरचना की व्याख्या कीजिए।
Draw a labeled diagram of ear. Explain structure of inner ear.

उत्तर (Answers)

1. बहुविकल्पीय प्रश्न (Multiple Choice Questions)

a. (क) स्वादन   b. (ग) कोरॉइड   c. (ख) अश्रुप्रवाही

2. रिक्त स्थानों की पूर्ति कीजिए (Fill in the Blanks)

a. पीछे   b. मेलानिन   c. 20

3. सही या गलत का चयन कीजिए (Identify True and False)

a. गलत   b. गलत   c. सही

कंकाल तंत्र
(The Skeletal System)

■ कंकाल तंत्र के कार्य	■ Functions of Skeletal System
■ अस्थि की संरचना, संगठन एवं विकास	■ Structure, Composition and Development of Bone
■ अस्थि मज्जा	■ Bone Marrow
■ खोपड़ी	■ Skull
■ सूचर या सीवने	■ Suture
■ चेहरे की अस्थियाँ	■ Facial Bones
■ कषेरूका दण्ड या वर्टिब्रल कॉलम	■ Vertebral Column
■ वक्ष की अस्थियाँ	■ Bones of Thorax
■ उरोस्थि या स्टर्नम	■ Sternum
■ पसलियाँ	■ Ribs
■ उपांगीय या एपैण्डिकुलर कंकाल	■ Appendicular Skeleton
■ क्लैविकल	■ Clavicle
■ स्कैपुला	■ Scapula
■ प्रगण्डिका अस्थि या ह्यूमेरस	■ Humerus
■ अल्ना अस्थि	■ Ulna Bone
■ कार्पल अस्थियाँ	■ Carpal Bones
■ जोड़ (संधि) रचना व उनकी गति	■ Joints Movements

परिचय (INTRODUCTION)

कंकाल तंत्र हमारे शरीर का सबसे जटिल (Complex) तंत्र है जो बहुत सारी अस्थियों से मिलकर बना होता है। ये सभी अस्थियाँ मिलकर हड्डियों का ढाँचा (Bony framework) बनाती हैं (चित्र 13.1)।

❖ हमारे शरीर में जीवन के आरम्भ में 300 हड्डिया (लगभग) पाई जाती हैं लेकिन जैसे–जैसे आयु में वृद्धि होती है, हड्डियाँ आपस में मिलने लगती है और इनकी संख्या 206 हो जाती हैं।

❖ कंकाल तंत्र को ऑसियस तन्त्र (Osseous system) भी कहा जाता है। अस्थियाँ, उपास्थि (Cartilage), लिगामेन्ट (Ligaments), टेन्डन (Tendon) सन्धियों सभी मिलकर कंकाल तन्त्र का निर्माण करता है।

कंकाल तंत्र के कार्य (FUNCTIONS OF SKELETAL SYSTEM)

कंकाल तन्त्र के निम्नलिखित कार्य होते हैं–

❖ **सहारा देना (Support):** कंकाल शरीर की कई संरचनाओं जैसे पेशियों (Muscles), उपास्थियों, स्नायुओं को सहारा प्रदान करने का कार्य करता है।

❖ **गति (Movement):** कंकाल का मुख्य कार्य शरीर की गति में योगदान देना है।

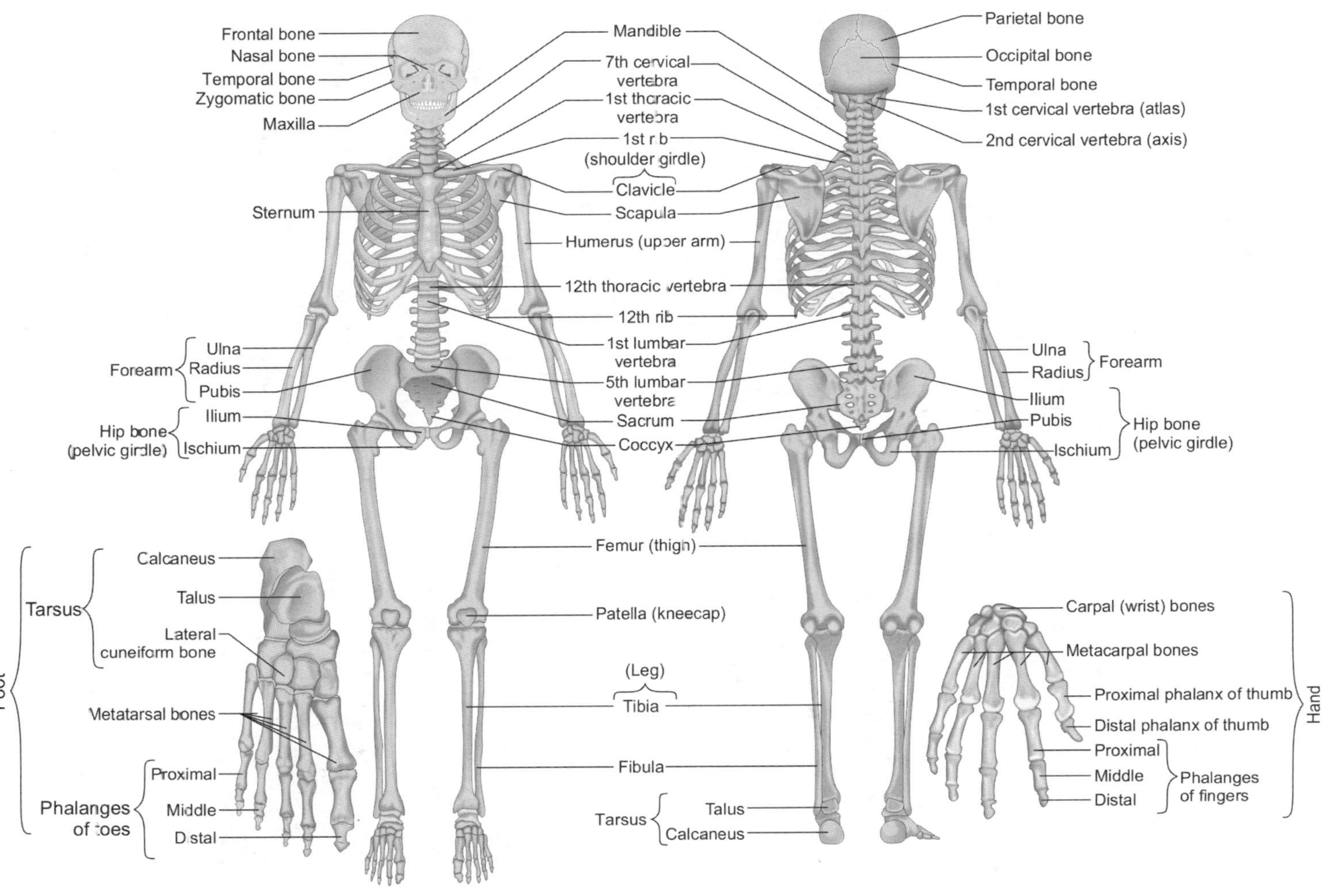

चित्र 13.1: कंकाल तंत्र (Skeletal system).

❖ **सुरक्षा (Protection):** कंकाल भीतर स्थित कोमल अंगों की रक्षा करने का कार्य करता है।

❖ **खनिज लवणों का संग्रहण (Mineral storage):** अस्थि ऊतक में 90 प्रतिशत कैल्सियम स्थित होता है। यह फॉस्फेट का संग्रह करती है और शरीर के अन्दर खनिजों का संतुलन बनाए रखती है।

❖ रक्त कोशिकाओं का निर्माण करता है।

❖ **ऊर्जा का संग्रहण (Storage of energy):** अस्थियों में पायी जाने वाली पीली अस्थि मज्जा (Yellow bone marrow) ऊर्जा संग्रहण का कार्य करती है।

अस्थि की संरचना, संगठन एवं विकास (STRUCTURE, COMPOSITION AND DEVELOPMENT OF BONE)

अस्थि का संगठन (Composition of Bone)

पानी (water)　　　　　　　= 25%
कार्बनिक पदार्थ
(Organic substance)　　= 30%　⎫ ठोस पदार्थ
अकार्बनिक पदार्थ　　　　　⎬ (75%)
(Inorganic Substance) = 45%　⎭

❖ अस्थि में कुल संगठन का 1/3 भाग कार्बनिक पदार्थ तथा 2/3 भाग अकार्बनिक पदार्थ होते हैं।

❖ कार्बनिक पदार्थ के रूप में ओसीन (Ossein), ऑसीयोम्युकोइड (Osseomucoid) तथा ऑस्टयोएल्ब्युमिन (Osteoalbumin) उपस्थित होते हैं।

❖ अकार्बनिक पदार्थ के रूप में कैल्सियम लवण (Calcium salt), फॉस्फोरस, मैग्नीशियम, पोटेशियम, आयरन, क्लोरीन आदि पाये जाते हैं।

❖ अस्थि की कठोरता का मुख्य कारण उसमें उपस्थित कैल्सियम लवण है।

अस्थि की संरचना (Structure of Bone)

हिस्टोलोजीकली (Histologically) अस्थि को निम्नलिखित दो भागों में विभक्त किया गया है–

❖ **कॉम्पेक्ट बोन (Compact bone):** अस्थि को निम्नलिखित दो भागों में विभक्त किया गया है। इसके बाहर ऊतक की तन्तुमय परत

(Fibrous layer) तथा अन्दर ऑस्टियोजेनिक परत (Osteogenic layer) पाई जाती है।

❖ काम्पेक्ट बोन का बाहरी भाग पैरीऑस्टियम (Periosteum) कहलाता है। मुख्य कार्य पेशी तथा कन्डरा को सहारा देना है।

❖ अस्थियों की बाहरी परत तथा छोटी अस्थियों (Short bones) के काण्ड (Shaft) इसी के द्वारा निर्मित होते हैं।

❖ काम्पेक्ट बोन के बीच में एक नलिका-समान रचना पाई जाती है जिसे हैवरसीयन नलिका या केनाल (Haversian canal) कहते हैं।

❖ काम्पेक्ट बोन में अनेक रक्तवाहिनियाँ, लसीका वाहिनियाँ तथा तन्त्रिका उपस्थिति रहती है। इन रिक्तिकाओं के चारों ओर सूक्ष्म प्रणालिकाएँ (Canaliculi) स्थित होती हैं जो संयुक्त रूप से हैवरसीयन तंत्र (Haversian system) का निर्माण करती हैं।

स्पोंजी बोन (Spongy Bone)

❖ स्पोंजी बोन की अनुप्रस्थ काट देखने पर इसकी संरचना खोखली तथा कॉम्पेक्ट बोन की तुलना में कोमल (Soft) एवं स्पोंजी (Spongy) दिखाई देती है।

❖ इस प्रकार की अस्थि, चपटी अस्थियों (Flat bones) के आन्तरिक सतह पर, कशेरुकाओं के कार्यों (Body of vertebrates) तथा छोटी अस्थियों Short bone के गोलाकार सिरों पर पायी जाती है।

अस्थि का विकास (Development of Bone)

अस्थि का विकास और निर्माण दो प्रकार की मुख्य अस्थि कोशिकाओं (Osteoblast and osteoclast) की सक्रीयता से पूर्ण होता है। Osteoclast and Osteoblast दोनों कोशिकाएँ अस्थियों को निर्माण एवं आकृति प्रदान करती है। सम्पूर्ण अस्थि के विकास की प्रक्रिया दो प्रकार से होती हैं जो सामूहिक रूप से अस्थिभवन (Ossification) कहलाती है।

❖ **Inramembranous ossification (अंर्तकला अस्थिभवन):** इस प्रकार के अस्थिभवन में अस्थि का विकास भ्रूणीय संयोजी ऊतक से होता है इस

प्रक्रिया में खोपड़ी की चपटी अस्थियों के साथ-साथ जबड़े एवं Clavicle (कालर अस्थि) अस्थि का विकास भी पूर्ण होता है। इस प्रकार की चपटी अस्थियों के ऊपरी एवं निचले सिरे सघन अस्थि ऊतक की परतों से तथा मध्य वाला भाग सुषिर अस्थि का बना होता है।

❖ **Intracartilageinous ossification (अंतर्दपार्स्थिय अस्थिभवन):** इस प्रकार के अस्थिभवन में अस्थि का विकास काचाभ उपास्थि (Hyaline cartilage) से होता है। इस Process में सबसे पहले प्राथमिक अस्थिभवन केन्द्र का, फिर अस्थिवर्ध (Diaphysis), काण्ड (shaft) एवं अधिवर्ध (Epiphysis) का निर्माण होता है जो अंत में पूर्ण विकसित अस्थि में परिवर्तन होते हैं।

अस्थि कोशिकाएँ (Bone Cells)

अस्थि कोशिकाएँ अस्थि के निर्माण एवं उनको आकृति प्रदान करने में सहायता करती हैं। जो मुख्य रूप से तीन प्रकार की होती हैं–

1. ऑस्टियोब्लास्ट (Usteoblast)

2. ऑस्टियोक्लास्ट (Osteoclast)

3. ऑस्टियोसाइट (Osteocyte)

❖ **ऑस्टियोब्लास्ट (Osteoblast):** ये कोशिकाएँ केन्द्रक युक्त होती हैं तथा नई अस्थियों का निर्माण करती हैं।

❖ **ऑस्टियोक्लास्ट (Osteoclast):** इन कोशिकाओं में एक या अधिक केन्द्रक उपस्थित होते हैं। ये कोशिकाएँ ऊतक का शोषण कर उन्हें आकृति प्रदान करती हैं।

❖ **ऑस्टियोसाइट (Osteocyte):** ऑस्टियोसाइट ऑस्टयोक्लास्ट के समान दिखाई देने वाली परिपक्व अस्थि कोशिका होती है। जो अस्थि की दृढ़ता बनाती है।

Osteoblast	Osteoclast	Osteocyte
Uninucleated	Multinucleated	Star shaped
Cuboidal shaped	Bone-destroying cell	Mature bone cell
Bone-forming cell	----------	Maintain bone matrix
Found on bone surface	Found on bone surface	Found in bone

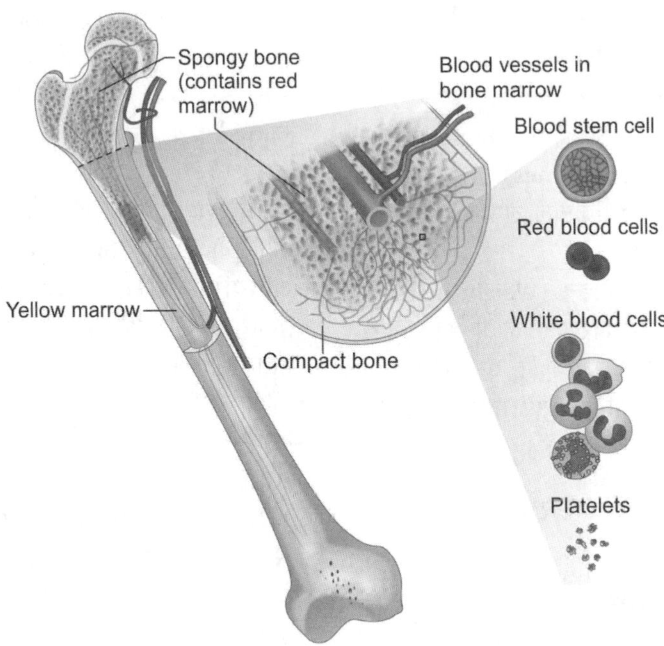

चित्र 13.2: अस्थि मज्जा (Bone marrow).

अस्थि मज्जा (BONE MARROW)

अस्थि मज्जा अस्थि नलिका (Bone canal) में पाया जाने वाला पदार्थ होता है। यह दो प्रकार का होता है (चित्र 13.2)।

1. लाल अस्थि मज्जा (Red bone marrow)
2. पीली अस्थि मज्जा (Yellow bone marrow)

❖ लाल अस्थि मज्जा लाल रक्त कोशिकाओं (RBC) का निर्माण करती है।

❖ पीली अस्थि मज्जा में वसा कोशिकायें (Fat cells) पाई जाती हैं।

❖ लाल अस्थि मज्जा पसलियों में, स्टर्नम में तथा कशेरूकाओं में जीवनपर्यन्त पाया जाता है।

❖ पीली अस्थि मज्जा लम्बी अस्थियों के मध्य में स्थित मेड्युलरी नलिका (Medullary canal) में स्थित होता है।

अस्थियों के प्रकार (Types of Bones)

अस्थियों को आकृति (Shape) के अनुसार 5 भागों में विभाजित किया गया है–

1. लम्बी अस्थियाँ (Long bones)
2. छोटी अस्थियाँ (Short bones)
3. चपटी अस्थियाँ (Flat bones)
4. अनियमित अस्थियाँ (Irregular bones)
5. सिसामॉयड अस्थियाँ (Sesamoid bones)

❖ **लम्बी अस्थियाँ (Long bones):** लम्बी अस्थियाँ ऐसी अस्थियाँ होती हैं, जिनकी लम्बाई, चौड़ाई से अधिक होती है।

- ये अस्थियाँ भार वाहन (Weight-bearing) करने वाली जगहों पर पाई जाती हैं।
- इस प्रकार की अस्थियों में एक काण्ड या शाफ्ट (Shaft) तथा दो सिरे या एपीफाइसिस (Epiphysis) स्थित होते हैं।

लम्बी अस्थियों में निम्न संरचना (Parts) होते हैं–

❖ **Periosteum (पेरीऑस्टीयम):** यह तन्तुमय ऊतक से निर्मित लम्बी अस्थियों का बाहरी आवरण होता है। It isolates bone from the surrounding tissue.

❖ **Medullary cavity (मेड्यूलरी केवीटी):** लम्बी अस्थियों के मध्य स्थित खोखला स्थान Medullary cavity कहलाता है जिसमें पीला अस्थिमज्जा fat and blood cells स्थित होते हैं।

❖ **Endosteum (एण्डोस्टियम):** Medullary cavity को आच्छादित करने वाली Membrane होती है जिसमें Osteoblast and osteoclast cell पाये जाते हैं।

❖ **Nutrient foramen:** It is an opening that allows blood vessels to enter and leave bone.

उदाहरण: फीमर (Femur), टिबिया एवं फिबूला (Tibia and fibula), रेडियस एवं अल्ना आदि।

❖ **छोटी अस्थियाँ (Short bones):** इस प्रकार की अस्थियों की लम्बाई और चौड़ाई समान होती है।

ये अस्थियाँ घनाकार होती हैं। अधिकांश भाग Spongy bone tissue का भाग बाहरी आवरण Compact bone का बना होता है।

उदाहरण: कार्पल अस्थियाँ (Carpal bones), टार्सल अस्थियाँ (Tarsal bones)

❖ **चपटी अस्थियाँ (Flat bones):** इस प्रकार की अस्थियों की सतह चपटी होती है।

❖ इस अस्थियों में लाल अस्थि मज्जा पाया जाता है। ये अन्तरांगों की रक्षा करने का कार्य करती है।

उदाहरण: कपाल अस्थियाँ (Cranial bones) पसलियाँ (Ribs), स्टर्नम (Sternum)

❖ **अनियमित अस्थियाँ (Irregular bones):** इस प्रकार की अस्थियों का कोई निश्चित आकार नहीं होता है।

❖ ये अस्थियाँ सघन तथा स्पंजी अस्थि से मिलकर बनी होती हैं।

उदाहरण: कशेरूकाएँ (Vertebrae), चेहरे की अस्थियाँ (Facial bones) आदि।

❖ **सिसामॉयड अस्थियाँ (Sesamoid bones):** ये अस्थियाँ तिल के आकार की छोटी अस्थियाँ होती हैं।

❖ इनकी उप्तत्ति काण्डराओं (Tendons) से होती हैं।

❖ इस प्रकार की अस्थियों में पैरीऑस्टियम नहीं पाया जाता है।

उदाहरणः पटेला (Patella) तथा पिसीफार्म अस्थि (Pisiform bone)

कंकाल तंत्र का वर्गीकरण (CLASSIFICATION OF SKELETAL SYSTEM)

मानव शरीर में 206 अस्थियाँ मिलकर कंकाल तंत्र का निर्माण करती हैं। कंकाल तन्त्र को निम्नलिखित दो भागों में विभक्त किया गया है–

❖ **अक्षीय कंकाल (Axial skeleton):** इसमें कुल 80 अस्थियाँ होती हैं। जिसमें सिर, धड़, खोपड़ी उरोस्थि कशेरूक दण्ड तथा पसलियाँ सम्मिलित हैं।

❖ **उपांगीय कंकाल (Appendicular skeleton):** इसमें कुल 126 अस्थियाँ होती है। इसमें अग्र भुजाओं की अस्थियाँ, स्कन्ध मेखला (Shoulder girdle), निम्न भुजाओं की अस्थियाँ तथा श्रोणि मेखला (Pelvic girdle) सम्मिलित हैं।

कंकाल तंत्र की अस्थियाँ (Bones of Skeletal System)

Axial skeleton (अक्षीय कंकाल)			
खोपड़ी (Skull)		**मेरुदण्ड या केशेरूक दण्ड (Vertebral column)**	
क्रेनियम बोन्स (Cranium bones)	08	सर्वाइकल कशेरूका (Cervical vertebra)	07
फेसियल बोन्स (Facial bones)	14	थोरेसिक कशेरूका (Thoracic vertebra)	12
हायड बोन (Hyoid bones)	01	लम्बर कशेरूका (Lumbar vertebra)	05
आडिटरी आसीकल्स (Auditory ossicles)	06	सेक्रम (Sacrum)	01
		कान्सिस (Coccyx)	01
		उरेस्थी या स्टर्नम (Sternum)	01
		पसलियाँ (Ribs)	24
	29		**+ 51 = 80**

Appendicular skeleton (उपांगीय कंकाल)			
स्कन्ध मेखला (Shoulder girdle)			
क्लेविकल (Clavicle)	02		
स्केपुला (Scapula)	02		
ऊपरीभुजा की अस्थियाँ (Upper extremeties)		निचली भुजा की अस्थियाँ (Lower extremeties)	
ह्यूमरस (Humerus)	02	श्रोणि मेखला (Pelvic Girdle)	02
रेडियस (Radius)	02	फीमर (Femur)	02
अलना (Ulna)	02	पटेला (Patella)	02
कार्पल (Carpals)	16	फिबुला (Fibula)	02
मेटाकार्पल (Metacarpals)	10	टिबीआ (Tibia)	02
फैलेन्जीज (Phalanges)	28	टार्सल (Tarsal)	14
		मेटाटार्सल (Metatarsal)	10
		फैलेन्जीज (Phalanges)	28
	64		**62 = 126**
			अस्थियाँ Total = 206

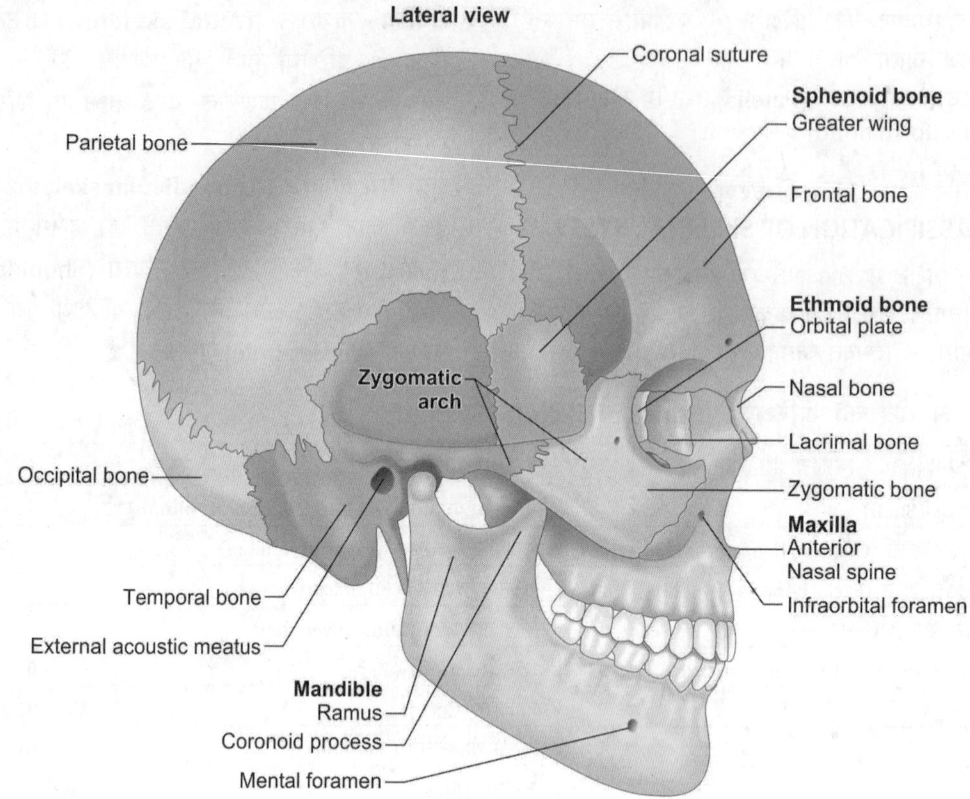

चित्र 13.3: खोपड़ी (Skull).

खोपड़ी (SKULL)

खोपड़ी अस्थियों से निर्मित बड़ी अस्थिल संरचना होती है। खोपड़ी में मस्तिष्क (Brain) सुरक्षित रहता है **(चित्र 13.3)।**

कपाल की अस्थियाँ (Bones of Cranium)

ये संख्या में 8 होती है जो निम्नलिखित हैं–

- फ्रण्टल (Frontal)   1
- पैराइटल (Parietal)   2
- टैम्पोरल (Temporal)   2
- स्फीनाइड (Sphenoid)   1
- ऑक्सिपिट्ल (Occipital)   1
- एथमॉइड (Ethmoid)   1

चेहरे की अस्थियाँ (Facial Bones)

ये संख्या में 14 होती हैं।

- मेक्ज़ीला (Maxilla)   2 Paired
- लेक्राइमल (Lacrimal)   2 Paired
- जाइगोमेटिक (Zygomatic)   2 Paired
- पेलेटाइन (Palatine)   2 Paired
- नेजल (Nasal)   2 Paired
- इन्फीरियर टर्बीनेट (Inferior turbinate)   2 Paired
- वोमर (Vomer)   1 Unpaired
- मैण्डिबल (Mandible)   1 Unpaired

कपाल (Cranium)

क्रेनियम या कपाल एक बड़ी खोखली अस्थिल संरचना होती है। यह मस्तिष्क को आवरण के रूप में सुरक्षा देती है, इसमें कुल 8 अस्थियाँ सम्मिलित हैं। कपाल के आधार में अनेक छिद्र होते हैं, जिनमें तन्त्रिकाएँ तथा रक्त वाहिकाएँ गुजरती हैं।

फ्रन्टल अस्थि (Frontal Bone)

- फ्रन्टल अस्थि संख्या में दो होती हैं जो कि एक चपटी आकार की अस्थि है।
- यह कपाल का सामने वाला भाग बनाती है, इसलिए इसे ललाट की अस्थि (Forehead) भी कहते हैं।
- इसमें वायु से भरी (Air-filled) गुहाएं पाई जाती हैं, जिसे वायु विदर (Air sinus) कहते है।
- ललाट अस्थि नेत्र गुहाओं (Orbital cavity) की छत का निर्माण करती है।
- ललाट अस्थि में दोनों ओर दो उभार होते है जिन्हें ललाटीय गण्डक (Frontal tuberosities) तथा अन्य उभार एक–एक नेत्रों के ऊपर स्थित होते हैं जिन्हें Supraorbital ridges कहा जाता है।
- जन्म के समय ललाट अस्थि के दो भाग होते हैं, लेकिन जैसे–जैसे आयु में वृद्धि होती है ये दोनों भाग आपस में जुड़कर एक हो जाते हैं।

टैम्पोरल अस्थि (Temporal Bone)

- टैम्पोरल अस्थि संख्या में दो होती हैं। सिर के दोनों साइडों (Sides) में सिर के आधार पर स्थित होती हैं।
- शल्कीय भाग चपटा एवं पतला होता है इससे अस्थि का ऊपरी भाग बनता है।
- इसका ऊपरी भाग Parietal bone से तथा सामने का Sphenoid bone एवं Mastoid process से जुड़ता है।
- Temporal bone, चेहरे की Mandible bone के साथ जुड़कर Temporomandibular सन्धि का निर्माण करती है।

इसके तीन भाग होते हैं–

1. शल्कीय भाग (Squamous Part)
2. अश्याय भाग (Petrous Part)
3. कर्णमूल भाग (Mastoid Part)

पैराइटल अस्थि (Parietal Bone)

- पैराइटल अस्थि संख्या में दो होती हैं।
- यह खोपड़ी की छत (Roof) तथा उसका दायाँ Right तथा बायाँ Left भाग बनाती है।

- इस अस्थि के मध्य में एक बड़ी खांच (Notch) होती है, जिसमें मध्य मेनिन्जियल धमनी (Middle meningeal artery) उपस्थित रहती है।

ये दानों अस्थियाँ आपस में तथा अन्य कपालिय अस्थियों से निम्न सीवनों (Suture) द्वारा जुड़ी रहती हैं। जैसे–

1. दोनों पैराइटल अस्थियाँ आपस में Sagittal suture से।
2. पैराइटल एवं फ्रन्टल अस्थि Coronal Suture से।
3. पैराइटल एवं टेम्पोरल अस्थि Squamous suture से।

ऑक्सीपिटल अस्थि (Occipital Bone)

- ऑक्सीपिटल अस्थि को पश्च कपालीय अस्थि के नाम से जाना जाता है, क्योंकि यह खोपड़ी के पश्च भाग में स्थित होती है। संख्या में एक होती है।
- इस अस्थि के निचले सिरे पर एक छिद्र (Opening) होती है, जिसे फोरामेन मेग्नम Foramen Magnum कहते हैं।
- Foramen magnum के दोनों और (Condyles) (उभार) होते हैं जो प्रथम सर्वाइकल कशेरूका जिसे Atlas कहते हैं, के साथ मिलकर Atlanto-occipital joint का निर्माण करते हैं।
- इस रन्ध्र से होकर स्पाइनल कार्ड (Spinal cord) प्रवेश करती है।

स्फीनॉयड अस्थि (Sphenoid Bone)

- स्फीनॉयड अस्थि चमगादड़ के फैले हुए पंख के आकार जैसी दिखाई देती है जो संख्या में एक होती है। जो कपाल के आधार का अग्र-भाग बनाती है।
- इसमें एक काय (Body) तथा दो बड़े और दो छोटे पंख होते हैं।
- काय (Body) में एक खांच (गड्ढा) जैसी संरचना स्थित होती है, जिसे सेलाटर्सिला या हाइपोफिसियल फोसा कहते हैं। पीयूष ग्रन्थि इस स्थान पर पाई जाती है।

Sphenoid bone में निम्नलिखित महत्वपूर्ण रून्ध्र (Foramen) स्थित होते हैं।

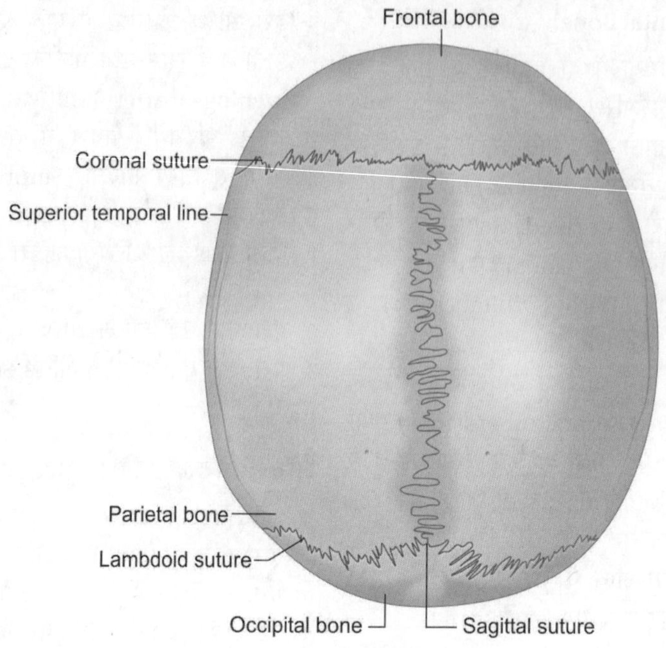

चित्र 13.4ः सूचर या सीवने (Suture).

❖ **Optic foramen:** इस रून्ध्र के द्वारा Optic nerve एवं Ophthalmic artery नेत्र गुहा में प्रवेश करती है।

❖ **Foramen rotundum/Foramen ovale:** इस रून्ध्र से Trigeminal nerve की शाखाएँ निकलती हैं।

❖ **Foramen spinosum:** इस रून्ध्र से Middle meningeal artery निकलती है।

इथमॉयड अस्थि (Ethmoid Bone)

❖ इथमॉयड अस्थि हल्की स्पांजी प्रकार की अस्थि होती है जो संख्या में एक होती है।

❖ यह Nasal cavity की छत तथा अग्र कपालीय खांच एवं नेत्रीय गुहा के बीच के तल का कुछ भाग बनाती है।

यह तीन भाग अथवा प्लेटों से मिलकर बनी होती है—

1. क्षैतिज छिद्रयुक्त प्लेट (Horizontal cribriform plate)

2. मध्यवर्ती अनुलम्ब प्लेट (Median perpendicular plate)

3. दो पार्श्वीय पिण्ड या लैबीरिन्थ (Paired lateral labyrinths)

इस अस्थि में छोटे छिद्र स्थित होते हैं जिनसे प्रथम कपालीय तन्त्रिका (Olfactory nerve) नाक से मस्तिष्क की ओर प्रवेश करती है।

सूचर या सीवने (SUTURE)

सूचर या सीवने एक प्रकार की अचल (Immovable) सन्धि होती है, जो केवल क्रेनियम (Cranium) या खोपड़ी (Skull) में ही पाई जाती है। ये मुख्य निम्न प्रकार की होती है **(चित्र 13.4)**।

❖ **कोरोनल सूचर (Coronal suture):** यह फ्रन्टल अस्थि (Frontal bone) तथा पेराइटल अस्थि (Parietal bone) के बीच स्थित होता है।

❖ **सेजिटल सूचर (Sagittal suture):** यह सूचर दोनों पेराइटल अस्थियों के बीच स्थित होता है।

❖ **लैम्डॉइड सूचर (Lambdoid suture):** यह दो पेराइटल अस्थियों तथा ऑकसीपिटल अस्थियों के बीच स्थित होते हैं।

फोन्टेनेल्स (Fontanelles)

- कपालीय अस्थियों के बीच के स्थान एक प्रकार की झिल्लीयों द्वारा ढके होते हैं, उन्हें फोन्टेनेल्स कहा जाता है।
- ये फोन्टेनेल्स तीन या तीन से अधिक अस्थियों के जुड़ने (Ossification) वाले स्थान पर पाये जाते हैं।

ये निम्नलिखित चार प्रकार के होते हैं–

1. एन्टीरियर फोन्टेनेल्स (Anterior fontanelles)
2. पोस्टीरियर फोन्टेनेल्स (Posterior fontanelles)
3. एन्टीरोलेटरल फोन्टेनेल्स (Anterolateral fontanelles)
4. पॉस्टीरियोलेटरल फोन्टेनेल्स (Posterolateral fontanelles)

एन्टीरियर फोन्टेनेल्स (Anterior Fontanelles)

- यह पैराइटल अस्थियों तथा फ्रन्टल (अस्थि के संगम) पर स्थित होता है।
- यह सबसे बड़ा डॉयगण्ड (Diamond) आकार का फोन्टेनेल होता है।
- इसकी लम्बाई लगभग 4 सेमी होती है।
- यह नवजात के सिर का अत्यन्त कोमल स्थान होता है, जहाँ स्पन्दन (Pulsation) अनुभव होता है।
- यह प्रायः बच्चे की 18 माह की आयु में बंद (Close) हो जाता है।

पोस्टीरियर फोन्टेनेल्स (Posterior Fontanelles)

- ये ऑक्सीपिटल अस्थि तथा पैराइटल अस्थियों के संगम पर स्थित होते हैं।
- ये त्रिकोणाकार होते हैं।
- ये प्रायः 6 सप्ताह में बंद हो जाते हैं।

एन्टीरोलेटरल फोन्टेनेल्स (Anterolateral Fontanelles)

- ये फ्रन्टल, पैराइटल, टेम्पोरल एवं स्फीनाइड अस्थियों के संगम पर स्थित होते हैं।
- ये प्रायः 2–3 माह में बन्द हो जाते हैं।

पॉस्टीरियोलेटरल फोन्टेनेल्स (Posterolateral Fontanelles)

- ये पैराइटल, ऑक्सीपिटल एवं टेम्पोरल अस्थियों के संगम पर स्थित होते हैं।
- ये प्रायः 2–3 माह में बन्द हो जाते हैं।

नोटः प्रथम दो प्रकार के फोन्टेनेल्स का चिकित्सकीय महत्व (Clinical importance) होता है लेकिन अन्तिम दो का कोई (Clinical importance) नहीं होता है।

चेहरे की अस्थियाँ (FACIAL BONES)

चेहरे की अस्थियाँ संख्या में 14 होती हैं। ये मिलकर चेहरे का निर्माण करती हैं। ये निम्नलिखित हैं **(चित्र 13.5)**।

मैक्ज़िलरी अस्थियाँ (Maxillary bones)

- यह संख्या में दो होती है, जो जन्म के समय से ही आपस में जुड़ी होती है
- मैक्जिलरी अस्थियाँ मिलकर ऊपरी जबड़े (Upper jaw) का निर्माण करती हैं।
- ऊपरी दाँत (Teeth) इन्हीं अस्थियों के Socket में स्थित होते हैं।
- यह एक अनियमित आकार (Irregular shaped) की अस्थि है।

मैण्डिबल अस्थियाँ (Mandible bones)

- यह खोपड़ी (Skull) में पाये जाने वाली अकेली चल (Movable) अस्थि अर्थात गतिशील होती है।
- यह संख्या में दो तथा अन्य अस्थियों की तुलना में मजबूत अस्थि होती है।
- मैण्डिबल अस्थि के पीछे एक काय (Body) स्थित होती है जिसमें से कई प्रक्षेपण निकले होते हैं। ये प्रक्षेपण काय (Body) से मिलकर अन्य संरचना रेमस (Ramus) का निर्माण करती हैं। रेमस के बीच में खाँच स्थित होती है जिसे मैण्डिबुलर खांव (Mandibular notch) कहते हैं।

जाइगोमेटिक अस्थि (Zygomatic bone)

- यह संख्या में 2 होती हैं।
- इसे चीक बोन (Cheek bone) तथा मेलर बोन (Malar bone) भी कहते हैं।

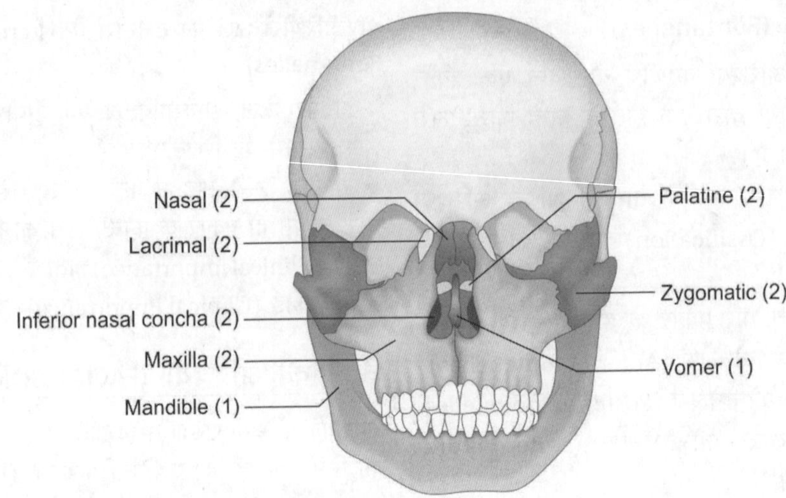

चित्र 13.5: चेयरे की अस्थियाँ (Facial bones).

- ❖ इन अस्थियों से गालों पर उभार (Prominent) दिखता है।
- ❖ यह अस्थियाँ टैम्पोरल अस्थि से निकले प्रवर्ध (Process) के साथ जुड़कर जाइगोमेटिक प्रवर्ध (Zygomatic process) बनाती हैं।

लेक्राइमल अस्थियाँ (Lacrimal bones)

- ❖ यह संख्या में दो होती हैं।
- ❖ यह चेहरे की सबसे छोटी अस्थि होती हैं।
- ❖ यह नसिका अस्थि (Nasal bone) के पीछे तथा पार्श्व (Lateral) में स्थित होती है।
- ❖ इन अस्थियों के मध्य में नेजोलेक्रिमल वाहिका (Nasolacrimal duct) एक छिद्र द्वारा प्रवेश करती है जो अश्रुओं को नासिका गुहा में ले जाती है।

नेज़ल अस्थियाँ (Nasal bones)

- ❖ ये संख्या में दो तथा चपटी अस्थियाँ होती है।
- ❖ ये अस्थियाँ दोनों आँखों के Socket के बीच में स्थित होती हैं।
- ❖ इनके द्वारा नासिका सेतु (Nasal bridge) का निर्माण होता है।

वोमर (Vomer)

- ❖ यह त्रिकोणीय आकार की अस्थि होती है।
- ❖ यह संख्या में एक होती है।

- ❖ यह नेसल सेप्टम (Nasal septum) का भाग बनाती है।

इन्फीरियर नेज़ल कोंचा (Inferior nasal concha)

- ❖ ये अस्थियाँ नासा गुहा का पार्श्व (Lateral) भाग बनाती हैं।
- ❖ इनकी संख्या दो होती है।
- ❖ इन्हें टर्बिनेट बोन (Turbinate bone) भी कहते हैं।

पेलेटाइन बोन्स (Palatine bones)

- ❖ यह अग्रेजी के अक्षर L आकार के समान दिखायी देती हैं।
- ❖ यह संख्या में दो होती हैं।
- ❖ यह अस्थि कठोर तालु (Hard palate) का पिछला भाग (Posterier part) बनाती है।

हॉयड अस्थि (Hyoid bones)

- ❖ यह अस्थि घोड़े के नाल के समान दिखाई देने वाली अस्थि है।
- ❖ यह अस्थि ग्रीवा के कोमल ऊतक में, स्वरयंत्र के ऊपर तथा मेन्डिबल अस्थि के नीचे स्थित होती है।
- ❖ यह अस्थि किसी भी अन्य अस्थि से जुड़ी नहीं होती है। अतः यह एक स्वतंत्र अस्थि है।

श्रवणीय अस्थिकाएँ (Auditory ossicles)

❖ मध्य कर्ण में तीन छोटी-छोटी अस्थियाँ पाई जाती हैं जिन्हें श्रवणीय अस्थियाँ कहते हैं। ये आपस में एक दकदूसरे से सटी रहती है। इन अस्थियों का नामकरण इनके आकार के अनुसार दिया गया है, जो निम्न प्रकार से है–

- **मैलीयस (Malleus):** यह हथौड़े (Hammer) के आकार की अस्थिका है, जिसका शीर्ष इन्कस (Incus bone) से तथा हैण्डल (Handle) कर्णपटह से जुड़ा होता है।

- **इन्कस (Incus):** यह निहाई आकार (Anvil shaped) की अस्थिका होती है, जो एक तरफ मैलीयस अस्थिका से तथा दूसरी ओर स्टेपीज से जुड़ी होती है।

- **स्टैपीज (Stapies):** यह शरीर की सबसे छोटी अस्थिका होती है यह रकाबी के आकार (Stirrup) की होती है। इसका शीर्ष इन्कस अस्थिका तथा आधार (Base) अण्डाकार छिद्र (Oval window) से जुड़ा होता है।
  ध्वाने तरंगों से उत्पन्न कम्पन इन अस्थिकाओं से अन्तःकर्ण तक पहुँचता है।

साइनसेस (Sinuses)

कंकाल अस्थियों में अनेक गुहिकाएँ अथवा रिक्त स्थान होते हैं। इन रिक्त स्थानों पर वायु भरी होती है। जिन्हें वायु साइनसेस कहते हैं। ये निम्नलिखित हैं–

❖ फ्रन्टल साइनस–फ्रन्टल अस्थि के मध्य स्थित होते हैं।

❖ मैक्सिलरी साइनस–यह नाक के दोनों ओर मैक्सिलरी अस्थि में स्थित होते हैं।

❖ इथमॉइड साइनस–यह इथमॉइड अस्थि के मध्य होते है।

❖ स्फेनाइड साइनस–यह स्फेनाइड अस्थि के मध्य स्थित होते हैं।

❖ स्फेनाइड साइनस–यह स्फेनाइड अस्थि के मध्य स्थित होते हैं।

महत्त्व (Importance): वायु साइनस का मुख्य कार्य चेहरे की अस्थियों के भार को कम करना है।

कशेरुका दण्ड या वर्टिब्रल कॉलम (VERTEBRAL COLUMN)

❖ कशेरुका दण्ड या वर्टिब्रल कॉलम को रीढ़ की हड्डी (Spine) तथा बेक बोन (Backbone) के नाम से भी जाना जाता है।

❖ कशेरुका दण्ड 26 अस्थियों या वर्टिब्रा (Vertebrae) से मिलकर बनी होती है। इनकी आकृति अंग्रेजी के अक्षर S के समान होती है।

❖ एक वयस्क में कशेरुका दण्ड लगभग 60–70 सेन्टीमीटर लम्बी होती है। पुरुषों में यह 70 सेमी तथा स्त्रियों में 60 सेमी होती है।

❖ इनका वर्गीकरण तथा नामकरण उनकी स्थिति के अनुसार होता है जो निम्न प्रकार से हैं–

- **7 ग्रीवा कशेरुका (Cervical vertebrae):** ये ग्रीवा क्षेत्र (Neck Region) बनाती है।

- **12 वक्ष कशेरुका (Thoracic vertebrae):** ये कटि वक्ष (Thorax) का पिछला भाग बनाती हैं।

- **5 कटि कशेरुका (Lumbar vertebrae):** ये कटि क्षेत्र (Lumbar region) बनाती है।

- **5 सेक्रम (Sacrum):** ये जुड़कर एक कोस्सिजीअल बनाती है।

❖ प्रथम 24 कशेरुका अलग-अलग होती हैं अन्तिम नौ कशेरुका आपस में जुड़कर दो कशेरुका बनाती हैं।

❖ ऊपर की तीनों क्षेत्र की कशेरुकाएँ जीवन-पर्यन्त पृथक दिखती हैं तथा अन्तिम दो क्षेत्रों की कशेरुकाएँ जुड़कर सेक्रम तथा कोक्सस दो कशेरुका बनाती हैं।

कशेरुका दण्ड के क्षेत्र (Regions of Vertebral Column)

कशेरुका दण्ड को 5 क्षेत्रों (Regions) में विभक्त किया गया है जो निम्न है (चित्र 13.6)–

ग्रीवा या सर्वाइकल क्षेत्र (Cervical region)

❖ 7 कशेरुकाएँ (Vertebrae) मिलकर सर्वाइकल क्षेत्र बनाती हैं।

❖ इन कशेरुकाओं को (C1-C7) से प्रदर्शित या पहचाना जाता है।

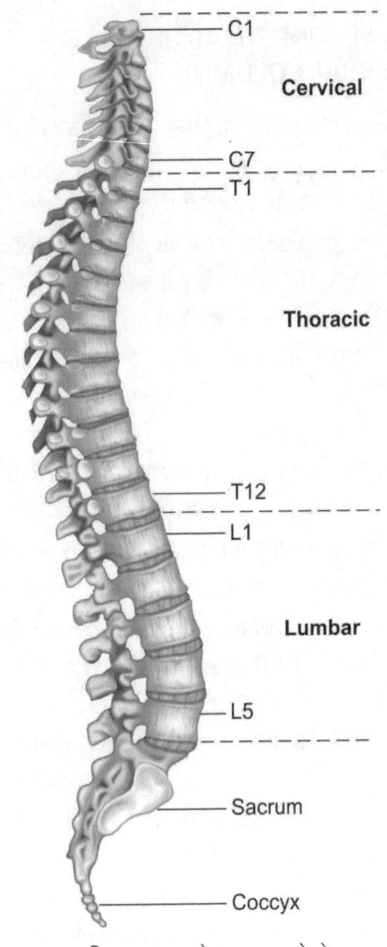

चित्र 13.6ः कशेरुका दण्ड के क्षेत्र
(Regions of vertebral column).

* प्रथम व दूसरी कशेरुका को छोड़कर अन्य का विशेष आकार होता है।
* प्रथम कशेरुका को एटलस (Atlas) तथा दूसरी कशेरुका को एक्सिस (Axis) कहा जाता है।
* अन्य कशेरुका में काय (Body) छोटी तथा आयतन रूप में होती है।
* इसका पार्श्व व्यास (Lateral diameter) अग्र पश्च व्यास की अपेक्षा अधिक होता है।
* ग्रीवा कशेरुका का स्पाइनस प्रवर्ध छोर पर दो भागों में विभाजित होता है। इनके अनुप्रस्थ प्रवर्ध

पर छिद्र होता है। इन छिद्रों से कशेरुका धमनियाँ गुजरती हैं।

प्रथम ग्रीवा कशेरुका या एटलस (First cervical vertebrae or atlas)

* यह सिर को सहारा (Support) प्रदान करने वाली प्रथम ग्रीवा कशेरुका होती है।
* यह नीचे से द्वितीय ग्रीवा कशेरुका से जुड़ी होती है जिसे एक्सिस (Axis) कहते हैं।
* इस कशेरुका में काय (Body) तथा स्पाइनस प्रोसेस नही होता है।
* इसमें दो अनुप्रस्थ प्रवर्ध (Transverse process) तथा ट्रान्सवर्स फोरामेन (Transverse foramen) स्थित होते हैं।
* इनके मध्य में एक रन्ध्र होता है जिसे (Vertebral foramen) कहते हैं।

द्वितीय ग्रीवा कशेरुका या एक्सिस (Second Cervical Vertebra or Axis)

* यह कशेरुका अपने ऊपर स्थित एटलस (Atlas) कशेरुका के साथ जुड़कर एटलेन्टो-एक्सियल सन्धि (Atlantoaxial joint) बनाता है।
* इस सन्धि में गति होती है जिससे सिर आसानी से इधर-उधर घूमता है।

वक्षीय या थोरैसिक क्षेत्र (Thoracic region)

* 12 वक्ष कशेरुकाएँ मिलकर वक्षीय क्षेत्र का निर्माण करती हैं।
* इन्हें (T1–T12) द्वारा प्रदर्शित करते हैं।
* ये ग्रीवा कशेरुका की अपेक्षा बड़ी होती हैं।
* जब ये ऊपर से नीचे की ओर आती हैं तो इनका आकार बढ़ता जाता है।
* इन कशेरुकाओं की काय (Body) हृदय के आकर के समान होती है।
* इनके पार्श्व में पसलियों से जुड़ने के लिए फेसेट (Facet) होते हैं।
* इनके अनुप्रस्थ प्रवर्ध (Transverse process) पसलियों को Support करते हैं।

❖ इनमें स्थित न्यूरल चाप (Neural arch) छोटा होता है।

लम्बर क्षेत्र (Lumbar region)

❖ यह 5 कशेरूकाओं से मिलकर बना होता है।

❖ यह सबसे बड़ी कशेरूका होती है।

❖ यह (L1–L5) द्वारा प्रदर्शित होता है।

❖ इनकी काय (Body) अन्य कशेरूकाओं की काय की अपेक्षा बड़ी तथा वृत्ताकार होती है।

❖ इनके अनुप्रस्थ प्रवर्ध (Transverse process) दीर्घ होते हैं।

❖ इनका स्पाइनस प्रवर्ध (Spinous process) कुल्हाड़ी के आकार जैसा होता हैं।

❖ अन्तिम कशेरूका सेक्रम कशेरूका से मिलकर सेक्रल सन्धि (Sacral joint) बनाती है।

सेक्रम (Sacrum)

❖ 5 सेक्रम कशेरूकाएँ मिलकर 1 सेक्रम का निर्माण करते हैं।

❖ यह तिकोनी आकार की अस्थि होती है।

❖ यह ऊपर से लम्बर कशेरूका तथा नीचे से कॉक्सिजिअल कशेरूका से जुड़ी होती है।

❖ इसे (S1–S5) से प्रदर्शित किया जाता है।

❖ यह श्रोणि गुहा का पिछला भाग बनाती है।

❖ सेक्रम का आगे वाला छोर (End) सेक्रल प्रोमोन्टरी (Sacral promontory) कहलाता है।

❖ सेक्रम के पिछले पृष्ठ पर अल्पविकसित स्पाइनस प्रवर्ध निकलता है।

❖ इसके ऊपरी भाग की पार्श्वों पर सेक्रम ऐला (Sacral ala) बनाती है।

कॉक्सिक्स (Coccyx)

चार अल्प विकसित कशेरूका मिलकर कोक्सिक्स का निर्माण करती हैं

❖ इसके पार्श्व में ट्रान्सवर्स प्रवर्ध (Transverse process) स्थित होता है।

❖ यह ऊपर से सेक्रम से जुड़ी होती है।

❖ इसे पुच्छ अस्थि (Tailbone) भी कहते हैं।

अन्तराकशेरूका डिस्क (Intervertebral disk)

❖ प्रत्येक कशेरूका अपनी पास वाली कशेरूका से पृथक दिखाई देती है जिनके मध्य अन्तराकशेरूका डिस्क पाई जाती है।

❖ यह डिस्क फाइबोकार्टिलेज पदार्थ से बनी होती हैं।

❖ यह ग्रीवा क्षेत्र में पतली तथा कटि क्षेत्र में मोटी होती हैं।

कार्य

❖ इसका मुख्य कार्य कशेरूकाओं को गति प्रदान करना।

❖ कशेरूकाओं को मजबूती प्रदान करना।

कशेरूका दण्ड के कार्य (Functions of Vertebral Column)

कशेरूका दण्ड के निम्नलिखित कार्य हैं–

❖ मेरूरज्जु को बाहरी आघातों से सुरक्षा प्रदान करती है।

❖ यह शरीर का भार वहन करती हैं

❖ यह खोपड़ी को सहारा प्रदान करती है।

❖ शरीर को गति प्रदान करती है अर्थात मुड़ने में सहायता करती है।

❖ कशेरूका पेशियों से जुड़ने के लिए सन्धि पृष्ठ प्रदान करती है।

❖ यह पसलियों से जुड़ने के लिए स्थान देती है।

वक्ष की अस्थियाँ (BONES OF THORAX)

परिचय (Introduction) (चित्र 13.7)

❖ वक्ष की अस्थियाँ मिलकर वक्ष का ढाँचा या थोरैसिक ढाँचे या कोश (Thoracic Cage) का निर्माण करती हैं।

❖ यह एक शंकुरूपी गुहा होती है।

❖ यह पीछे की ओर 12 वक्ष कशेरूकाएँ (12 Thoracic Vertebrae) से सामने उरोस्थि या स्टर्नम से तथा पार्श्व में पसलियों से जुड़ी होती है।

कार्य (Function)

यह भीतर स्थित अंगों जैसे–हृदय, फेफड़ों तथा अन्य अंगों की रक्षा करता है।

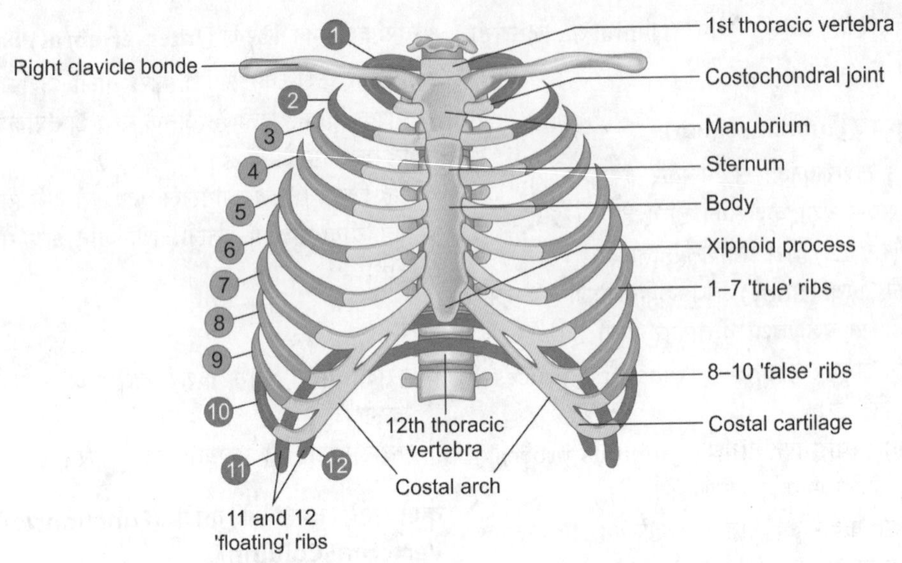

चित्र 13.7: वक्ष की अस्थियां (Bones of thorax).

उरोस्थि या स्टर्नम (STERNUM)

स्थिति एवं संरचना (Position and Structure)

❖ स्टर्नम चपटी (Flat) प्रकार की अस्थि होती है।

❖ यह छाती के सामने बीच में त्वचा के नीचे स्थित होती है अतः इसे छाती की अस्थि भी कहते हैं।

❖ इसकी लम्बाई लगभग 16 सेमी होती है।

❖ स्टर्नम के तीन मुख्य भाग होते हैं–

1. मैनुब्रियम (Manubrium)
2. बॉडी (Body)
3. जीफॉयड प्रोसेस या प्रवर्ध (Xiphoid process)

मैनुब्रियम (Manubrium)

❖ मैनुब्रियम त्रिकोणाकार तथा स्टर्नम का सबसे ऊपर वाला भाग होता है।

❖ यह दोनों ओर ऊपरी तथा बाहरी भाग में क्लेविकल अस्थि (Clavicle bone) से जुड़ा होता है।

❖ ये जोड़ एक दूसरे से जुड़लर खाँच द्वारा पृथक रहते हैं।

❖ मैनुब्रियम के पार्श्व से पसलियों का प्रथम जोड़ा जुड़ता है तथा दूसरा जोड़ा मैनुब्रियम तथा स्टर्नम काय की सन्धि से जुड़ा होता है। यहाँ पर जो सन्धि के बीच में कोण बनता है उसे लुईस का कोण कहते हैं।

बॉडी (Body)

❖ यह स्टर्नम का लम्बा तथा संकरा भाग होता है।

❖ यह भाग मैनुब्रियम तथा जीफॉयड प्रोसेस के मध्य स्थित होता है।

❖ इस भाग के दोनों ओर खाँच होती है जिसमें तीसरी, चौथी, पॉचवी, छठी तथा सातवीं पसलियों की उपास्थियाँ जुड़ती हैं।

जीफॉयड प्रोसेस या प्रवर्ध (Xiphoid process)

❖ यह स्टर्नम या उरोस्थि का अन्तिम भाग होता है।

❖ यह उपर काय (Body) के साथ जुड़कर जिफिस्टर्नल सन्धि बनाता है।

❖ यह बाल्यावस्था में उपास्थि का बना होता है लेकिन वृद्धावस्था में यह उपास्थि अस्थि में परिवर्तित हो जाती है।

पसलियाँ (RIBS)

स्थिति एवं संरचना (Position and Structure)

❖ स्टर्नम के दोनों ओर पार्श्व में 12 जोड़ी पसलियाँ जुड़ती हैं।

❖ ये चपटी, लम्बी प्रकार की अस्थियाँ होती हैं, जो पीछे से वक्ष कशेरुका से जुड़ी होती हैं।

❖ पसलियाँ आपस में कॉस्टल उपास्थि द्वारा जुड़ी होती हैं।

❖ प्रथम सात जोड़ी पसलियाँ लम्बाई में बड़ी होती हैं तथा अन्तिम 5 जोड़ी पसलियाँ छोटी होती हैं।

❖ पसलियों का झुकाव पीछे से आगे की ओर होता है।

❖ पसलियों का पिछला हिस्सा अधिक स्थिर होता है। अगला छोर गतिशील होता है।

पसलियों का वर्गीकरण (Classification of Ribs)

पसलियों को उनकी स्थिति तथा संरचना के आधार पर पाँच भागों में वर्गीकृत किया गया है।

1. **वास्तविक पसलियाँः** प्रथम 7 जोड़ी पसलियाँ वास्तविक पसलियाँ कहलाती हैं क्योंकि ये प्रत्यक्ष रूप से स्टर्नम से जुड़ी होती हैं।

2. **अवास्तविक पसलियाँ (False ribs):** आठवीं, नवीं तथा दसवी पसलियाँ अवास्तविक पसलियाँ कहलाती है, क्योंकि ये अप्रत्यक्ष रूप से स्टर्नम से जुड़ी होती है।

3. **फ्लोटिंग पसलियाँ (Floating ribs):** अन्तिम दो जोड़ी (11 and 12) पसलियाँ फ्लोटिंग अर्थात तैरने वाली पसलियाँ कहलाती है, क्योंकि ये आगे से स्वतंत्र होती है तथा पीछे से मेरूदण्ड वाली पसलियाँ कहलाती हैं, क्योंकि ये आगे से स्वतंत्र होती है तथा पीछे से मेरूदण्ड से जुड़ी होती हैं।

4. **प्रतिरूपी पसलियाँ (Typical ribs):** तीसरी पसली से नौवीं पसलियाँ प्रतिरूपी पसलियाँ कहलाती है।

5. **अप्रतिरूपी पसलियाँ (Atypical ribs):** प्रथम, द्वितीय, दसवीं ग्याहरवीं, बाहरवीं पसलियाँ अप्रतिरूपी पसलियाँ कहलाती है।

पसलियों की विशेषताएँ (Characteristics of Ribs)

पसलियों में निम्न विशेषताएँ पाई जाती है।

❖ प्रथम जोड़ी पसलियाँ अन्य पसलियों की अपेक्षा सबसे छोटी तथा चौड़ी होती है।

❖ प्रथम जोड़ी पसलियों में श्वसन क्रिया के दौरान किसी भी प्रकार की कोई गति नहीं होती है।

❖ पसलियाँ हायलिन उपास्थि (Hyaline cartilage) की बनी होती हैं जो पसलियों को लचीलापन प्रदान करती है।

विभिन्न पसलियों के बीच का आकार भिन्न होता है यह स्थान अन्तरा कोस्टल पेशियों द्वारा भरा होता है। ये श्वसन क्रिया में मुख्य भूमिका निभाते हैं।

उपांगीय या एपैण्डिकुलर कंकाल (APPENDICULAR SKELETON)

परिचय (Introduction)

स्कन्ध मेखला ऊपरी भुजाओं की अस्थियाँ श्रोणि मेखला तथा निचली भुजाओं की अस्थियाँ मिलकर उपांगीय या एपैण्डिकुलर कंकाल का निर्माण करती हैं। जो निम्न प्रकार से हैं–

1. स्कन्ध मेखला (Shoulder Girdle)

क्लेवीकल अस्थि	02
स्कैपुला	02

2. ऊपरी भुजाओं की अस्थियाँ

हूमरस	02
रेडियस	02
अल्ना	02
कार्पल अस्थियाँ	16
मेटाकार्पल अस्थियाँ	10
फेलेन्जीज	28

3. श्रोणि मेखला (Pelvic Girdle)

हिप अस्थि (Hip bone)	02

4. निचली भुजाओं की अस्थियाँ

फीमर	02
टिबिया	02
फिबूला	02
टार्सल अस्थियाँ	14
मेटाटार्सल अस्थियाँ	10
फेलेन्जीज	28
पटेला	02
	126

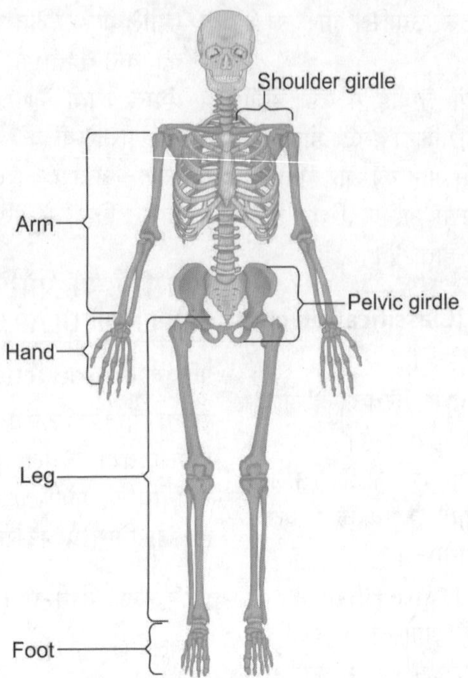

चित्र 13.8: उपांगीय या एपैण्डिकुलर कंकाल (Appendicular skeleton).

क्लैविकल (CLAVICLE)

स्थिति एवं संरचना (Position and Structure)

❖ क्लैविकल अस्थि को कॉलर बोन भी कहते हैं।

❖ यह लम्बी प्रकार की अस्थि होती है, जिसमें दो वक्र स्थित होते हैं।

❖ यह अस्थि ग्रीवा के मूल में त्वचा के ठीक नीचे स्थित होती है।

❖ क्लैविकल अस्थि में दो छोर होते हैं जो निम्न हैं–

▪ **स्टर्नल छोरः** क्लैविकल अस्थि का यह छोर स्टर्नम अस्थि के मैनुब्रियम से जुड़ा रहता है और स्टैर्नोक्लैविकुलर सन्धि बनाता है।

▪ **एक्रोमियल छोरः** क्लैविकल अस्थि का यह दूसरा सिरा होता है जो स्केपुला अस्थि के एक्रोमियल प्रोसेस से जुड़कर एक्रोमिनोक्लेविकुलर बनाता है।

क्लैविकल अस्थि की विशेषताएँ

❖ क्लैविकल अस्थि शरीर की ऐसी प्रथम अस्थि है जो सबसे पहले जुड़ती है।

❖ क्लैविकल अस्थि में एक भी मेड्युलरी केनाल नहीं होती है।

स्कैपुला (SCAPULA)

स्थिति एवं संरचना (Position and Structure)

❖ स्कैपुला को स्कन्ध फलक भी कहते हैं।

❖ यह चपटी, त्रिकोणाकार अस्थि होती है, जो स्कन्ध मेखला का पृष्ठ भाग बनाती है।

❖ यह द्वितीय पसली से सातवी पसली तक फैली होती है।

❖ इसमें निम्नलिखित संरचना पाई जाती है।

❖ तीन कोणः– उचय i. सुपीरियर ii. इन्फीरियर iii. लेटरल।

प्रगण्डिका अस्थि या ह्यूमेरस (HUMERUS)

स्थिति एवं संरचना

❖ यह ऊपरी भुजा की सबसे लम्बी, बड़ी अस्थि है।

❖ इस अस्थि में दो छोर तथा एक साफ्ट या काण्ड होता है **(चित्र 13.9)।**

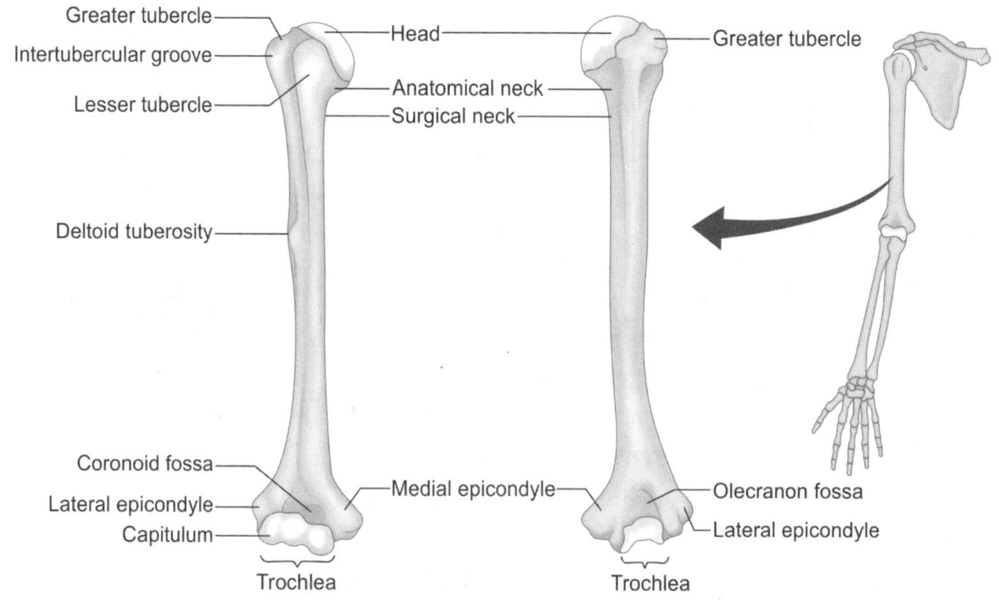

चित्र 13.9: प्रगण्डिका अस्थि या ह्यूमेरस (Humerus).

ह्यूमेरस का ऊपरी छोर

ह्यूमेरस का ऊपरी छोर में सिर, ग्रीवा, वृहत गण्डक तथा लधु गण्डक रचनाऍ स्थित होती है जिनका वर्णन नीचे किया जा रहा है–

❖ **ह्यूमेरस का सिर (Head of humerus):** इसका सिर एक तिहाई गोल (Rounded) होता है तथा स्कैपुला अस्थि की ग्लीनाइड गुहा में फिट रहता है तथा स्कन्ध सन्धि बनाता है।

❖ **ह्यूमेरस की ग्रीवः** सिर के तुरन्त नीचे का भाग कुछ संकरा होता है जो ग्रीवा कहलाता है।

❖ **वृहत् एवं लघु गण्डिका या ट्यूबरोसिटीः** ग्रीवा के नीचे दो उभार होते हैं। प्रथम थोड़ा बड़ा होता है और ऊपरी छोर के बाहर की ओर होता है उसे वृहत गण्डक या ग्रेटर ट्यूबरोसिटी कहते हैं तथा दूसरा लघु गण्डक या लेसर ट्यूबरोसिटी कहलाता है।

महत्वपूर्ण नोटः उभारों के नीचे यह ह्यूमेरस अस्थि थोड़ी सकरी होती है जहाँ अस्थि भंग होने की अधिक संभावना रहती है। अतः इस भाग को सर्जिकल ग्रीवा कहते हैं।

ह्यूमेरस का काण्ड या शाफ्ट

❖ शाफ्ट ह्यूमेरस अस्थि का बेलनाकार मध्य भाग होता है, जिसके ऊपर उर्ध्व छोर तथा नीचे निम्न छोर होता है।

❖ यह भाग नीचे की तरफ चपटा होता है इसके पार्श्व भाग में कुछ उभार होते हैं जिसे खुरदरी ट्यूबरकल कहते हैं, यहीं पर डेल्टायड पेशी जुड़ती है।

❖ शाफ्ट के पृष्ठ पर एक खातिका या ग्रूव होती है जिसे रेडियल खातिका कहते हैं जिसमें से होकर रेडियल तंत्रिका गुजरती है।

अल्ना अस्थि (ULNA BONE)

स्थिति एवं संरचना

❖ यह अग्रबाहु की अस्थि है, जो रेडिगस अस्थि रो लम्बी होती है।

❖ अल्ना अस्थि का शीर्ष निचले छोर पर स्थित टोता है।

❖ अल्ना अस्थि में दो सिरे तथा एक शाफ्ट या काण्ड होता है।

अल्ना अस्थि का ऊपरी सिरा

यह दृढ़ तथा मोटा सिरा होता है। कोहनी की सन्धि इसी भाग पर बनती है। इस सिरे में निम्न दो प्रवर्ध होते हैं–

❖ कोरोनोइड प्रवर्ध

❖ ओलिक्रेनन प्रवर्ध

अल्ना अस्थि का काण्ड या शाफ्ट

❖ शाफ्ट अल्ना अस्थि का मध्य भाग बनाता है। यह निचले छोर की ओर संकरा हो जाता है। कलाई तथा अंगुलियों की गति करने वाली पेशियाँ शाफ्ट से जुड़ी रहती हैं। इसके अलावा शाफ्ट में लेटरल पोस्टीरियर तथा एन्टीरियर तीन किनारे स्थित होते है।

अल्ना अस्थि का निचला छोर

यह अल्ना अस्थि के ऊपरी छोर से थोड़ा छोटा होता है। इसमें दो प्रवर्ध होते हैं। एक छोटा गोल प्रवर्ध तथा दूसरा स्टाइलॉयड प्रवर्ध। जिनमें लिगामेन्ट जुडे रहते हैं।

कार्पल अस्थियाँ (CARPAL BONES)

स्थिति एवं संरचना

❖ कार्पल अस्थियों को कलाई की अस्थियाँ भी कहते हैं। ये कलाई का जोड़ बनाती हैं।

❖ ये प्रत्येक कलाई में आठ–आठ होती हैं।

❖ ये अनियमित आकार की अस्थियाँ होती हैं, जो आपस में एक-दूसरे से जुड़ी होती हैं।

मेटाकार्पल अस्थियाँ

स्थिति एवं संरचना

❖ इन्हें हथेली की अस्थियाँ भी कहते हैं।

❖ ये प्रत्येक हथेली में 5–5 और कुल 10 होती हैं।

❖ प्रत्येक अस्थि में दो छोर तथा एक काण्ड या शाफ्ट होता है।

❖ इन अस्थियों का एक सिरा कार्पल अस्थियों से तथा दूसरा सिरा फैलेन्जीज से जुड़ा होता है।

❖ अन्य अस्थियों की भाँति इन अस्थियों में भी सिर, शाफ्ट तथा आधार होते हैं।

फैलेन्जीज

❖ इन अस्थियों को अंगुलियों की अस्थियाँ भी कहते हैं।

❖ इनकी संख्या प्रत्येक हाथ में 14–14 होती है।

❖ ये प्रत्येक अंगुली में तीन तथा अंगूठे में दो होती है।

❖ अंगुलास्थि सूत्र (2:3:3:3:3)

❖ इन अस्थियों में भी एक शाफ्ट तथा दो छोर होते हैं। ये अस्थियाँ मेटाकार्पल अस्थियों से आपस में जुड़ी होती है।

निचली भुजा की अस्थियाँ

Pelvic girdle (श्रोणि मेखला)	02
Femur (फीमर)	02
Fibula (फिबूला)	02
Tibia (टिबीआ)	02
Patella (पटेला)	02
Tarsal bone (टार्सल अस्थि)	14
Metatarsal bones (मेटाटार्सल अस्थियाँ)	10
Phalanges (फैलेन्जीज)	28

Pelvic Girdle (श्रोणि मेखला)

❖ इन्नोमिनेट अस्थि श्रोणि मेखला बनाने में सहायक होती है।

❖ दोनों अनामी अस्थियाँ सामने की ओर आपस में Pubic symphysis पर जुड़ी रहती हैं।

❖ ये दोनों अस्थियाँ श्रोणि मेखला का अधिकांश भाग बनाती हैं।

❖ इन्नोमिनेट अस्थि एक चपटी अस्थि होती हैं।

❖ जो एक दूसरे से ऐसिटाबुलम खांच पर जुड़ती है, जहाँ फीमर का सिर फिट होता है।

❖ इसका निर्माण तीन अस्थियों से होता हैं।

❖ यह ऐसिटेबुलम से जुड़ती है।

❖ ऐसिटेबुलम के बाह्य पृष्ठ पर प्याले के आकार की एक गुहिका होती है।

इन्नोमिनेट निम्नलिखित अस्थि भाग से बना होता है–

1. Ilium (इलियम)

2. Ischium (इस्चियम)

3. Pubis (प्यूबिस)

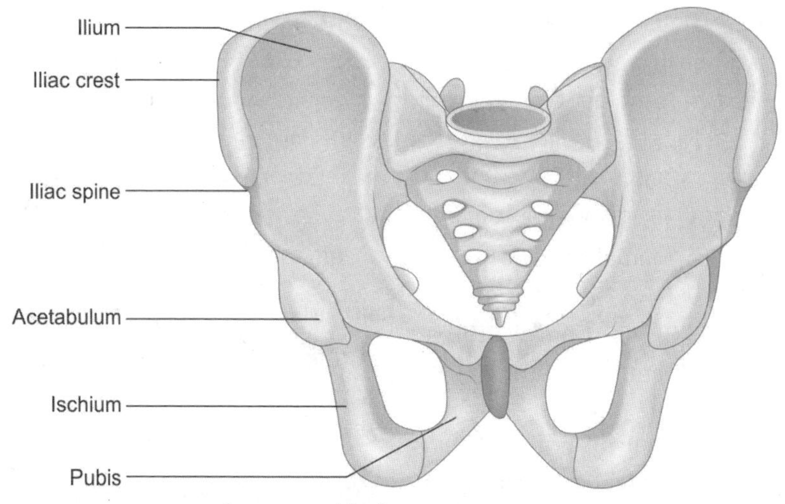

चित्र 13.10ः श्रोणि मेखला (Pelvic Girdle).

	Male pelvis	Female pelvis
Greater pelvis	Deep	Shallow
Pelvic inlet	Narrow and heart shaped	Wide and oval shaped
Pelvic cavity	Larger, smaller and cone shaped	Shorter and cylindrical
Pelvic outlet	Smaller	Larger
Subpubic angle	70°	80°
Sacrum	Longer, narrower and curved	Shorter, wider and flat

Femur (फीमर/अरू अस्थि)

❖ फीमर शरीर की सबसे मजबूत तथा लम्बी अस्थि है।

❖ इसे जांघ की हड्डी भी कहते हैं।

❖ यह ऊपर से एसिटाबुलम के साथ जुड़कर नितम्ब सन्धि बनाती है तथा नीचे टिबिया अस्थि के साथ जुड़कर घुटने का जोड़ बनाती है।

❖ फीमर में एक काण्ड या शाफ्ट तथा दो सिरे होते हैं।

फीमर का ऊपरी सिरा

फीमर के ऊपरी सिरे में सिर, ग्रीवा ग्रेटर ट्रोकेन्टर रचनाएँ स्थित होती हैं जो निम्न हैं—

❖ फीमर का सिर गोलाकार होता है। यह पेल्विक अस्थि में स्थित एसीटाबुलम से जुड़कर नितम्ब का जोड़ बनाता है।

❖ **फीमर की ग्रीवाः** फीमर के सिर के नीचे ग्रीवा स्थित होती है जो थोड़ी संकरी होती है।

❖ **ग्रेटर ट्रोकेन्टरः** यह फीमर अस्थि के ऊपरी भाग में स्थित उभार होता है जो शाफ्ट से मिलता है।

❖ **लेसर ट्रोकेन्टरः** यह थोड़ा सा तिरछापन लिये होता है जो फीमर की ग्रीवा के पीछे स्थित होता है।

❖ **इन्टरट्रोकेन्टर लाइनः** यह एक काल्पनिक रेखा होती है जो फीमर की ग्रीवा के अग्र सतह से शाफ्ट तक स्थित होती है।

फीमर का काण्ड या शाफ्ट

यह फीमर अस्थि का मध्य बेलनाकार भाग होता है। यह भाग बीच में संकरा तथा ऊपर तथा नीचे चौड़ा होता है।

फीमर का निचला सिरा

यह फीमर अस्थि का फैला भाग होता है। यह टिबिया अस्थि के साथ जुड़कर घुटने का जोड़ बनाता है। इसमें दो काण्डॉइल स्थित होते हैं जिन्हें मीडिअल तथा लेटरल काण्डाइल्स कहते हैं।

❖ **लेटरल कौन्डाइलः** यह फीमर अस्थि का चपटा भाग होता है। यह Medial condyle से छोटा लेकिन मजबूत होता है।

❖ **मीडियल कौन्डाइलः** यह Convex होता है। इसमें प्रवर्ध Prominent स्थित होते हैं जिन्हें एपीकाण्डाइल कहते हैं।

❖ इन दोनों काण्डाइल से पेशियाँ जुडी होती हैं। ये पार्श्व सतह पर इण्टरकौन्डाइलर फोसा के द्वारा अलग-अलग दिखाई देते हैं।

फिब्यूला

❖ इसे उपजंघिका भी कहते हैं।

❖ यह घुटने से टखने तक की बाहरी पतली अस्थि होती है।

❖ यह ऊपर टिबिया अस्थि तथा नीचे टेलस अस्थि से जुड़ती है। इसके निम्न भाग होते है–

अन्तः जंघिका (Tibia)

❖ टिबिया टांग की Important bone है।

❖ यह Fibula के मध्यवर्ती स्थित होती है।

❖ यह एक काण्ड Shaft तथा दो छोरों वाली दीर्घ अस्थि है।

ऊर्ध्व छोर

❖ इसमें मध्यवर्ती तथा पार्श्व कौन्डाइल Lateral condyle होते हैं।

❖ कौन्डाइल अस्थि का ऊपरी तथा सबसे अधिक प्रसारित भाग बनाते हैं।

❖ इसके पृष्ठ चिकने होते हैं।

❖ इनके चपटे पृष्ठ पर Semilunar cartilage स्थित होते है।

❖ पार्श्व कौन्डाइल के पीछे एक फलक होता है।

❖ टिबीया का ट्यूबरकल सामने कौन्डाइलों के नीचे स्थित होता है।

❖ इसके ऊपरी भाग में Patellar tendon जुड़ती है।

काण्ड

❖ इस अस्थि का अनुप्रस्थ काट त्रिकोणाकार होता है।

❖ इसका अगला किनारा अधिक उभरा होता है।

❖ यह भाग टिबिया का क्रेस्ट बनाता है।

❖ टिबिया का यह भाग Bone graft होता है।

❖ इसके पश्च पृष्ठ पर कटक या रिज होती है जो सोलियल रेखा कहलाती है।

अधः छोर

❖ टिबिया का अन्तिम सिरा टखने का जोड़ बनाता है।

❖ यह फैला हुआ होता है।

❖ टिबिया का सामने का भाग चिकना होता है।

पटैला / जानुका अस्थि

❖ यह एक सीसेमाइड प्रकार की अस्थि है।

❖ पटेला का शिखर नीचे की ओर होता है तथा आधार ऊपर की ओर होता है।

❖ अग्र पृष्ठ खुरदरा होता है।

❖ पश्च पृष्ठ चिकना होता है।

❖ फीमर का निचला सिरा पटेलर से जुड़ता है।

❖ यह Bone जानु सन्धि के सामने स्थित होती है।

टार्सल अस्थियाँ

❖ ये सात अस्थियाँ सामूहिक रूप से टार्सल अस्थियाँ कहलाती है।

❖ ये small types of bone होती हैं।

❖ बाहा परत संधत ऊतक से बनती है।

❖ खड़े होते समय शरीर का भार बहन करती हैं।

❖ यह पैर टखने की सबसे बड़ी अस्थि है।

❖ यह पैर के पिछले भाग में स्थित होती है।

❖ पिंडली की अनेक पेशियाँ कैल्केनियम कण्डरा से जुड़ती हैं।

जोड़ (संधि) रचना व उनकी गति (JOINTS MOVEMENTS)

संधि शरीर के उन स्थानों को कहते हैं, जहाँ दो अस्थियाँ एक दूसरे से मिलती हैं, कंधे, कुहनी या कूल्हे का जोड़। इनका निमार्ण शरीर में गति सुलभ करने और यांत्रिक आधार हेतु होता है। इनका वर्गीकरण संरचना और इनके प्रकार्यों के आधार पर होता है।

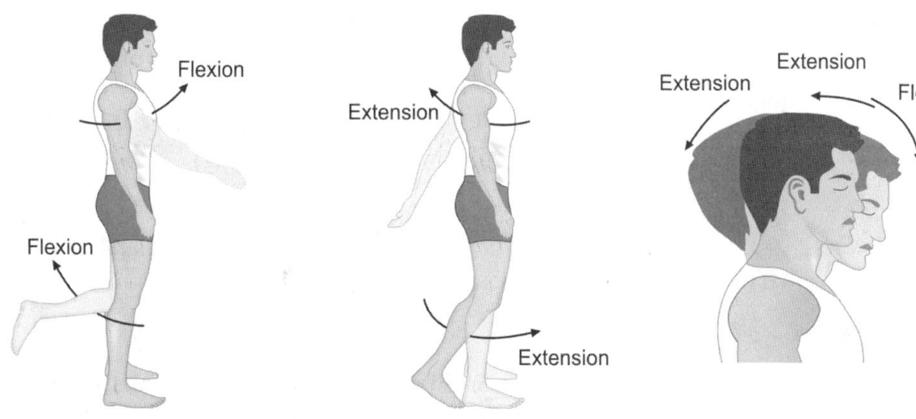

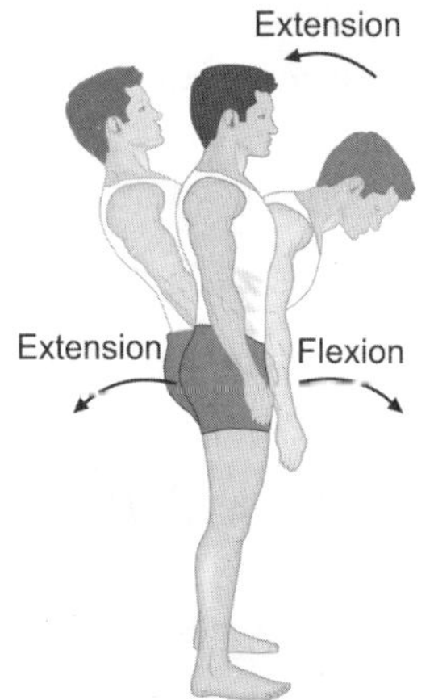

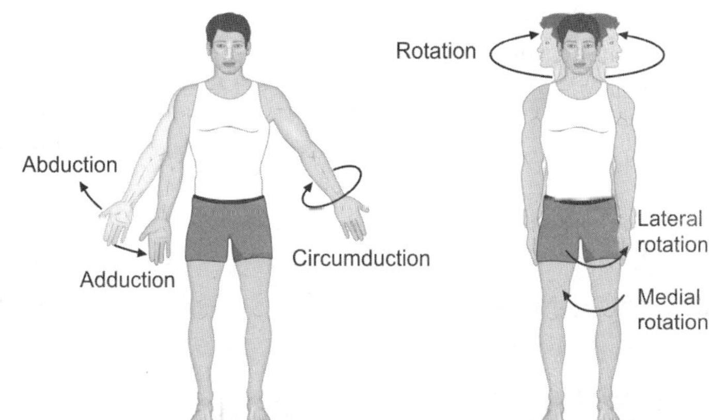

चित्र 13.11: संधि शरीर रचना (Joints movments).

अभ्यास (Exercise)

1. बहुविकल्पीय प्रश्न (Multiple Choice Questions)

a. हड्डियों तथा दांतों के अध्ययन के रूप में जाना जाता है–

(क) अस्थिविज्ञान   (ख) रक्तविज्ञान

(ग) पुरातत्व विज्ञान (घ) मानवविज्ञान

The study of bone and teeth is known as:

(क) Osteology   (ख) Hematology

(ग) Archeology   (घ) Anthropology

b. एक टी आकार या ड्रेगर के आकार की लम्बी चपटी हड्डी वक्ष के मध्य में स्थित होती है–

(क) पसलियां   (ख) श्रोणि

(ग) उरास्थि   (घ) हृदय की हड्डी

A T-shaped or dagger-shaped long flat bone, located at the center of the thorax is known as:

(क) Ribs   (ख) Pelvis

(ग) Sternum   (घ) Hyoid bone

c. मानव शरीर की सबसे मजबूत तथा सबसे लम्बी हड्डी है–

(क) गुलफास्थि   (ख) प्रजंधिकास्थि

(ग) जानुअस्थि   (घ) उर्वस्थि

The strongest and longest bone of the human body is:

(क) Tarsal   (ख) Tibia

(ग) Patella   (घ) Femur

2. रिक्त स्थानों की पूर्ति कीजिए (Fill in the Blanks)

a. नितम्ब संधि एक .... प्रकार की चल संधि है।

Hip joint is the .... type of mobvable joint.

b. हड्डी के बाहरी आवरण को कहा जाता है–

The outer covering of bone is called ....

c. हड्डियों को .... द्वारा हड्डियों से जोड़ता है–

The bones are connected to the bones by............

3. सही या गलत का चयन कीजिए (Identify True and False)

a. अंतर्जंघिका तीसरी बड़ी हड्डी है।

The tibia is a 3rd largest bone.

b. वक्षमेखला एक अनियमित, वक्र के आकार की संरचना है जो श्रोणि या नितम्ब हड्डियों से बनी होती है।

Pectoral gridle is an irregular, arch-shaped structure made up of coxae or innominate bones.

c. हड्डी अस्थिकरण की प्रक्रिया से बनता है।

Bone is formed by the process of ossification.

4. अतिलघुउत्तरीय प्रश्न (Very Short Answer Type Questions)

a. कंकाल संरचना का वर्गीकरण करें।

Enlist the classification of skeletal structure.

b. संधि का वर्गीकरण संक्षिप्त में करें।

Write about detailed classification of joints.

5. लघुउत्तरीय प्रश्न (Short Answer Type Questions)

a. चित्र की सहायता से कंदु उल्लुखल संधि का वर्णन करें।

Discribe ball and shocket join with the help of a diagram.

b. निचले सिरे की हड्डियों की सूची बनाइए।

Enlist the lower extremity bones.

6. दीर्घउत्तरीय प्रश्न (Long Answer Type Questions)

a. अच्छी कंकाल की संरचना तथा कार्यों का वर्णन कीजिए।

Illustrate the structure and function of axial skeleton.

b. पुरूष श्रोणि तथा महिला श्रोणि के बीच का अंतर बताइए।

Differentiate between male pelvis and female pelvis.

उत्तर (Answers)

1. बहुविकल्पीय प्रश्न (Multiple Choice Questions)

a. (क) अस्थिविज्ञान   b. (ग) उरास्थि   c. (घ) उर्वस्थि

2. रिक्त स्थानों की पूर्ति कीजिए (Fill in the Blanks)

a. बाल एण्ड साकेट   b. पर्यस्थि कला   c. लिगामेंट्स

3. सही या गलत का चयन कीजिए (Identify True and False)

a. गलत   b. सही   c. सही

मांसपेशीय तंत्र
(The Muscular System)

■ पेशियाँ	■ Muscles
■ सिर की पेशियाँ	■ Hand Muscles
■ ग्रीवा की पेशियाँ	■ Neck Muscles
■ धड़ की पेशियाँ	■ Torso Muscles
■ ऊर्ध्व अग्रांग	■ Upper Extremity
■ अग्रबाहु की पेशियाँ	■ Upper Limb Muscles
■ हाथ की पेशियाँ	■ Forearm Muscles
■ अधः शाखा की पेशियाँ	■ Lower Legs Muscles

पेशियाँ (MUSCLES)

पेशियाँ त्वचा के नीचे का माँस होती हैं। ये अंगों में गति उत्पन्न करती हैं एवं शरीर को सुदृढ़ बनाती हैं। संपूर्ण शरीर में 500 से अधिक पेशियाँ हैं। पेशियाँ प्रेरक उपकरण का सक्रिय भाग हैं। इनके संकुचन के फलस्वरूप विभिन्न गतिविधियाँ होती हैं। लम्बे समय तक कठोर कार्य के पश्चात् मांसपेशियों में थकान का अनुभव लैक्टिक अम्ल (Lactic acid) के संचय के कारण होता है। कार्य के आधार पर पेशियों को दो वर्गों में विभाजित किया गया है (चित्र 14.1)।

❖ **ऐच्छिक पेशियाँ (Voluntary muscles):** यह रेखित पेशी ऊतक से बनी होती है तथा मनुष्य के इच्छानुसार संकुचित हो जाती है। यह सिर, कांड तथा अग्रांगों में पायी जाती है। यह शरीर के कुछ आन्तरिक अंगों जैसे जिह्वा, कण्ठ आदि में भी पायी जाती है।

❖ **अनैच्छिक पेशियाँ (Involuntary muscles):** यह अरेखित (चिकनी) पेशियाँ ऊतक की बनी होती हैं। इन पेशियों का संकुचन मनुष्य के इच्छानुसार नियंत्रित नहीं होता है। ये आन्तरिक अंगों, रुधिर वाहिकाओं तथा त्वचा की दीवारों में पायी जाती हैं।

❖ **मांस संस्थान अथवा पेशी संस्थान (Muscular system):** मनुष्य शरीर मांस पेशीय संस्थान के कारण ही सुन्दर तथा सुडौल दिखाई देता है। क्योंकि शरीर का ऊपरी ढाँवा पूर्णतः मांसाच्छादित होता है। मनुष्य शरीर का अधिकांश वाह्य तथा आन्तरिक भाग मांसपेशियों से ढका रहता है।

❖ 'मांस' अथवा 'मांसपेशियाँ लसदार समूह का नाम है। मांसपेशियाँ एक-एक मांससूत्र होती हैं या मांस का गुच्छा होती हैं। मांसपेशियों में संकोचन एवं शिथिलन का विशेषगुण होता है।

❖ संकोचन के विशेष गुण के कारण ही हम अपने हाथ, पैर, सिर व अन्य शारीरिक अवयवों को विभिन्न दिशाओं में सरलतापूर्वक घुमा सकते हैं, जैसे हाथों से लिखना, पैरों से चलना, मुँह खोलना, बंद करना, हृदय का धड़कना, आँखों की पुतलियों का इधर उधर होना, सिकुड़ना आदि कार्य भी इन्हीं मांसपेशियों के विशेष गुण से ही सम्भव हैं।

❖ मनुष्य शरीर में छोटी बड़ी लगभग कुल 519 मांसपेशियां पायी जाती हैं। मांसपेशियाँ दो प्रकार की होती है।

Functions of Muscles

पेशियाँ मुख्य रूप से सात कार्यों को करती हैं—

1. शरीर को गति प्रदान करती हैं
2. ऊष्मा का नियमन करती हैं।

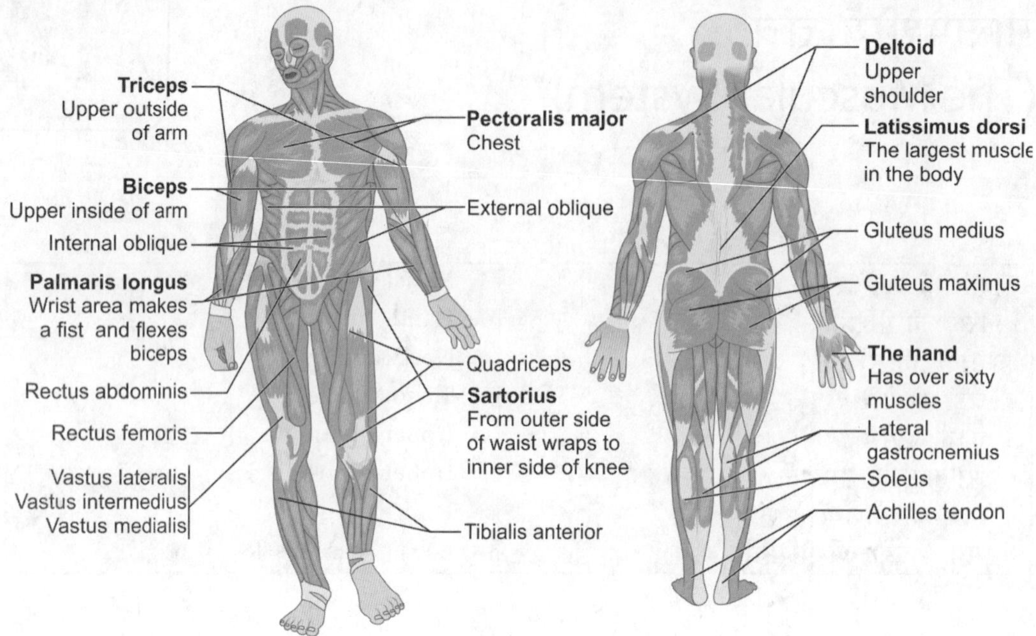

चित्र 14.1: शरीर की महत्वपूर्ण मांसपेशियाँ (Important muscles of the body).

3. शरीर की स्थिति बनाए रखती हैं।
4. शरीर को सहारा देती हैं।
5. पेशीय तानता बनाए रखती हैं।
6. ऊष्मा का उत्पादन करती हैं।
7. सन्धियों को मजबूत करती हैं।

सिर की पेशियाँ

* ललाट (Frontalis)
* नासा (Nasal)
* उत्तर ओष्ठ चतुरस्रा (Quadratus labii superioris)
* सृक्कोत्कर्षणी (Zygomaticus)
* कैनाइनस (Caninus)
* गलपार्श्वच्छदा (Platysma myoids)
* टाइएंगुलरिस (Triangularis)
* निम्न ओष्ठ चतुरस्रा
* अधर उन्नमनी (Mentalis)
* वक्त्रमंडलिका (Orbicularis oris), की निम्न ओष्ठ कृंतक पेशी (Incisivus labii inferioris)
* कपोल संपीडनी (Buccinator)

* चर्वणी (Masseter),
* वक्त्र मंडलिका,
* कपोल संपीडनी,
* कैनाइनस,
* नासापट अवनमनी (Depressor septi),
* नासा,
* कपाल पेशी (Temporal), तथा
* भ्रूनमनी (Procerus)।

ग्रीवा की पेशियाँ (NECK MUSCLES)

* उरोस्थिकठिका (Sternohyoid),
* अंसकंठिका (Omohyoid) का ऊर्ध्व मध्यांश,
* अवटुकंठिका (Thyrohyoid),
* द्वितुंदी (Digastric) का अग्र मध्यांश,
* चिबुककंठिया (Mylohyoid),
* कठिका जिह्विका (Hyoglossus),
* शरकंठिका (Stylohyoid),
* चर्वणी (Masseter),
* द्वितुंदी का पश्च मध्यांश,

* पट्टिका–शिरस्या (Splenius capitis),
* उरः कर्णमूलिका (Sternocleidomastoid),
* अंसफलक उन्नायक (Levator scapulae),
* पश्च विषमा (Scalenus posterior),
* मध्य विषमा (Medius),
* पूर्व विषमा (Anterior),
* पृष्ठच्छदा (Trapezius),
* अंसकंठिका का निम्न मध्यांश, तथा
* उरः कर्णमूलिका।

धड़ की पेशियाँ

* बाह्य तिर्यक् (External oblique)
* अग्र (Latissimus dorsi)
* बृहत् उरश्छद (Pectoralis major)
* अंसच्छद (Deltoid)
* उरःकर्णमूलिका (Sternocleidomastoid)
* पृष्ठच्छदा
* अधोजत्रुका
* बाह्य पशुंकांतर
* लघु उरश्छद
* अधोंसफलका (Subscapularis)
* तुंडप्रग्रडिकी (Coracobrachialis)
* द्विशिरस्का प्रगंडिकी का ह्रस्व शीर्ष (Short head of biceps, brachialis),
* बृहत् अंसाभिवर्तनी (Teres major),
* कटिपाश्वच्छदा,
* अग्रदंतुरा,
* बाह्यपशुंकांतर,
* समोदरी (Rectus abdominis),
* अनुप्रस्थांत प्रावरणी (Transversalis fascia),
* अनुप्रस्थ औदरी (Transversus abdominis), तथा
* आंतरितिर्यक् पेशी।

ऊर्ध्व अग्रांग (UPPER EXTREMITY)

* पृष्ठच्छदा (Trapezius),
* उरःकर्णमूलिका (Sternocleidomastoid),
* अर्धकंटकी शिरस्या (Semispinalis capitis),

* पट्टिका शिरस्या एवं ग्रैवी (Splenius capitis and cervicis),
* अंसउन्नमनी (Levator scapulae),
* लघु अंसापकर्शणी (Rhomboid minor),
* बृहत् अंसापकर्षणी (Rhomboid major)
* अर्ध्यसपृष्ठिका (Supraspinatus),
* अवअंसपृष्ठिका (Infraspinatus),
* बृहत् अंसाभिवर्तनी (Teres major),
* ट्राइसेप्स ब्रैकाई (Triceps brachii),
* पष्च निम्न दंतुरा (Serratus posterior, inferior),
* बाह्य पर्शुकांतर (External intercostal),
* कटि अभिपृष्ठ प्रावरणी (Lumbodorsal fascia) से आवृत्त त्रिककंटिका (Sacrospinalis),
* कटिपाश्वच्छदा (Latissimus dorsi),
* बृहत् अंसाभिवत्रनी,
* लघु अंसाभिवर्तनी तथा 29 अंसच्छद (deltoid) पेशी।

अग्रबाहु की पेशियाँ

* असच्छदा (Deltoideus),
* प्रगंडिकी (Brachialis),
* द्विशिरस्का प्रगंड (Biceps brachii),
* प्रगंड प्रकोष्ठिकी (Brachioradialis),
* दीर्घ बहिष्प्रकोष्ठ मणिबंध प्रसारिणी (Extensor carpi radialis longus)
* सामान्य अंगुलिप्रसारिणी (Extensor digitorum communis),
* लघु बहिष्प्रकोष्ठ मणिबंधप्रसारिणी,
* दीर्घ अंगुष्ठअपवर्तनी (Abuctor pollicis longus),
* लघु अंगुष्ठप्रसारिणी (Extensor poillicis brevis),
* प्रथम करभ अस्थ्यंतर (First dorsal interosseus) पेशी,
* अंगुष्ठ अपवर्तनी (Abductor pollicis),
* लघु अंगुष्ठ अपवर्तनी,
* दीर्घा अंगुष्ठ आकुचनी (Flexor pollicis longus),
* बहिर्मणिबंध आकुंचनी (Flexor carpi radialis),
* वर्तु अवताननी (Pronator teres),
* प्रगंडिकी,
* ट्राइसेप्स ब्रैकाई (Triceps brachii),

- तुंडप्रगंडिकी (Coracobrachialis),
- बृहत् अंसाभिवर्तनी (Teres major),
- कटिपार्श्वच्छदा (Latissimus dorsi) तथा बृहत् उरश्छद (Pectoralis major) ।

हाथ की पेशियाँ

- कनिष्ठा अपर्वतनी (Abductor digiti quinti),
- अंतः प्रकोष्ठ मणिबंध प्रसारिणी (Extensor carpi ulnaris)
- सामान्य अंगुलि प्रसारिणी,
- कूर्पर-पृष्ठिका (Anconeus)
- दीर्घ तथा लघु बहिष्प्रकोष्ठ मणिबंध प्रसारणी
- दीर्घ असाभिवर्तनी,
- ट्राइसेप्स ब्रैकाई,
- बहिर्मणिबंध आकुंचनी,
- अतमंणिबंध आकुंचनी,
- लघु अंगुष्ठ अपवर्तनी, तथा
- अंगुष्ठ अपवर्तनी ।

अधः शाखा की पेशियाँ

- महानितंबिका (Gluteus maximus),
- द्विविशिरस्का औरवी (Biceps femoris),
- बृहत् पार्श्वस्या (Vastus lateralis),

- कंडराकल्पा (Semitendinosus) तथा कलाकल्पा (Semimembranosus),
- परापिंडिका (Gastrocnemius),
- पिंडिका (Soleus),
- परापिंडिका तथा पिंडिका की अचिलिस (Achilles) कंडरा (Tendon),
- दीर्घ पाद विवर्तनी (Peroneus longus) की कंडरा,
- दीर्घ पादांगुलि प्रसारिणी (Extensor digitorum longus),
- लघुपाद विवर्तनी की कंडरा
- लघुपादांगुलि प्रसारिणी,
- क्रूसाकार पादस्नायु (Cruciate crural ligament),
- अनुप्रस्थ (Transverse) पादस्नायु,
- लघुपाद विवर्तनी,
- दीर्घ पादांगुलि प्रसारिणी
- अग्र प्रजंधिकी (Anterior tibialis),
- दीर्घ पादविवर्तनी,
- ऊरु प्रावरणी ताननी (Tensor fascia lata) तथा श्रोणिफलक प्रजंधिका क्षेत्र (Iliotibial tract),
- समा औरवी (Rectus femoris),
- दीर्घतमा (Sartorius) तथा
- ऊरु प्रावरणी ताननी और श्रोणिफलक प्रजंधिका क्षेत्र ।

अभ्यास (Exercise)

1. बहुविकल्पीय प्रश्न (Multiple Choice Questions)

a. स्नायुतंत्र जो सम्मिश्रण द्वारा निर्मित होते हैं–
   - (क) पेशीतंतु
   - (ख) पेशी कोरक
   - (ग) उपरोक्त में से कोई नहीं
   - (घ) इनमें से दोनों

Musle fibers which are formed by the fusion of:
   - (क) Myofibers   (ख) Myoblasts
   - (ग) None of them (घ) Both of them

b. मांसपेशियों के संकुचन में उपयोग होने वाला घना तंतु है–
   - (क) मायोसीन   (ख) एक्टिन
   - (ग) इलास्टिक   (घ) इनेलास्टिक

Thick filament used in muscle contraction is:
   - (क) Myosin   (ख) **Actin**
   - (ग) Elastic   (घ) Inelastic

c. वह मांसपेशी जो नेत्र को बंद कर देती है–
   - (क) कंकाल   (ख) शंखपेशी
   - (ग) नेत्र मंडलिका (घ) चवर्णिका

The muscle which closes the eye:

(क) Buccinators

(ख) Temporalis

(ग) Orbicularis oculi

(घ) Masseter

2. रिक्त स्थानों की पूर्ति कीजिए (Fill in the Blanks)

a. ह्रदय की मांसपेशी .... पेशी है।
Cardic muscle is ....a muscle.

b. पेशीतंतुक जो प्लाजमा मेम्बरेन से ढके होते हैं उन्हें कहतें हैं......................
Myofibrls which are covered with plasma membrane known as ....

c. संकुचन मूल श्रेणी...................... है।
.... is the fundamental unit of contraction.

3. सही या गलत का चयन कीजिए (Identify True and False)

a. कंकाल की मांसपेशियां एक प्रकार के रेखित मांसपेशी उतक हैं जो शारीरिक तंत्रिकातंत्र के नियंत्रण में होते हैं।
Skeletal muscles are a type of striated muscles tissues which are under the control of somatic system.

b. चिकनी मांसपेशियां विशिष्ट उतक होती हैं जो केवल ह्रदय की दीवारों में उपस्थित होती हैं।
Smooth muscles are the special tissues present olny in cardiac walls.

c. ह्रदय की मांसपेशियां एच्छिक मांसपेशियां होती हैं।
Cardiac muscles are voluntary muscles.

4. अतिलघुउत्तरीय प्रश्न (Very Short Answer Type Questions)

a. ह्रदय की पेशियों के कार्यों का संक्षिप्त वर्णन करें।
Explain about cardiac muscles.

b. चेहरे की पेशियों को सूचीबद्ध करें।
Enlist the muscles of face.

5. लघुउत्तरीय प्रश्न (Short Answer Type Questions)

a. कंकालीय पेशियों के कार्यों की गणना कीजिए।
Enumerate the functions of skeletal muscles.

b. चिकनी मांसपेशियों के कार्यों का वर्णन करें।
Enlist the functions of smooth muscles.

6. दीर्घउत्तरीय प्रश्न (Long Answer Type Questions)

a. कंकाल, चिकनी तथा ह्रदय की मांसपेशियों की संरचना का वर्णन करें।
Briefly explain the structure of skeletal smooth and cardiac muscles.

b. किसी भी 10 मांसपेशियों की मूल, प्रविष्टि तथा क्रिया को बताएं।
Give the origin, insertion and action of any 10 muscles.

उत्तर (Answers)

1. बहुविकल्पीय प्रश्न (Multiple Choice Questions)

a. (ख) पेशी कोरक　　　b. (क) मायोसीन　　　c. (ग) नेत्र मंडलिका

2. रिक्त स्थानों की पूर्ति कीजिए (Fill in the Blanks)

a. अनैच्छिक　　　b. पेशीजोल　　　c. पेशीतंतु

3. सही या गलत का चयन कीजिए (Identify True and False)

a. सही　　　b. गलत　　　c. गलत

अध्याय

15

सूक्ष्मजीव विज्ञान का परिचय
(Introduction of Microbiology)

■ सूक्ष्मजीव	■ Microorganisms

परिचय (INTRODUCTION)

विज्ञान की वह शाखा जिसमें एक कोशिकीय या कोशिका समूह सूक्ष्म जीवों का अध्ययन सम्मिलित किया जाता है उसे सूक्ष्मजीव विज्ञान कहते हैं तथा इस शाखा के विशेषज्ञ को सूक्ष्मजीव विज्ञानी के रूप में जाना जाता है इस प्रकार से सूक्ष्मजीव विज्ञान उस के क्षेत्र रूप में जाना जाता है जो कि रोगाणुओं के अध्ययन से सम्बन्धित है जो बहुत छोटे-छोटे होते है तथा उनको आवर्धन के बिना देखा नहीं जा सकता है।

सूक्ष्मजीव विज्ञान अथवा सूक्ष्मजैविकी विज्ञान की वह शाखा है जिसके अंतर्गत सूक्ष्मजीवों (Microbes or Microorganisms) का अध्ययन किया जाता है।

सूक्ष्मजीव (MICROBES/MICROORGANISM)

परिमाण में 1 mm से भी छोटे होते हैं इन्हें Naked eyes से नहीं देखा जा सकता है अतः इन सूक्ष्मजीवों को देखने के लिए (Microscope) की आवश्यकता होती है जैसे Bacteria, Virus, Fungi, Algae, etc.

BRANCHES OF MICROBIOLOGY

Microbiology विज्ञान को निग्न शाखाओं में वर्गीकृत किरा गया है—
* ❖ चिकित्सकीय सूक्ष्मजीव विज्ञान (**Medical Microbiology**)
* ❖ औद्यौगिक सूक्ष्मजीव विज्ञान (**Industrial Microbiology**)

* ❖ निही सूक्ष्मजीव विज्ञान (**Soil Microbiology**)
* ❖ आहार सूक्ष्मजीव विज्ञान (**Food Microbiology**)
* ❖ वनस्पतिक सूक्ष्मजीव विज्ञान (**Plant Microbiology**)
* ❖ **Medical Microbiology:** Medical Microbiology के अन्तर्गत हानिकारक सूक्ष्मजीवों द्वारा Humans में होने वाले Infection उनके शरीर में क्रियाविधियों, निदानों तथा संक्रमणों से बचाव की विधियों का अध्ययन किया जाता है।

Branches of Medical Microbiology

* ❖ **Bacteriology:** Study of bacteria called bacteriology
* ❖ **Virology:** Study of virus called virology
* ❖ **Parasitology:** Study of parasites called parasitology
* ❖ **Mycology:** Study of fungi called mycology
* ❖ **Immunology:** Study of the immune system and is a very important branch of the medical and biological sciences.
* ❖ **Genetics:** Study of genes and heredity

Scope of Microbiology in Nursing

नर्सिंग में सूक्ष्मजीव विज्ञान के अध्ययन में निम्नलिखित शामिल हैं—

* ❖ **Production of antibiotics:** प्रतिजीवी दवाओं के उत्पादन के लिए प्रकृति Ex Water and soil द्वारा प्रतिजीवी दवाओं की उत्पत्ति के लिए सूक्ष्मजीवों का उपयोग सीधे तरीके से किया जाता है।

❖ **Production of enzymes, vaccines, biosurfactants, alcoholic and other pharmaceutical products:** औषधीय सूक्ष्मजीव विज्ञान में सूक्ष्मजैविक गतिविधि के औषधीय तथा रासायनिक उत्पादों का पता लगाना तथा जाँच करना शामिल है।

❖ **Diagnosis of diseases and treatment:** विभिन्न जमेज (Ex Widal test, Elisa, etc.) का उपयोग करके विभिन्न संक्रामक सूक्ष्मजीवों का पता लगाया जाता है।

❖ **Treatment of industrial water material:** अधिकांश औधेगिक प्रक्रियाओं के बाद अपशिष्ट कार्बनिक पदार्थ लवण मीडिया, अनुपचारित जल आदि का उत्पादन किया जाता है। जैसे–उचयकवक, प्रोटोजोआ।

❖ **Plant growth promotion:** मिट्टी की उर्वरता जड़ी-बूटी प्रतिरोध, कीट प्रतिरोध, पौधों के उत्पादों की गुणवत्ता में वृद्धि तथा प्रोटीन सामग्री में परिवर्तन के लिए मिट्टी में रोगाणुओं की कुछ प्रजातियाँ उपस्थित होती हैं।

❖ **Sterile product preparation:** सूक्ष्मजीव विज्ञान विसंक्रमित स्थान की तैयारी, सड़न रोकने वाली तकनीक तथा विभिन्न विसंक्रमित तैयारियों के नमूने व जीवाणुहीनता परीक्षण द्वारा रोगाणुओं का पता लगाने में शामिल होती है।

❖ **Sterilization:** इस प्रक्रिया में औषधीय उत्पाद को सूक्ष्मजीवों से मुक्त बनाने के लिए विभिन्न माध्यमों से रोगाणुओं को मारना होता है।

❖ **Steroid biotransformation:** स्वाभाविक रूप से होने वाले स्टेरॉयड के सूक्ष्मजीव विज्ञान परिवर्तनों की सहायता से कुछ महत्वपूर्ण स्टेरॉयड Ex. Testosterone, ergosterol, progesterone, cholesterol, etc. जैवपरिवर्तन होता है।

❖ **Identification of microorganisms:** सूक्ष्म जैविक प्रजातियां जो कि इंजाइना, प्रतिजैविक दवाओं तथा अन्य सक्रिय दवा योगिकों के उत्पादन के लिए उपयोग की जाती हैं उनके रुपात्मक, जैव रसायनिक सूक्ष्म तथा अनुवांशिक विशेषताओं के आधार पर निर्धारित व अलग किया जाता है।

Importance of Microbiology

❖ संक्रमण के स्रोतो का पता लगाने में

❖ रोगों के निदान

❖ रोगों के पूर्वानुमान में

❖ विभिन्न बिमारियों के बचाव में

❖ रोगों के उपचार में

❖ स्वास्थ्य के विकास में

❖ नई-नई खोजों अथवा अविष्कारों में

❖ Aseptic condition सूक्ष्मजीव में मदद करती है

❖ सूक्ष्मजीव Proper isolation में मदद करते हैं।

सूक्ष्मजीव विज्ञान का इतिहास (History of Microbiology)

Antony Van Leeuwenhoek (एक उच्च-व्यापारी एवं वैज्ञानिक ने सूक्ष्मदर्शी को विकसित किया तथा पहली बार सूक्ष्मजीव का अध्ययन किया। सूक्ष्मजीव विज्ञान के क्षेत्र में अपने कार्य व विकास के कारण उनकों सूक्ष्मजीव विज्ञान का जनक माना जाता है।

Important Contributions of Antony Van Leeuwenhoek in Microbiology

❖ Antony Van Leeuwenhoek ने पहली बार Single cell Ex. Ameba तथा बैक्टीरिया को देखा।

❖ इन्होंने सिरका, दही तथा मानव के मुँह में कीटाणु के लक्षण का अवलोकन किया।

❖ इन्होंने Spermatozoa और RBCs की खोज की।

❖ इन्होंने कई सूक्ष्म संरचनाओं जैसे Seeds and embryos of plants, some invertebrates.

❖ सर्वप्रथम 1564 ई0 में Fracastoro ने बताया की संक्रमण का मुख्य कारण सूक्ष्म संझाहीनकण होते हैं जिन्हें नग्न आखों से नही देखा जा सकता है।

❖ 1658 ई0 में (Athanasius Kircher) द्वारा जीवाणुओं की खोज हुई।

❖ 1676 ई0 में सर्वप्रथम Antony Vanleeuwen-hoek ने उच्च अवधि निक्षमता वाले सूक्ष्मदर्शी का अविष्कार किया इसलिए इन्हें Father of Microscopy कहा जाता है।

❖ 1798 ई0 में Edward Jenner द्वारा चेचक के टीके की खोज की गई।

❖ 1822–1895 की अवधि के दौरान फ्रांस के एक रसायन शास्त्री (Louis Pasteur) ने बताया कि शराब खमीरण जीवाणुओं के द्वारा उत्पन्न होती है अर्थात इन्होंने Pasteurization का अविष्कार किया।

❖ Louis Pasteur को Father of Microbiology कहा जाता है।

विसंक्रमण (Sterilization)

❖ Fragmentation का सिद्धान्त

❖ Pasteurization का सिद्धान्त

❖ Discovery of Streptococci

❖ Discovery of chickenpox, cholera, rabies and anthrax vaccines.

अभ्यास (Exercise)

1. बहुविकल्पीय प्रश्न (Multiple Choice Questions)

a. जैवविज्ञान की शाखा जिसमें एक कोशिकीय या कोशिका समूह सूक्ष्म जीवों का अध्ययन शामिल है–

(क) सूक्ष्म जीवविज्ञान

(ख) जीवाणु विज्ञान

(ग) कार्यिकी विज्ञान

(घ) इनमें से कोई नहीं

A branch of life sciences, envolving the study of unicellular or cell cluster microorganisms is termed as:

(क) Microbiology

(ख) Bacteriology

(ग) Physiology

(घ) None of these

b. पहला सूक्ष्मदर्शी किसने खोजा था?

(क) अल्बर्ट आइंस्टीन

(ख) राबर्ट हुक

(ग) फ्रांसिस्को रेडी

(घ) इनमें से कोई नहीं

Who discovered the first microscope?

(क) Albert einstein

(ख) Robert Hooke

(ग) Francesco Redi

(घ) None of these

c. रोगाणु सिद्धान्त का प्रस्ताव किसने दिया?

(क) जॉन नीदम

(ख) लुई पाश्चर

(ग) इनमें से कोई नहीं

(घ) उपरोक्त दोनों

Who proposed the germ theory?

(क) John Needham

(ख) Louis Pasteur

(ग) None of them

(घ) Both A and B

2. रिक्त स्थानों की पूर्ति कीजिए (Fill in the Blanks)

a. अनुवांशिक कोड ....ने पतिपादित किया।
The genetic code was deciphered by..........

b. जीवाणु के पिता .... हैं।
Father of Bacteriology is................

c. जो जीव ऑक्सीजन की उपस्थिति में बढ़ते हैं उन्हें.................... कहा जाता है।
Organisms which grow in the presence of oxygen are called............

3. सही या गलत का चयन कीजिए (Identify True and False)

a. ग्राम पॉजिटिव जीवाणु लाल रंग के होते हैं तथा ग्राम निगेटिव जीवाणु बैंगनी रंग के होते है।
Gram-positive bacteria are of red colord and gram-negative bacteria are of violet color.

b. राबर्ट हुक ने रोग के रोगाणु सिद्धान्त का प्रस्ताव किया तथा अवायवी जीवाणु की खोज की।
Robert Hooke proposed the germs theory and discovered anaerobic bacteria.

c. कोच ने 1870 में आलू के एक टुकड़े पर जीवाणु के छोटे समूह को देखा जिसे उन्होंने उपनिवेश नाम दिया।
In 1870 Koch observed small masses of bacteria on a slice of potato, which he named colonies.

4. लघुउत्तरीय प्रश्न (Short Answer Type Questions)

a. नर्सिंग में सूक्ष्म जीवविज्ञान का क्या महत्व है?
What is the importance of microbiology in nursing?

b. कोच की अवधारणाओं पर विचार करें।
Discuss on the Koch's postulates.

5. दीर्घउत्तरीय प्रश्न (Long Answer Type Questions)

a. सूक्ष्म विज्ञान को परिभाषित करें। सूक्ष्म जीवविज्ञान में एंटनी वैन लिवेन हॉक के योगदान को सूचीबद्ध करें।
Define microbiology. Enlist the contribution of Antony Van Leeuwenhoek in Microbiology.

b. नर्सिंग में सूक्ष्म जीवविज्ञान के क्षेत्र के बारे में विस्तार से लिखें।
Write in detail about scope of microbiology in nursing.

उत्तर (Answers)

1. बहुविकल्पीय प्रश्न (Multiple Choice Questions)

a. (क) सूक्ष्म जीवविज्ञान   b. (ख) राबर्ट हुक   c. (ख) लुई पाश्चर

2. रिक्त स्थानों की पूर्ति कीजिए (Fill in the Blanks)

a. प्रो0 हरगोविन्द खुराना   b. लुईस पाश्चर   c. Aerobe (ऐरोब)

3. सही या गलत का चयन कीजिए (Identify True and False)

a. सही   b. गलत   c. सही

सूक्ष्मजीव
(Microorganism)

■ बैक्टीरिया की वृद्धि को प्रभावित करने वाले कारक ■ विषाणु ■ कवकों की सामान्य विशेषताएँ	■ Factors Affecting Growth of Bacteria ■ Viruses ■ General Properties of Fungi

❖ सूक्ष्मकीटाणु या सूक्ष्मजीव सूक्ष्मदर्शी Mikros-Small+Scopein–to see होते हैं। स्वतंत्र रूप से जीवित कोशिकाएँ जो उपनिवेश बनाती है सूक्ष्मजीवों में सूक्ष्मदर्शीय जीवों का एक बड़ा तथा विविध समूह शामिल होता है जो एकल कोशिका या समूहों Ex. bacteria, archaea, fungi, algae, protozoa और helminths तथा विषाणु के रूप में मौजूद होते हैं।

❖ विषाणु सूक्ष्मदर्शीय जीव होते हैं लेकिन कोशिकीय नहीं जबकि जीवाणु तथा आक्रिया के प्राक्केन्द्रक (प्रो–पहले कैरियन–केन्द्रक) के रूप में वर्गीकृत किया जाता है।

❖ सूक्ष्मजीव ऐसे छोटे जीव होते हैं जो नग्न आँखों से दिखाई देते हैं। इन्हें देखने के लिए किसी उपकरण जैसे (माइक्रोस्कोप) की आवश्यकता होती है।

❖ बहुत से सूक्ष्मजीव मानव शरीर में रोग उत्पन्न करते हैं। ऐसे सूक्ष्मजीवाओं को रोग उत्पादक सूक्ष्मजीव (Pathogenic Microorganism) कहा जाता है।

सूक्ष्मजीवों का वर्गीकरण (Classification of Microorganism)

सूक्ष्मजीवों को मुख्यतः दो वर्गों में विभक्त किया जाता है।

1. Prokaryotes
2. Eukaryotes

1. **Prokaryotic Cell:** प्रोकैरियोटिक कोशिकाएं वे कोशिकाएं हैं जो एक कोशिकीय जीवों का निर्माण करती हैं जिन्हें हम बैक्टीरिया ओर आर्किया के रूप में जानते हैं। प्रोकैरियोटिक कोशिकाएं हमारे वातावरण में बहुत आम ओर यह सभी पारिस्थितिक तंत्रों के लिए बहुत महत्वपूर्ण हैं।

2. **Eukaryotic Cell:** यूकैरियोटिक कोशिका एक प्रकार की कोशिका है जो जानवरों, पौधों, कवक और मनुष्यों का निर्माण करती है। सभी कोशिकाओं को यूकैरियोटिक कोशिका कहा जाता है जिनके कोशिका द्रव्य में एक झिल्ली पाई जाती है। यह झिल्ली कोशिका नाभिक को सीमांकित करती है। नाभिक में इसकी अधिकांश आनुवंशिक सामग्री (Ex. DNA) संग्रहीत होती है।

Difference between Prokaryote/Eukaryote Cell

Prokaryotic cell	Eukaryotic cell
i. Unicellular	Membrane-bound nucleus
ii. Asexual	Membrane-bound organelles
iii. Anaerobic	Multicellular often

Contd...

Contd...

iv. No membrane bound nucleus	Sexual
v. No membrane bound	Linear DNA
vi. Circular DNA	Linear DNA
vii. Bacteria	Viruses, Fungi, Protozoa

The Microbes are Classified into the Following 5 Types of Bacteria

❖ जीवाणु ये एककोशिकीय प्रोकेरियोटिक कोशिकीय जीव हैं जिनमें केन्द्रक उपस्थित नहीं होता है। यह चार मुख्य आकृतियों अर्थात रोग कीटाणु, कोकस, सर्पिलावु एवं विब्रियों में होते हैं।

❖ बैक्टीरिया को ग्राम सकारात्मक तथा ग्राम-नकारात्मक में उनकी ग्राम अभिरंजन में उनकी कोशिकाभित्ति की आकृति के आधार पर वर्गीकृत किया गया है।

❖ जीवाणु अतिसूक्ष्म जीव होते हैं। इनको माइक्रोमीटर (μm) इकाई में मापा जाता है।

❖ जीवाणु का व्यास लगभग (0.2–1.5 μm) और लम्बाई लगभग (3–5 μm) होती है।

Classification of Bacteria

आकार (Shape) के आधार पर Bacteria को विभिन्न प्रकारों में वर्गीकृत किया गया है।

1. Cocci
2. Bacilli
3. Actinomycetes
4. Spirochaetes
5. Mycoplasmas

1. **Cocci:** इनका आकार गोल या अण्डाकार होता है। कुछ Cocci Gram Positive तथा कुछ Gram Negative होता है।

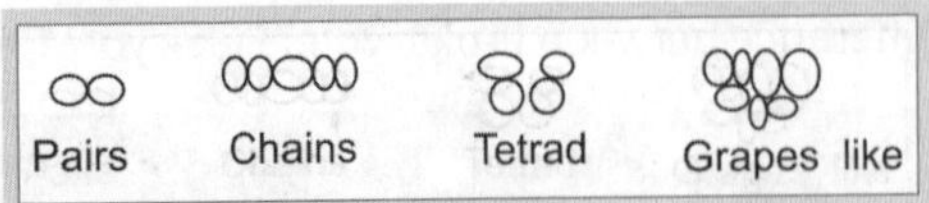

Types of Cocci

❖ **Diplococci:** ये Pairs के रूप में स्थित होते हैं। (Ex. Gonococci)

❖ **Streptococci:** ये जीवाणु chains के रूप में पाये जाते हैं। Ex. *Streptococcus pyogenes*, etc.

❖ **Staphylococci:** ये जीवाणु गुच्छों के रूप में स्थित होते हैं। Ex. *Staphylococcus aureus*, etc.

❖ **Tetrads:** ये जीवाणु चार के समूह में पाये जाते हैं।

❖ **Octads:** ये 8 के समूह में पाये जाते हैं।

1. **Bacilli:** इनका आकार Rod जैसा होता है। कई Bacilli Gram Positive कई Gram Negative और कुछ ऐसिड फास्ट होते हैं।

Types of Bacilli

■ **Coccobacilli:** ये छोटे आकार के जीवाणु होते हैं। इनकी लम्बाई एवं चौड़ाई लगभग समान होती है। Ex. Brucella.

■ **Streptobacilli:** ये Chains के रूप व्यवस्थित जीवाणुओं का प्रकार होता है।

■ **Cuneiform pattern:** ये जीवाणु चाइनिज भाषा के अक्षर जैसा दिखाई देता है।

■ **Comma shaped:** इस प्रकार के जीवाणु Curve हुए दिखाई देते हैं अर्थात कोमा आकार के होते है। Ex. Vibrio cholerae, etc.

■ **Spirilla:** ये कठोर कुण्डलीनुमा आकृति में पाये जाते हैं। Ex. Spirillum, etc.

2. **Actinomycetes:** इस प्रकार के जीवाणु Filaments शाखाओं के समान व्यावस्थित रहते हैं।

3. **Spirochaetes:** ये पतले धागे जैसे सर्पिल जीवाणु होते हैं। वे मुख्यतः मिट्टी और तालाबों में पाये जाते हैं। Ex. *Treponema pallidum*, etc.

4. **Mycoplasm:** इस प्रकार के जीवाणु की कोई निश्चित आकृति नहीं होती है क्योंकि कोशिका भित्ती का अभाव रहता है। वे Filaments की समान व्यावस्थित रहते हैं।

Morphology/Structure of Bacteria

❖ **Cell Wall:** कोशिका भित्ति जीवाणुओं की सबसे बड़ी कठोर संरचना होती है। ये जीवाणुओं को एक निश्चित आकृति प्रदान करती है। Cell wall Semipermeable membrane की तरह कार्य

करती है जिसकी मोटाई 0.15–0.5 um होती है। (Gram+) बैक्टीरिया की Cell wall (Gram-) बैक्टीरिया की अपेक्षा मोटी एवं जटील होती है। ज्यादातर Bacteria की Cell wall सूरक्षात्मक कवच से ढकी होती है उसे Capsule कहते हैं।

- **Function:** जीवाणु कोशिका को निश्चित आकार प्रदान करती है।
- Bacteria की Rigidity व Complexity को बनाए रखती है।
- सूरक्षा कवच का निर्माण करती है।

❖ **Cytoplasmic Membrane:** यह कोशिका भित्ती के नीचे स्थित लगभग 5–10 mm मोटी झिल्लीनुमा संरचना होती है जो Cell Wall को Cell Cytoplasm से पृथक करती है।

- **Function:** यह अर्द्धपारगम्य झिल्ली की तरह कार्य करती है।
- Cytoplasmic Membrane द्वारा Selected पदार्थों का आवागमन नियंत्रित होता है।
- Cytoplasmic Osmotic Barrier की तरह कार्य करता है।
- Cytoplasm: कोशिकाद्रव्य कोशिका में स्थित गाढ़ा चिपचिपा द्रव्य होता है जिसमें कई Organic and Inorganic पदार्थ घुले रहते हैं। ये निम्न रचनाओं में सम्मिलित हैं। Ex. Ribosomes, Mesosomes, Vacuoles etc.

❖ **Ribosome:** राइबोसोम्स कोशिका द्रव्य में स्थित RNA एवं प्रोटीन से निर्मित छोटे–2 कण जैसी संरचना होती है।

- **Function:** प्रोटीन संश्लेषण होता है।

❖ **Mesosomes:** Mesosomes Cytoplasm में स्थित Convoluted संरचना होती है जो 2 प्रकार की होती है। सेप्टल मीजोसाम, लेटरल मीजोसोम्स।

- **Functions:** इनमें श्वसनीय (Enzymes) पाए जाते हैं जो भोजन के आक्सीकरण में मदद करते हैं।

❖ **Inclusions:** Inclusion कोशिकाद्रव्य में स्थित Polysaccharide से निर्मित छोटे–छोटे कण जैसी

संरचना होती है जिसका मूल कार्य ऊर्जा के स्त्रोत के रूप में होता है।

❖ **Nucleus:** जीवाणु कोशिका में स्पष्ट केन्द्रक का अभाव होता है। साथ ही केन्द्रक में Nuclear Membrane Secretion होता है। इसमें Double stranded DNA होता है।

- **Function:** इनका मुख्य कार्य कोशिका द्रव्य में होने वाली जैविक क्रियाओं पर नियंत्रण करना होता है।

❖ **Bacterial Capsule:** यह Bacteria cell के ओर स्थित आकार विहीन Viscid Bacterial Secretion होता है तब यह Secretion मोटी संरचना होता है जो Slim Capsule कहलाता है।

- **Function:** Antibacterial Factors से वैक्टीरिया करता है।

❖ **Flagella:** Flagella Cell wall से निकली हुई लम्बी तन्तुमय धागों समान दिखाई देने वाली संरचना होती है जिसका व्यास लगभग 0.01–0.02 μm तथा लम्बाई लगभग 0.01–0.02 um होती है।

Types: Flagella के मुख्यतः चार प्रकार होते है।

❖ **Monotrichous:** इनमें एक ध्रुव पर Flagellum पाया जाता है।

❖ **Lophotrichous:** एक या दोनों धुबों पर फ्लेजिला के गुच्छे पाए जाते हैं।

❖ **Amphitrichous:** दोनों ध्रुवों पर एक–एक फ्लेजिला स्थित होते हैं।

❖ **Peritrichous:** कोशिका के चारों ओर फ्लेजिला स्थित होते है।

❖ **Flagella (Flagellin Protein)** से निर्मित होता है इसके तीन भाग होते है।

❖ **Filament,** Hook, Basal Body.

- **Function:** Flagella Bacteria की गतिशीलता (Motility) में सहायक होते हैं।

❖ **Fimbriae:** यह रोम (Hair) सदृश्य संरचना होती है। इसे pil के नाम से भी जाना जाता है। इसकी लम्बाई 0.1–1.0 μm होती है।

❖ फिम्ब्रिया का मूल कार्य Adhesion/Genetic Material को Transfer करने में सहायता है।

बैक्टीरिया की वृद्धि को प्रभावित करने वाले कारक (FACTORS AFFECTING GROWTH OF BACTERIA)

❖ पोषण (Nutrition)
❖ नमी (Moisture)
❖ तापमान (Temperature)
❖ प्रकाश (Light)
❖ ऑक्सीजन (Oxygen)
❖ हाइड्रोजन आयन (4-) सान्द्रता (pH)
❖ कार्बन डाई आक्साइड
❖ ऑस्मोटिक प्रभाव (Osmotic effects)

Bacterial Growth Curve

Introduction

जब किसी जीवाणुओं को अनेक अनुकूल माध्यम में रखा जाता है तो वे जीवाणु विभिन्न अवस्थाओं से गुजरते है इन अवस्थाओं को एक वृद्धि चार्ट द्वारा प्रदर्शित किया जाता है।

इसके चार Phases है।

1. **Lag Phase:** यह वृद्धि की प्रथम अवस्था है जब जीवाणुओं को किसी अनुकूल माध्यम में रखा जाता है तो वे तीव्र मेटाबोलिक एक्टीविटी से वृद्धि आरम्भ करने लग जाते है।

2. **Log Phase:** इस Stage में जीवाणु अपनी अधिकतम दर से वृद्धि करते है।

3. **Stationary Phase:** इस Stage में जीवाणुओं की वृद्धि पर धीमी हो जाती हे।

4. **Decline Phase:** इस Stage में वृद्धि कर्व की अन्तिम अवस्था होती है इस अवस्था में Bacteria मर जाता है अर्थात जीवाणु कोशिका नष्ट हो जाती है।

विषाणु (VIRUSES)

विषाणु अकोशिकीय अतिसूक्ष्म जीव है जो केवल जीवित कोशिका में ही वंश वृद्धि कर सकते हैं। ये नाभिकीय अम्ल और प्रोटीन से मिलकर गठित होते हैं शरीर के बाहर तो ये मृत समान होते हैं परन्तु शरीर के अन्दर जीवित हो जाते हैं।

विषाणुओं की विशेषताएँ

The word virus is derived from Latin word which means poison.

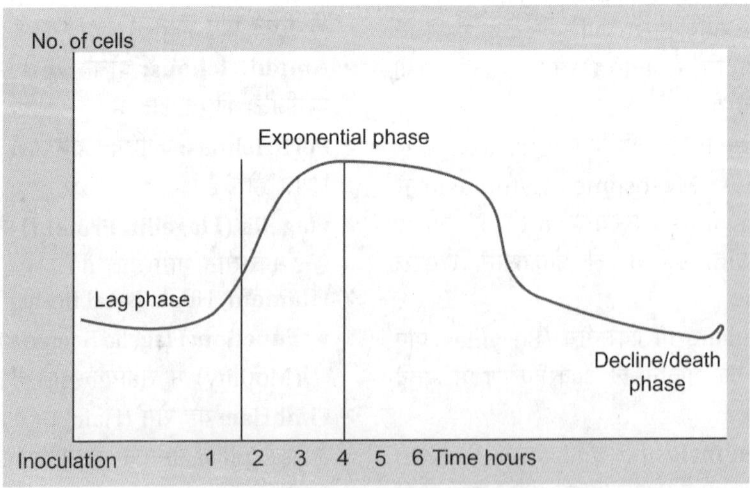

चित्र 16.1: जीवाणु वृद्धि वक्र (Bacterial growth curve).

❖ विषाणु DNA या RNA निर्मित होते हैं।

❖ Virus interferon के प्रति संबेदनशील होते हैं।

❖ Viruses antibiotics को कोई प्रभाव नहीं पड़ता है।

❖ इनमें Self multipliction सम्भव नहीं है। किसी Host में प्रवेश करने के बाद Multiplication होता है।

❖ Viruses में Cellular Organisation नहीं होता है।

विषाणु की संरचना (Structure of Virus)

❖ विषाणु की संरचना विषाणु न्यूक्लिक एसिड (DNA) से बना होता है। इसके चारों ओर प्रोटीन का आवरण होता है जिसे Capsid कहते हैं।

❖ कैप्सिड उपइकाइयों से मिलकर बना होता है जिसे (Capsomere) कहा जाता है। कैप्सिड एवं न्यूलिक एसिड सामूहिक रूप से न्यूक्लियोकैप्सिड कहलाते हैं। न्यूक्लियोकैप्सिड के चारों ओर Lipid का एक आवरण होता है जिसे विषाणु आवरण कहा जाता है।

Size and Shape of Viruses

❖ Viruses बड़ा विषाणु लगभग 300 nm तथा सबसे छोटा Virus लगभग 20 nm का होता है। Ex. Smallpox and parvovirus.

❖ Rabies Viruses की आकृति Bullet जैसी होती है। उसी तरह पॉक्स वाइरस की आकृति ईट जैसी होती है।

❖ **Fungi कवकः** मशरूम, फफूंद, खमीर आदि Eukaryotic cells होता है। इनमें एक अच्छा सत्य केन्द्रक उपस्थित होता है। इनमें अधिकतर बहुकोशिकीय तथा काइटिन की कोशिकाभित्ति वाले होते हैं। ये अपघटक रूप में सहजीवी के रूप में या परजीवी के रूप में भोजन प्राप्त करते हैं।

❖ **Mycology:** कवक अध्ययन के विज्ञान को कवक विज्ञान कहते हैं।

❖ **Medical Mycology:** यह चिकेत्सा विज्ञान की वह शाखा है जिसके अन्तर्गत मनुष्य में रोग उत्पन्न करने वाले कवकों का अध्ययन होता है।

❖ **Mycosis:** Fungus द्वारा उत्पन्न संग्रमण को Mycosis कहा जाता है।

कवकों की सामान्य विशेषताएँ (GENERAL PROPERTIES OF FUNGI)

❖ कवकों में क्लोरोफिल का अभाव रहता है।

❖ Cytoplasm में Mitochondria स्थित रहता है।

❖ Nonvascular Organism

❖ Most of Fungi are poisonous

❖ ये अपना भोजन स्वंय नही बनाते हैं।

Classification of Fungi

कवकों को वाह्य आकृति के आधार पर निम्न प्रकार से वर्गीकृत किया गया है।

❖ खमीर (Yeast)

❖ खमीर (Yeast) Like जैसे–Moulds फफूँदी

❖ डाइमोफिक (Dimorphic Fungi)

❖ **Protozoa:** ये एककोशिकीय वायुवीय Eukaryotes केन्द्रक वाले समूह जीवाणु होते हैं। इनमें सेलूलोज की कोशिकाभित्ति होती है। ये भोजन में विशिष्ट संरचनाओं की सहायता के साथ अवषोषक या अन्तर्गहण द्वारा मिलते हैं। ये बड़े समूह के बीच, जैविक द्रव्य के रूप में संसार में मौजूद होते हैं।

❖ **Parasite परजीवीः** ऐसे जीव जो दूसरों के शरीर पर रहकर अपना पोषण प्राप्त करते हैं परजीवी कहलाते हैं। परजीवी में Protozoa और Helminths को सम्मिलित किया गया है।

परजीवी के प्रकार (Types): परजीवी के दो प्रकार होते हैं।

1. **अन्तः परजीवी (Endoparasites):** ऐसे परजीवी जो किसी Host के शरीर के अन्दर रहकर संक्रमण पैदा करते हैं अन्तः परजीवी कहलाते हैं। जैसे– मलेरिया।

2. **एक्टोपरजीवी (Ectoparasite):** ऐसे परजीवी जो किसी Host के शरीर के बाहर की ओर रहकर संक्रमण पैदा करते हैं। एक्टोपरजीवी कहलाते हैं। Ex. Louse.

Classification of Parasites

परजीवियों को मुख्यतः दो समूहों में विभाजित किया गया है।

1. एक कोशिकीय– प्रोटोजोआ (Protozoa)

2. बहुकोशकीय कृषि (Helminths)

1. **एक कोशिकीय–प्रोटोजोआ (Protozoa):** इन्हें चार वर्गों में विभाजित किया गया है।
   1. Amoebal
   2. Flagellate
   3. Sporozoa
   4. Ciliates
2. **Helminths:** कृमियों को आकार के आधार पद 2 संघो में विभाजित किया गया है:
   1. Nemathelminthes
   2. Platyhelminthes

Nemathelminthes

इस वर्ग में 5 प्रकार के आधार पद दो संघों में विभाजित किया गया है:
- Roundworm
- Hookworm
- Threadworm
- Whipworm
- Filaria

Platyhelminthes

इसे दो वर्गों में विभक्त किया गया है।

1. **Trematodes:** Fasciola / Schistosoma

2. **Cestodes (Tapeworm):** *Hymenolepis* worm
   Taenia, species
   Echinococcus granulosus

शैवाल (Algae)

इन्हें कायनोबैक्टीरिया या नीले हूरे शैवाल के नाम से भी जाना जाता है। ये प्रकाश संश्लेषण की क्रिया द्वारा भोजन में एक कोशिकीय या बहुकोशिकीय यूकेरियोटिक कोशिका के रूप में मिलते हैं।

अभ्यास (Exercise)

1. बहुविकल्पीय प्रश्न (Multiple Choice Questions)

a. प्रजनन का एक वानस्पतिका साधन है जिसमें जनक का एक खण्ड एक नए जीव की वृद्धि करता है–
   (क) अन्तः बीज निर्माण
   (ख) विखण्डन
   (ग) मुकुलेन
   (घ) यौन प्रजनन

A vegetative means of reproduction in which a fragment of the parent gives rise to the new organism:
   (क) Endospore formation
   (ख) Fragmentation
   (ग) Budding
   (घ) Sexual reproduction

b. कसाभी का अव्यव है–
   (क) गतिमान   (ख) दृष्टि
   (ग) गन्ध   (घ) श्रवण शक्ति

The flagella is an organ of:
   (क) Locomotion
   (ख) Vision
   (ग) Smell
   (घ) Hearing

c. एक एकल जीवाण्विक कोशिका को यंत्र का प्रयोग करके मिश्रित संवर्धन से लिया जाता है–
   (क) सूक्ष्म परिचालक
   (ख) कोशिका पिपेट
   (ग) इनमें से दोनों
   (घ) इनमें से कोई नहीं

A single bacterial cell can be picked from a mixed culture by using the device:
   (क) Micromanipulator
   (ख) Capillary pipette
   (ग) Both of these
   (घ) None of the above

2. रिक्त स्थानों की पूर्ति कीजिए (Fill in the Blanks)

a. हैजा .... के कारण होता है।
   Cholera is caused by..............

b. सूक्ष्म जीव उत्पाद करने वाले रोग को .... कहा जाता है।
   Disease producing microorganisms are called....................

c. रेबीज एक .... रोग है।
   Rabies is a .... disease.

3. सही या गलत का चयन कीजिए (Identify True and False)

a. टिटनेश क्लोस्ट्रीडियम टेटानी के कारण होता है।
   Tetanus is caused by *Clostridium tetani.*

b. ठोस संवर्धन मध्यस्थ को एक पोशक तत्त ब्रॉथ का उपयोग करके संशोधित किया गया था जिसमें इसे अर्धठोस बनाने के लिए अधिकतर मात्रा में एगॉर मिलाया गया था, इसे आवेश रांवर्धन कहते हैं।
   The solid culture media were modified using a nutrient broth in which agar was added in a quantity sufficient to make it semisolid this is called stab culture.

c. वायुजीवी जीवाणु आक्सीजन की उपस्थिति में बढ़ते हैं।
   Aerobic bacteria grow in presence of oxygen.

4. लघुउत्तरीय प्रश्न (Short Answer Type Questions)

a. भक्षकाणु क्रिया को परिभाषित करें।
   Define phagocytosis.

b. जीवाणु का वर्गीकरण लिखिए।
   Write the classification of bacteria.

5. दीर्घउत्तरीय प्रश्न (Long Answer Type Questions)

a. रोगजनक को परिभाषित कीजिए तथा संवर्ध माध्यम पर एक संक्षिप्त टिप्पणी लिखिए।
   Define pathogen and write a note on culture media.

b. जीवाणु की विस्तृत संरचना को स्पष्ट कीजिए तथा। सूक्ष्म जीवों के प्रजनन के बारे में संक्षेप में लिखिए।
   Elucidate the detailed structure of bacteria and briefly write reproduction of microorganisms.

उत्तर (Answers)

1. बहुविकल्पीय प्रश्न (Multiple Choice Questions)

a. (ख) विखण्डन   b. (क) गतिमान   c. (क) सूक्ष्म परिचालक

2. रिक्त स्थानों की पूर्ति कीजिए (Fill in the Blanks)

a. विब्रियो कोलेरा   b. रोग जनक   c. पशुजन्य

3. सही या गलत का चयन कीजिए (Identify True and False)

a. सही   b. गलत   c. सही

संक्रमण एवं इसका संचरण
(Infection and its Transmission)

■ संचार की प्रणाली	■ Modes of Transmission
■ संक्रमण का संचार चक्र	■ Cycle of Transmission of Infection

INTRODUCTION

संक्रमण बैक्टीरिया, वायरस या परजीव जैसे सूक्ष्मजीव जब शरीर में प्रवेश करते हैं तो व्यक्ति संक्रमण का शिकार होता है। संक्रमण लक्षणों के साथ भी दिख सकता है और लक्षणहीन और सबक्लाइनिकल भी हो सकता है। संक्रमण एक ऐसी प्रक्रिया होती है जिसमें एक संक्रामक कारक एक पोशी शरीर पर आक्रमण करते हैं तथा शरीर के ऊतकों में द्विगुणित होते हैं। यह परपोशी की प्रतिरक्षा प्रतिक्रिया को सक्रिय करता है। तथा बीमारियों व उनके लक्षणों को उत्पन्न करता है पोशी शरीर पर हमला करने वाले रोगाणुओं भी पाइरोजन का उत्पादन कर सकते है जो बुखार की प्रतिक्रियाओं कों उत्तेजित करता है।

संक्रमण का स्त्रोत (Sources of Infection)

संक्रमण का स्त्रोत वह होता है जिसमें संकाय कारक रहता है तथा प्रचार करता है उदाहरणः

* एक मरीज के रूप में
* वायुवाहित के माध्यम से स्त्रोत के रूप में रोगी
* रक्त जनित के माध्यम से स्त्रोत
* यौन संचरण के माध्यम से स्त्रोत के रूप में
* प्रत्यक्ष सम्पर्क के माध्यम से स्त्रोत के रूप में
* Faecal-oral Route के स्त्रोत के रूप में
* Enviornment स्त्रोत के रूप में
* Animal के स्त्रोत के रूप में
* Insect के स्त्रोत के रूप में
* Food के स्त्रोत के रूप में

संक्रमण के प्रकार (Types of Infection)

संक्रमण निम्न प्रकार का होता है।

* **प्राथमिक संक्रमण (Primary Infection):** स्वस्थ व्यक्ति के शरीर में होने वाले संक्रमण को Primary infection कहते हैं।

* **दूसरी नई बीमारी (Secondary Infection):** Primary infection से उत्पन्न रोग से लड़ने की रोग क्षमता कमजोर होने के फलस्वरूप दूसरी नई बीमारी अर्थात संकमण के होने की अवस्था Secondary Infection कहलाती है।

* **Reinfection:** एक ही Microorganism द्वारा बार—बार उत्पन्न होने वाला संक्रमण Reinfection कहलाता है।

* **Acute Infection:** ऐसा संक्रमण जो तुरंत उत्पन्न हो और जल्द से जल्द इलाज मिले और वह ठीक हो जाए Acute Infection कहलाता है।

* **Chronic infection:** ऐसा Infection जो धीरे—2 उत्पन्न होता है एवं लम्बे समय तक रहता है उसे Chronic infection कहते हैं।

* **Localized infection:** शरीर के किसी Particular Area को प्रभावित करने वाला संक्रमण Localized infection कहलाता है। Ex. Boil, etc.

- ❖ **Systemic infection:** ऐसा Infection जो Blood stream के साथ संचरित होकर सम्पूर्ण शरीर को संक्रमित करता है Systemic infection कहलाता है।
- ❖ **Clinical infection:** ऐसा Infection जिसके द्वारा होने वाले रोग के लक्षण स्पष्ट दिखाई देते हैं Clinical Infection कहलाते हैं।
- ❖ **Subclinical infection:** ऐसे Infection जिसमें रोग के लक्षण स्पष्ट नही होते Subclinical infection कहलाते हैं।
- ❖ **Nosocomial infection:** ऐसा infection जो Patient के Hospital Admission के समय अनुपस्थित रहता है लेकिन Hospitalization के दौरान उत्पन्न हो जाता है Nosocomial infection कहलाता है।

संचार की प्रणाली (MODES OF TRANSMISSION)

अस्पतालीय संक्रमण के लिए संचरण के सबसे महत्वपूर्ण मार्गों में शामिल हैं।

1. **Contact:** Hospital infection may spread by:
   - ■ **Direct contact:** Infection spreads through person to person.
   - ■ **Indirect contact:** Infection spreads through contaminated hand or equipment.
2. **Airbone Spread:** Hospital infection spreads by:
   - ■ **Droplets:** Respiratory droplets are transmitted by inhalation.
   - ■ **Dust:** Dust from bedding floors, exudate dispersed from wounds and skin, etc.
   - ■ **Aerosols:** Some pathogens. Ex. *Legionella* get transmitted to the respiratory tract through aerosols produced by Nebulisers, etc.
3. **Oral route:** Hospital food contains antibiotic G-bacilli
4. **Parenteral Route:** Hospital infection may get transmitted by parenteral route through needle, syrings and devices.

5. **Self:** Infection and cross-infection. It occurs when infection is transfered from the wounds.

Types of Nosocomial Infection

- ❖ Surgical wound infection
- ❖ Burns
- ❖ Urinary tract infection
- ❖ Respiratory infection
- ❖ Alimentary tract infection
- ❖ Bacteria and Septicemia

Prevention (निवारण)

अस्पताल द्वारा अधिग्रहित संक्रमणों को निम्नलिखित माध्यमो से रोका जा सकता है।

- ❖ निर्जमीकरण (Sterilisation)
- ❖ Cleaning and disinfection (सफाई एवं कीटाणु शोधन)
- ❖ Skin disinfection and antiseptics (त्वचा को कीटाणुशोधन एवं रोगाणुरोधक)
- ❖ Isolation (अलगाव)
- ❖ Hospital building and design (अस्पताल, भवन एवं डिजाइन)
- ❖ Epuipment (उपकरण)
- ❖ Personnel (कर्मचारी)
- ❖ Monitoring (निगरानी)
- ❖ Surveillance and the role of laboratory (निगरानी) तथा प्रयोगशाला की भूमिका

FACTORS AFFECTING GROWTH OF MICROBES

सूक्ष्मजीवों की वृद्धि को प्रभावित करने वाले कारक निम्नलिखित कारक संवर्धन माध्यम में सूक्ष्मजीवों के विकास को प्रभावित करते हैं।

- ❖ Heat Treatment ऊष्मा उपचार $-10-80°C$
- ❖ Incubation Treatment ऊष्मायन तापमान— $0.5-45°C$
- ❖ pH (पीएच)— 7 and 6.5-7.5
- ❖ **Cell size and motility:** कोशिका आकार एवं गतिशीलता क्षमता
- ❖ **Effect of Oxygen:** 21% (ऑक्सीजन का प्रभाव)

❖ Energy (ऊर्जा)

❖ Temperature (तापमान) 37°C

❖ Moisture and drying आर्द्रता एवं शुष्कन

❖ Osmotic pressure (परासरण दाब)

संक्रमण का संचार चक्र (CYCLE OF TRANSMISSION OF INFECTION)

वर्तमान पोषक के भविष्य के पोषक तत्व रोगजन को का संचार तक दोहराए जाने वाले चक्र का अनुसरण करता है जिसे संक्रमण के संचार चक्र के रूप में जाना जाता है। इस Cycle में छ: घटक होते हैं।

1. **Infectious agent:** Any microorganism such as bacteria, virus, fungai, protozoa).
2. **Reservior:** It can be food, water, toilet seat etc.
3. **Portal of exit:** It is a route from where organisms leave the reservoir (nose, mouth, blood, etc.)
4. **Mode of transmission:** Direct or Indirect transmission mode.
5. **Portal of entry:** Through which infectious agents enter in host's body.
6. **Susceptible host:** Susceptible host is a person who is at high risk for developing infection.

अभ्यास (Exercise)

1. बहुविकल्पीय प्रश्न (Multiple Choice Questions)

a. कुशल विकास के लिए अधिकांश रोगाणुओं को एक विशेष अनुकूल तापमान की आवश्यकता होती है जिसे निम्न प्रकार से जाना जाता है–

(क) pH

(ख) उष्मायन तापमान

(ग) उष्मा उपचार

(घ) आक्सीजन का प्रभाव

For efficient growth, most microbes required a particular favourable temperature known as:

(क) pH

(ख) Incubation temperature

(ग) Heat treatment

(घ) Effect of oxygen

b. संचरण चक्र के घटक हैं–

(क) प्रवेश द्वारा

(ख) निकास द्वारा

(ग) संक्रामक घटक

(घ) उपरोक्त सभी

Components of cycle of transmission are:

(क) Portal of entry

(ख) Portal of exit

(ग) Infectious

(घ) All of the above

c. योनि सामान्य रूप से है–

(क) अम्लीय

(ख) क्षारीय

(ग) दोनों

(घ) इनमें से कोई नहीं

The vagina is normally:

(क) Acidic

(ख) Basic

(ग) Both

(घ) None of the above

2. रिक्त स्थानों की पूर्ति कीजिए (Fill in the Blanks)

a. .... कोशिका हमलावार सूक्ष्म जीव को पहचान सकता है एवं मार सकता है।
.... cell can recognize and kill the invading microorganisms.

b. क्लेब–लोफ्लार बेसली को .... के रूप में जाना जाता है।
Klebs-Leoffler Bacilli are known as...............

c. टाइफाइड .... के कारण होता है।
Typhoid is caused by...............

3. सही या गलत का चयन कीजिए (Identify True and False)

a. मल में छिपे हुए रक्त का पता लगाने के लिए मल का नमूना तथा संवर्धन परीक्षण किया जाता है।
The stool specimen and culture test is performed to detect hidden blood in the stool.

b. निकास का द्वार वह मार्ग है जिसके माध्यम से एक रोगजनक एक समूह से बाहर निकलता है या उस स्थान से मेल खाती है जहां रोगजनक स्थानीयकृत हैं।
Portal of exit is the path through which a pathogen exits a hoste it corresponds to the site were the pathogen is localised.

c. मानव जलाशय एक संक्रमित व्यक्ति है जो किसी भी चिहिन्त नैदानिक बीमारी की अनुपस्थिति में एक विशिष्ट संक्रामक घटक को आश्रय देता है।
Human reservoir is an infected person which shelters a specific infectious agent in the absence of any marked clinical disease.

4. लघुउत्तरीय प्रश्न (Short Answer Type Questions)

a. आपसी संक्रमण और अस्पतालीय संक्रमण को परिभाषित करें।
Define cross infection and nosocomial infection.

b. संक्रमण को परिभाषित करें तथा संक्रमण संचार के तरीकों पर एक संक्षिप्त टिप्पणी लिखें।
Define infection and write a short note on modes of transmission of infection.

5. दीर्घउत्तरीय प्रश्न (Long Answer Type Questions)

a. रोगाणुओं के वृद्धि तथा विकास को प्रभावित करने वाले कारकों पर चर्चा करें।
Discuss the factors affecting the growth and development of microbes.

b. नमूना संग्रह पर एक विस्तृत टिप्पणी लिखें।
Write a detailed note on specimen collection.

उत्तर (Answers)

1. बहुविकल्पीय प्रश्न (Multiple Choice Questions)

a. (ख) उष्मायन तापमान b. (घ) उपरोक्त सभी c. (घ) इनमें से कोई नहीं

2. रिक्त स्थानों की पूर्ति कीजिए (Fill in the Blanks)

a. घातक टी कोशिकाएं b. कार्नीवैक्टीरियम डिब थ्री c. साल्मोनेला टाइफी

3. सही या गलत का चयन कीजिए (Identify True and False)

a. गलत b. सही c. गलत

प्रतिरक्षा
(Immunity)

■ प्रतिरक्षा	■ Immunity
■ रोग प्रतिरोधक क्षमता को प्रभावित करने वाले कारक	■ Factors Affecting Immunity
■ टीकाकरण	■ Immunization
■ अतिसुग्राहिता	■ Hypersensitivity

प्रतिरक्षा

Immunity शब्द की उत्पत्ति (Latin) भाषा के प्रतिरक्षण शब्द से हुई जिसका अर्थ है मुक्त करना। रोगों के विरुद्ध सुरक्षा का वर्णन करना है यह दर्शाता है कि एक व्यक्ति किसी बीमारी से एक के बाद एक संक्रमित होने के बाद आजीवन उस बीमारी के बढ़ने से प्रतिरोध करता है। इस प्रकार प्रतिरक्षा किसी व्यक्ति की वह क्षमता है जो बाह्स तत्व अवयव तथा जीवाणुओं से बचाती है।

इम्युनिटी के प्रकार (Types of Immunity)

प्रतिरक्षा तीन प्रकार की होती है। जन्मजात प्रतिरक्षा, निष्क्रिय प्रतिरक्षा, और अधिग्रहित / सक्रिय प्रतिरक्षा। यह शरीर को बीमारी से सुरक्षा प्रदान करते हैं।

1. जन्मजात प्रतिरक्षा

सभी व्यक्ति का जन्मजात (या प्राकृतिक) प्रतिरक्षा के साथ जन्म होता है। यह एक तरह की सामान्य सुरक्षा है जो त्वचा के रोगाणुओं को शरीर में प्रवेश करने से रोकने का कार्य करती है जिसमें शारीरिक बाधाएं (त्वचा, शरीर के बाल), रक्षा तंत्र (लार, गैस्ट्रिक एसिड) और सामान्य प्रतिरक्षा प्रतिक्रियाएं

(सूजन) शामिल हैं। इस प्रतिरक्षा प्रणाली को ठीक से पता नहीं होता है कि शरीर पर कौन सा प्रतिजन आक्रमण कर रहा है। यह किसी भी रोगज़नक़ से बचाव के लिए शीघ्रता से प्रतिक्रिया कर सकता है।

2. निष्क्रिय प्रतिरक्षा

निष्क्रिय प्रतिरक्षा एंटीबॉडी उधार लेकर रोगजनकों का विरोध करती है और यह कम समय के लिए ही कार्य करती है। उदाहरण के लिए, एक माँ के स्तन के दूध में एंटीबॉडी या इम्युनोग्लोबुलिन जैसे एंटीबॉडी युक्त रक्त उत्पादों के माध्यम से बच्चे में स्थानांतरित करते हैं। इसे एक व्यक्ति से दूसरे व्यक्ति में स्थानांतरित करना कहा जाता है। निष्क्रिय प्रतिरक्षा को सामान्य रूप में सबसे अच्छे से समझने के लिए शिशु को अपनी मां से प्राप्त एंटीबॉडी है। यह शिशु को 1 साल तक कुछ बिमारियों से बचाएंगी। निष्क्रिय प्रतिरक्षा तब तक अस्थायी होती है जब तक कि एंटीबॉडी खत्म नहीं हो जाती।

3. अधिग्रहित / सक्रिय प्रतिरक्षा

अनुकूली (या सक्रिय) प्रतिरक्षा यहाँ व्यक्ति के पूरे जीवन में विकसित होती है। बीमारियों के संपर्क में आने पर या जब हम उनसे लड़ने के लिए टीकों

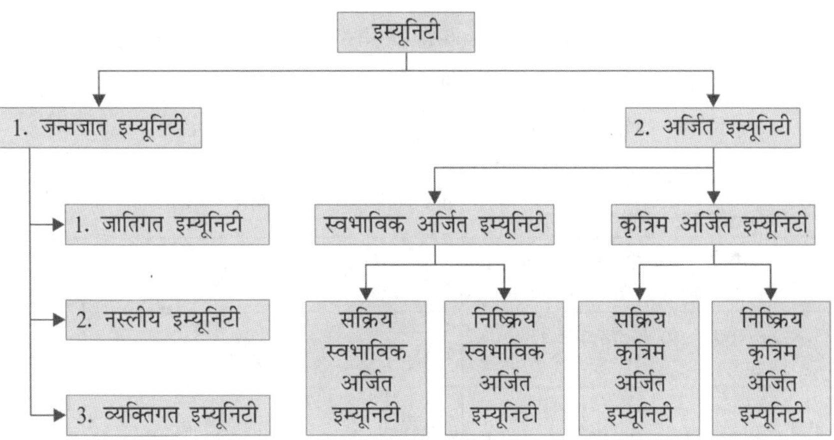

चित्र 18.1ः प्रतिरक्षा का वर्गीकरण (Classification of immunity).

के साथ प्रतिरक्षित होते हैं तो हम अनुकूली प्रतिरक्षा विकसित करते हैं। शरीर एक विशिष्ट प्रतिजन (जो एक रोगज़नक़ से जुड़ा होता है) के संपर्क में आता है और उस विशिष्ट प्रतिजन के प्रति एंटीबॉडी विकसित करता है। अगली बार जब प्रतिजन शरीर पर आक्रमण करते हैं, तो शरीर में निशिष्ट प्रतिजन ध्यान में आता है। एक्वायर्ड इम्युनिटी टीकाकरण से भी प्राप्त होती है जिससे टीकाकरण किए गए व्यक्ति में बिना बीमार हुए ही प्रतिरक्षा प्रतिक्रिया उत्पन्न हो जाती है।

रोग क्षमता को प्रभावित करने वाले कारक (FACTORS AFFECTING IMMUNITY)

- ❖ Age
- ❖ General Health of Individual
- ❖ Sex
- ❖ Hormonal Effect
- ❖ Nutritional Status
- ❖ Vaccination History
- ❖ Present/Past Disease History
- ❖ Genetics.

टीकाकरण (IMMUNIZATION)

According to WHO, Immunization is a process whereby a person is made immune or resistant to an infectious disease, typically by the administration of a vaccine.

अतिसुग्राहिता (HYPERSENSITIVITY)

अतिसंवेदनशीलता (जिसे अतिसंवेदनशीलता प्रतिक्रिया या असहिष्णुता भी कहा जाता है) एक असामान्य शारीरिक स्थिति है जिसमें एंटीजन के प्रति अवांछनीय और प्रतिकूल प्रतिरक्षा प्रतिक्रिया होती है। यह प्रतिरक्षा प्रणाली में एक असामान्यता है जो एलर्जी और ऑटोइम्युनिटी सहित प्रतिरक्षा रोगों का कारण बनती है। यह बाहरी वातावरण से या शरीर के भीतर से कई प्रकार के कणों और पदार्थों के कारण होता है जिन्हें प्रतिरक्षा कोशिकाओं द्वारा एंटीजन के रूप में पहचाना जाता है। प्रतिरक्षा प्रतिक्रियाओं को आमतौर पर प्रतिरक्षा प्रणाली की अति–प्रतिक्रिया के रूप में संदर्भित किया जाता है और वे अक्सर हानिकारक और असुविधाजनक होती हैं।

Immune System के असामान्य अथवा अत्यधिक सक्रिय होने के कारण जो Damaging, discomfort condition उत्पन्न होती है उसे Hypersensitivity कहते हैं।

Types of Hypersensitivity

Hypersensitivity को चार भागों में बांटा गया है।
1. Type-I (Immediate) Hypersensitivity
2. Type-II (Cytotoxic) Hypersensitivity
3. Type-III (Immune-Complex mediated) Hypersensitivity
4. Type-IV (Cell mediated) Hypersensitivity

शिशुओं के लिए				
बीसीजी	जन्म के समय या एक वर्ष की उम्र तक जितनी जल्दी हो सके	0.1 मिली (1 माह तक के शिशु के लिए 0.05 मिली)	त्वचा के अन्दर (इंट्राडरमल)	बाँई ऊपरी बाँह
हेपेटाइटिस बी (बर्थ डोज)	जन्म के समय या 24 घंटे के भीतर जितनी जल्दी संभव हो सके	0.5 मिली	मांसपेशी में	मध्य जाँघ का बाहरी हिस्सा
ओपीवी–0	जन्म के समय या 15 दिनों के भीतर जितनी जल्दी संभव हो सके	2 बूँद	मुँह से	मुँह से
ओपीवी–1, 2, 3	6 सप्ताह, 10 सप्ताह और 14 सप्ताह	2 बूँद	मुँह से	मुँह से
डीपीटी–1, 2, 3	6 सप्ताह, 10 सप्ताह और 14 सप्ताह	0.5 मिली	मांसपेशी में	मध्य जाँघ का बाहरी हिस्सा
हेपेटाइटिस बी–1, 2, 3	6 सप्ताह, 10 सप्ताह और 14 सप्ताह	0.5 मिली	मांसपेशी में	मध्य जाँघ का बाहरी हिस्सा
खसरा	9 माह पूरा होने से लेकर 12 माह तक	0.5 मिली	त्वचा और माँसपेशियों के बीच में (सबकुटेनियस)	दाँई ऊपरी बाँह पर
विटामिन–ए पहली खुराक	9 माह पर, खसरे के साथ	1 मिली (1 लाख आईयू)	मुँह से	मुँह से
बच्चों के लिए				
डीपीटी बूस्टर 1	16–24 माह	0.5 मिली	मांसपेशी में	मध्य जाँघ का बाहरी हिस्सा
ओपीवी बूस्टर	16–24 माह	2 बूँद	मुँह से	मुँह से
विटामिन–ए दूसरी से नौवीं खुराक तक	16 माह। उसे बाद, प्रत्येक 6 माह के अन्तराल पर 5 वर्ष की उम्र तक एक खुराक	2 मिली (2 लाख आईयू)	मुँह से	मुँह से
डीपीटी बूस्टर 2	5–6 वर्ष	0.5 मिली	मांसपेशी में	ऊपरी बाँह पर
टीटी	10 व 16 वर्ष	0.5 मिली	मांसपेशी में	ऊपरी बाँह पर

अतिसंवेदनशीलता प्रतिक्रियाओं के इम्यूनोलॉजिकल पहलू				
प्रकार	वैकल्पिक नाम	एंटीबॉडी या सेल मध्यस्थ	इम्यूनोलॉजिकल रिएक्शन	उदाहरण
प्रथम	• एलर्जी • तुरंत • तीव्रग्राहिता संबंधी	• एंटीबॉडी आईजीई	तेज़ प्रतिक्रिया जो कई घंटों या दिनों के बजाय मिनटों में होती है। निःशुल्क प्रतिजन आईजीई को मास्ट कोशिकाओं और बेसोफिल पर क्रॉस लिंक करते हैं जो वासोएक्टिव बायोमोलेक्यूल्स की रिहाई का कारण बनता है। विशिष्ट आईजीई के लिए त्वचा परीक्षण के माध्यम से परीक्षण किया जा सकता है।	• आटोपी • तीव्रग्राहिता • दमा • चुर्ग–स्ट्रॉस सिंड्रोम

Contd...

Contd...

अतिसंवेदनशीलता प्रतिक्रियाओं के इम्यूनोलॉजिकल पहलू				
प्रकार	वैकल्पिक नाम	एंटीबॉडी या सेल मध्यस्थ	इम्यूनोलॉजिकल रिएक्शन	उदाहरण
द्वितीय	• एंटीबॉडी पर निर्भर	• एंटीबॉडी आईजीएम • एंटीबॉडी आईजीजी • पूरक • MAC	एंटीबॉडी (आईजीएम या आईजीजी) एक लक्ष्य सेल पर एंटीजन को बांधता है, जो वास्तव में एक मेजबान सेल है जिसे प्रतिरक्षा प्रणाली द्वारा विदेशी माना जाता है, जिससे मैक के माध्यम से सेलुलर विनाश होता है। परीक्षण में प्रत्यक्ष और अप्रत्यक्ष कॉम्ब्स परीक्षण दोनों शामिल हैं।	• ऑटोइम्यून हेमोलिटिक एनीमिया • वातरोगग्रस्त हृदय रोग • थ्रोम्बोसाइटोपेनिया • एरीथोब्लास्टोसिस फेटलिस • गुडपैचर सिंड्रोम • कब्र रोग • मियासथीनिया ग्रेविस • पेंफिगस वलगरिस
तृतीय	• प्रतिरक्षा परिसर	• एंटीबॉडी आईजीजी • पूरक • न्यूट्रोफिल	एंटीबॉडी (आईजीजी) घुलनशील एंटीजन को बांधता है, एक परिसंचारी प्रतिरक्षा परिसर बनाता है। यह अक्सर जोड़ों और गुर्दे की वाहिकाओं की दीवारों में जमा हो जाता है, जिससे स्थानीय भड़काऊ प्रतिक्रिया शुरू होती है।	• सीरम बीमारी • रूमेटाइड गठिया • आर्थस प्रतिक्रिया • पोस्ट स्ट्रेप्टोकोकल ग्लोमेरुलोनेफ्राइटिस • झिल्लीबार नेफ्रोपैथी • प्रतिक्रियाशील गठिया • एक प्रकार का वृक्ष नेफ्रैटिस • प्रणालीगत एक प्रकार का वृक्ष • बाहरी एलर्जिक एल्वोलिटिस (अतिसंवेदनशीलता न्यूमोनिटिस)
चतुर्थ	• विलंबित, कोशिका–मध्यस्थ प्रतिरक्षा स्मृति प्रतिक्रिया • एंटीबॉडी–स्वतंत्र • साइटोटॉक्सिक	प्रकोष्ठों • टी कोशिकाओं	सीटीएल और टी हेल्पर सेल विशेष रूप से (reaction T- Lymphocytes cell) एक एंटीजन प्रेजेंटिंग सेल द्वारा सक्रिय होते हैं। जब भविष्य में प्रतिजन को फिर से प्रस्तुत किया जाता है, तो मेमोरी Th1 कोशिकाएं मैक्रोफेज को सक्रिय करेंगी और एक भड़काऊ प्रतिक्रिया का कारण बनेंगी। यह अंततः ऊतक क्षति का कारण बन सकता है।	• संपर्क जिल्द की सूजन, उरुशीओल–प्रेरित संपर्क जिल्द की सूजन (ज़हर आइवी रैश) सहित। • मंटौक्स परीक्षण • जीर्ण प्रत्यारोपण अस्वीकृति • मल्टीपल स्केलेरोसिस • कोएलियाक बीमारी • हाशिमोटो का थायरॉयडिटिस • ग्रैनुलोमा एन्युलारे

अभ्यास (Exercise)

बहुविकल्पीय प्रश्न (Multiple Choice Questions)

a. आर0आई0ए0 की प्रवधि किस वर्ष में विकसित की गई थी?

(क) 1946   (ख) 1956

(ग) 1923   (घ) 1960

The technique of RIA was developed in which year?

(क) 1946   (ख) 1956

(ग) 1923   (घ) 1960

b. एक पदार्थ जो शरीर के अन्दर एण्टीबॉडी के निर्माण को प्रेरित करता है उसे कहा जाता है–

(क) प्रतिजन   (ख) प्रतिजैविक

(ग) रोगाणु रोधक   (घ) अनॉक्सीजीव

A substance which stimulates the production of antibody within the body is called:

(क) Antigen   (ख) Antibiotics

(ग) Antiseptic   (घ) Anaerobe

c. टीके की तैयारी की है–

(क) जीवित क्षिणीकृत

(ख) हत सूक्ष्म जीव

(ग) एण्टीजन या टॉक्साईड

(घ) उपरोक्त सभी

Vaccines are preparation of:

(क) Live, attenuated

(ख) Killed microorganism

(ग) Antigen or toxoids

(घ) All of the above

2. रिक्त स्थानों की पूर्ति कीजिए (Fill in the Blanks)

a. .... वैज्ञानिक ने पेन्सिलीन की खोज की है।

.... scientist has discovered the penicillin.

b. बी0सी0जी0 का टीका......................... टीके का प्रकार है।

BCG vaccine is .... type of vaccine.

c. रक्त आधान के दौरान प्रतिक्रिया एक ....

.... प्रतिक्रिया है।

Reaction during blood transfusion is a.............. reactions.

3. सही या गलत का चयन कीजिए (Identify True and False)

a. शरीर में एण्टीजन की शुरुआत के बाद निष्क्रिय प्रतिरक्षा उत्पन्न होती है।

Passive immunity is produced after introduction of antigen in the body.

b. स्वयं प्रतिरक्षा सक्रिया या निष्क्रिय प्रतिरक्षा के उत्पादन द्वारा रोग की रोकथाम को सक्रिय करता है।

Autoimmunity refers to the prevention of disease by the production of active or passive immunity.

c. सक्रिय या निष्क्रिय टीकाकरण संक्रामक सूक्ष्मजीवों के लिए प्रतिरक्षा प्राप्त करने में सहायता करता है।

Active or passive immunization helps in achieving immunity to infectious microorganisms.

4. लघुउत्तरीय प्रश्न (Short Answer Type Questions)

a. प्रतिरक्षण के अनुसूची की व्याख्या करें।

Elucidate immunization schedule.

b. निष्क्रिय प्रतिरक्षा क्या है? इसको कैसे प्रेरित कर सकते हैं?

What is passive immunity? How one can get it?

5. दीर्घउत्तरीय प्रश्न (Long Answer Type Questions)

a. प्रतिरक्षा को परिभाषित कीजिए तथा सक्रिय व निष्क्रिय प्रतिरक्षा के बारे में विस्तार से लिखिए।

Define immunity and write in detail about active and passive immunity.

b. अतिसंवेदनशीलता प्रतिक्रियाओं के बारे में विस्तार से लिखें।

Write in detail about hypersensitivity reactions.

उत्तर (Answers)

1. बहुविकल्पीय प्रश्न (Multiple Choice Questions)

a. (घ) 1960

b. (क) प्रतिजन

c. (घ) उपरोक्त सभी

2. रिक्त स्थानों की पूर्ति कीजिए (Fill in the Blanks)

a. Alexander Fleming

b. जीवित तनुकृत

c. टाईप–2 प्रकार की अतिसंवेदनशीलता

3. सही या गलत का चयन कीजिए (Identify True and False)

a. सही

b. सही

c. गलत

स्टेरीलाइजेशन एवं डिसइंफेक्शन
(Sterilization and Disinfection)

- परिचय
- परिभाषा
- स्टेरीलाइजेशन की विधियाँ
- कीमोथेरेपी एवं एंटीबायोटिक

- Introduction
- Definition
- Methods of Sterilization
- Chemotherapy and Antibiotics

परिचय (Introduction)

विसंक्रमण किसी भी प्रक्रिया को संदर्भित करता है जो जीवन के सभी रूपों को हटाता है, मारता है या निष्क्रिय करता है (विशेष रूप से सूक्ष्मजीव जैसे कि कवक, बैक्टीरिया, बीजाणु, और एककोशिकीय यूकेरियोटिक जीव) और अन्य जैविक एजेंट जैसे कि एक विशिष्ट सतह, वस्तुया तरल में मौजूद तरल। विसंक्रमण विभिन्न माध्यमों से प्राप्त किया जा सकता है, जिसमें ताप, रसायन, किरणन, उच्च दाब और निस्पंदन शामिल हैं। विसंक्रमण से अलग है कीटाणुशोधन, स्वच्छता, और पाश्चुरीकरण, जिसमें ये विधियां मौजूद सभी प्रकार के जीवन और जैविक एजेंटों को खत्म करने के बजाय कम करती हैं। विसंक्रमण के बाद, एक वस्तु को बाँझ या सड़न रोकनेवाला कहा जाता है।

Sterilization is a process through which instruments, surfaces and medium are freed from pathogenic and non-pathogenic micro-organism.

- ❖ भौतिक विधि
  - थर्मल (हीट) तरीके
  - विकिरण विधि
  - निस्पंदन विधि
- ❖ रासायनिक विधि

भौतिक विधिः वेट हीट

वेट हीट मेथड ऑटोक्लेविंग प्रक्रिया है, जो विसंक्रमण तकनीकों का सबसे कुशल तरीका है। यह रोग पैदा करने वाले जीवाणुओं की रोकथाम के लिए सूक्ष्म प्रयोगशालाओं में कार्यरत है। चाहे वह बीजाणु, वायरस, बैक्टीरिया या सूक्ष्मजीव हों, ऑटोक्लेविंग विधि एक आदर्श विकल्प है, यही वजह है कि यह उपयोगकर्ता के अनुकूल विसंक्रमण तकनीक है। इस प्रक्रिया में, जिस पदार्थ को विसंक्रमित किया जाना है, उस पर दाबित भाप लगाई जाती है।

यह बैक्टीरिया, वायरस, बीजाणु, सूक्ष्मजीव आदि को मारने के लिए विसंक्रमण की एक प्रभावी प्रक्रिया है। यह कुछ विशिष्ट बैक्टीरिया को मारने के लिए उच्च तापमान को उजागर करता है। यह सेलुलर प्रोटीन के हाइड्रोलिसिस और जमावट को उत्तेजित करने के लिए पानी की उपस्थिति में तीव्र गर्मी लागू करता है। दबाव वाली भाप में गुप्त गर्मी की उच्च सांद्रता आटोक्लेव को बैक्टीरिया को तुरंत मारने में सक्षम बनाती है।

सूखी गर्मी (फ्लेमिंग, बेकिंग)

नाम से ही, आप बहुत स्पष्ट हो सकते हैं कि शुष्क ताप प्रक्रिया के लिए पानी की आवश्यकता नहीं

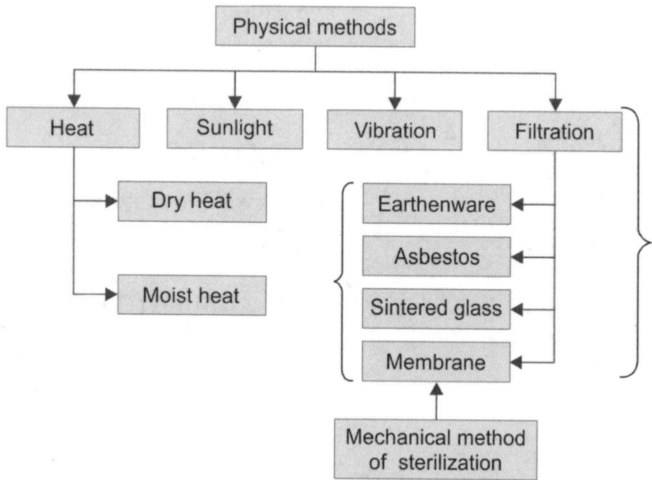

चित्र 19.1: नसबंदी के तरिके (Method of sterilization).

होती है, यही कारण है कि यहां हाइड्रोलिसिस नहीं होगा। फ्लेमिंग और बेकिंग ड्राई हीट तकनीक का सबसे अच्छा उदाहरण है। कोशिकीय यौगिकों के ऑक्सीकरण द्वारा रोगाणुओं को मारने के लिए शुष्क ताप तकनीकों का उपयोग किया जाता है। पदार्थ उच्च तापमान के संपर्क में है क्योंकि इसमें प्रोटीन हाइड्रोलिसिस की तुलना में अधिक ऊर्जा और प्रयास की आवश्यकता होती है। जब आटोक्लेव डिवाइस का उपयोग किया जाता है, तो केवल 15 मिनट में विसंक्रमण प्राप्त की जा सकती है, जबकि शुष्क ताप के लिए 160 डिग्री सेल्सियस तक पदार्थ को स्टरलाइज़ करने की आवश्यकता होती है। यह विसंक्रमण का सबसे विश्वसनीय तरीका है जो विसंक्रमण तकनीकों में व्यापक रूप से कार्यरत है। चूंकि यह सबसे आसान तरीका है, माइक्रो लैब को विसंक्रमण की इस ताप विधि को करने के लिए किसी विशेषज्ञ की आवश्यकता नहीं होती है। शुष्क ऊष्मा और नम ऊष्मा दो प्रकार की ऊष्मा तकनीकें हैं।

शुष्क ताप विधियाँ इस प्रकार हैं:

लाल गर्म

रेड हीट तकनीक का उपयोग धातु के तारों, संदेश युक्तियों, बैक्टीरियोलॉजिकल लूप जैसी सामग्रियों को बन्सेन फ्लेम में तब तक गर्म करके कीटाणुरहित करने के लिए किया जाता है जब तक कि वे लाल गर्म न हो जाएं।

ज्वलन

पदार्थ के ऊपर बन्सन फ्लेम लगाया जाता है लेकिन इसे लाल होने तक गर्म नहीं करना चाहिए।

भस्मीकरण

इस प्रक्रिया में, जीवाणुओं को जलाने के लिए भस्मक का उपयोग किया जाता है।

हॉट एयर ओवन

यहाँ, पदार्थ एक घंटे के लिए बहुत उच्च तापमान, मान लीजिए 160 डिग्री सेल्सियस के संपर्क में है। चीजों को कीटाणुरहित करने में एक घंटे का समय लगता है।

नम गर्मी

नम गर्मी में वायरस को मारने के लिए पदार्थ पर तीव्र गर्मी का प्रगोग शामिल है। यह प्रोटीन के जमावट और विकृतीकरण की प्रक्रिया को उत्तेजित करता है।

छानने का काम

तरल पदार्थ में मौजूद किसी भी रोगाणुओं को दूर करने के लिए निस्पंदन सबसे आसान तरीका है। जब द्रव फिल्टर से होकर गुजरता है, तो बैक्टीरिया और सूक्ष्मजीव फिल्टर में फँस जाते हैं। हालाँकि, तरल को साफ करने में अधिक समय लगता है। निस्पंदन विधि के लिए विभिन्न प्रकार के फिल्टर उपलब्ध हैं। सबसे अधिक इस्तेमाल किए जाने वाले फिल्टर हैं कैंडल फिल्टर, सिंटर्ड ग्लास फिल्टर, सेज फिल्टर, मेम्ब्रेन फिल्टर आदि।

मेम्ब्रेन फिल्टर

झिल्ली फिल्टर सेल्यूलोज सामग्री से बने होते हैं। पदार्थ को स्टरलाइज़ करते समय झिल्ली को सुई और सिरिंज के बीच रखा जाना चाहिए। यह फिल्टर प्रभावी रूप से गैस, विलायक और तरल पदार्थों के विसंक्रमण में उपयोग किया जाता है।

Seitz फ़िल्टर

Seitz फ़िल्टर एस्बेस्टस सामग्री से बने होते हैं, इसलिए इसकी संरचना मोटी होती है और घोल को फ़िल्टर करने के लिए पर्याप्त मजबूत होती है। जब समाधान Seitz फ़िल्टर के माध्यम से गुजरता है, तो फ़िल्टर पैड इसे अवशोषित कर लेता है और बैक्टीरिया और अवशेषों को फ़िल्टर के शीर्ष पर छोड़ देता है।

निसादित कांच के फिल्टर

चूंकि निसादित कांच के फिल्टर कांच के बने होते हैं, यह निस्पंदन के दौरान तरल पदार्थों को अवशोषित नहीं करता है। इस पद्धति का अभ्यास करने का मुख्य दोष यह है कि फ़िल्टर बहुत नरम और भंगुर होता है और आसानी से टूट जाता है।

कैंडल फिल्टर

यह आधुनिक मैकेनिकल फिल्टर डायटोमस मिट्टी से बना है। इसमें सूक्ष्म छिद्र होते हैं जिनमें रोगाणुओं को अवशोषित करने की प्रवृत्ति होती है। जब द्रव फिल्टर से होकर गुजरता है, तो रोगाणु मोमबत्ती फिल्टर के छिद्रों में फंस जाते हैं।

विकिरण विधि

विकिरण विधि में पदार्थ पर विकिरण का अनुप्रयोग शामिल है।

गैर–आयनकारी किरणें

चूंकि गैर–आयनकारी किरणें कम ऊर्जा की होती हैं और इनकी प्रवेश शक्ति कम होती है। पराबैंगनी किरणों की तरंग दैर्घ्य 260 nm और 280 nm के बीच होती है। वे बैक्टीरिया और सूक्ष्मजीवों को हटाने के लिए पदार्थ पर उजागर होते हैं।

आयनकारी किरणें

गैर–आयनकारी किरणों के विपरीत, आयनकारी विकिरण अच्छी भेदन शक्ति के साथ आते हैं, इस प्रकार इसका उपयोग बैक्टीरिया के बीजाणुओं को हटाने के लिए किया जा सकता है।

ध्वनि और अल्ट्रासोनिक कंपन

अल्ट्रासोनिक तरंगें एक उच्च आवृत्ति की ध्वनि तरंगें होती हैं जो मानव कान के लिए अश्रव्य होती हैं। इसलिए, इसका उपयोग वायरस और बैक्टीरिया को मारने के लिए किया जा सकता है। उसी तरह ध्वनि कंपन का उपयोग किया जाता है।

विद्युत चुम्बकीय विकिरण

इस प्रक्रिया में उच्च गति वाले इलेक्ट्रॉनों को त्वरित करने के लिए कैथोड सामग्री का उपयोग किया जाता है। विषाणु, जीवाणु, कवक, जीवाणु बीजाणु आदि के सभी रूपों को मारने के लिए विद्युत चुम्बकीय किरणें उत्पन्न होती हैं। विकिरण को उजागर करके जीवाणुओं को मारने के इस प्रकार को शीत विसंक्रमण कहा जाता है।

विसंक्रमण के रासायनिक तरीके

कुछ रसायनों के प्रभाव खतरनाक होने के बावजूद, वे कई अदृश्य रोगाणुओं को मारने के लिए वास्तव में महान हैं। रासायनिक विधियाँ आसान और आर्थिक अनुकूल हैं; इस प्रकार, यह लोकप्रिय हो गया है। रसायन ऊपरी सतह से रोगजनक बैक्टीरिया को नष्ट करने के लिए कीटाणुनाशक के रूप में कार्य कर सकते हैं।

तरल

विसंक्रमण की रासायनिक विधि में रोगाणुओं को स्थायी रूप से नष्ट करने के लिए तरल का उपयोग शामिल है।

अल्कोहल

आमतौर पर 70% अल्कोहल बैक्टीरिया को मारने के लिए एक रसायन के रूप में उपयोग किया जाता है। मिथाइल अल्कोहल, आइसोप्रोपिल अल्कोहल और एथिल अल्कोहल इस विधि में उपयोग किए जाने वाले कुछ महत्वपूर्ण रसायन हैं।

एल्डिहाइड

लगभग 40% फॉर्मेल्डिहाइड घोल का उपयोग सतह कीटाणुशोधन के रूप में किया जाता है। फॉर्मलडिहाइड और ग्लूटारलडिहाइड इस प्रक्रिया में उपयोग किए जाने वाले कुछ बेहतरीन एल्डिहाइड हैं। इसी तरह 50 फीसदी फिनोल का इस्तेमाल किया जा सकता है।

हैलोजन

क्लोरीनीकरण बैक्टीरिया को सीधे प्रभावित कर सकता है। आयोडीन यौगिकों और क्लोरीन यौगिकों का मिश्रण एंटीसेप्टिक के रूप में कार्य कर सकता है। क्लोरीन यौगिक हाइड्रोक्लोराइड हैं, क्लोरीन ब्लीच और आयोडीन यौगिक टिंचर, आयोडीन और आयोडोफ़ोर्स हैं।

भारी धातुएं

सिर्फ रसायन ही नहीं, कुछ भारी धातुओं को भी विसंक्रमण प्रक्रिया में प्रभावी ढंग से इस्तेमाल किया जा सकता है। विसंक्रमण विधि में कॉपर सल्फेट, मरक्यूरिक साल्ट, सिल्वर नाइट्रेट, मरक्यूरिक क्लोराइड जैसी भारी धातुओं का उपयोग किया जाता है। इसी तरह, जीवाणु न्यूक्लिक एसिड के साथ बातचीत करने के लिए अमिनाक्राइन, एक्रिफ्लेविन, एक्रिडीन डाई जैसे रंगों का उपयोग किया जाता है।

गैसीय

फॉर्मेल्डिहाइड और एथिलीन ऑक्साइड जैसी गैस बैक्टीरिया के बीजाणुओं को मारने में प्रभावी होती हैं।

CHEMOTHERAPY AND ANTIBIOTICS

- ❖ **Chemotherapy** दो शब्दों से मिलकर बना है जिसका वास्तविक मतलब ऐसे रासायनिक यौगक से है जिसका उपयोग बीमारियों के ईलाज में किया जाता है–
  - Chemo— Chemical compound
  - Therapy—Treatment
- ❖ So chemotherapy is treatmet of disease by use of chemical substance.
- ❖ आजकल Chemotherapy शब्द का प्रयोग कैंसर रोग के ईलाज में प्रयुक्त दवाइयों के रूप में किया जाता है। ये दवाईया कैंसर सेल की संरचना में परिवर्तन कर देती है या उन्हें नष्ट कर देती है।
- ❖ Common chemotherapy drugs are:
  - Alkylating agents
  - Antimctabolites
  - Antitumor antibiotics
  - Anthracyclines
  - Plant alkaloids

अभ्यास (Exercise)

1. बहुविकल्पीय प्रश्न (Multiple Choice Questions)

a. पिली, प्रोटीन उपमात्रकों से बना होता है–

  (क) मायोसीन   (ख) केरेटिन

  (ग) ट्यूबिलिन   (घ) पिलिन

Pili are made up of protein subunits:

  (क) Myosin   (ख) Keratin

  (ग) Tubulin   (घ) Pilin

b. जिस जीवों में रोग होती है उन्हें कहा जाता है–

  (क) रोगजनक   (ख) वायुजीवी

  (ग) प्रतिरक्षा   (घ) अपूतिता

The organisms which cause disease are called:

  (क) Pathogems   (ख) Aerobic

  (ग) Immunity   (घ) Asepsis

c. कशाभी, का अवयव है–

  (क) गति   (ख) दृष्टि

  (ग) गंध   (घ) श्रवण शक्ति

The flagella is organ of:

  (क) Locomotion   (ख) Vision

  (ग) Smell   (घ) Hearing

2. रिक्त स्थानों की पूर्ति कीजिए (Fill in the Blanks)

a. एण्टीसेरा का इंजेक्शन इम्यूनोग्लोबिलीन प्रदान करता है जिसे.................... के रूप में जाना जाता है।

Injection of antisera provides immunoglobulins which are also known as............

b. तपेदिक के लिए प्रेरक जीव .... है।

The causative organism for tuberculosis is..............

c. फाइलेरिया के लिए प्रेरक जीव .... है।

The causative organism for filaria is..............

3. सही या गलत का चयन कीजिए (Identify True and False)

a. मायोपिया आंखों को प्रभावित करने वाला एक रोग है।

Myopia is a disorder of eye.

b. शरीर में बीमारी को पैदा करने वाले जीवाणुओं को पैथोजेनिक जीवाणु कहा जाता है।

Pathogenic organisms are disease causing organisms.

c. ऑक्सीजन के अभाव में वृद्धि करने वाले जीव को एरोब कहते हैं।

An organism that grow in the absence of oxygen is called aerobes.

4. लघुउत्तरीय प्रश्न (Short Answer Type Questions)

a. ऑटोक्लेविंग को परिभाषित करें तथा उस पर टिप्पणी दें।

Define autoclaving and give a short note on it.

b. हाथ धोने तथा उपकरण की सफाई को विस्तार से वर्णन करें।

Explain about handwashing and equipment cleaning.

5. दीर्घउत्तरीय प्रश्न (Long Answer Type Questions)

a. जैव सुरक्षा तथा जैव चिकित्सा अपशिष्ट संचालन पर विस्तार से लिखिए।

Write in detail on biosafety and biomedical-based manegment.

b. दुग्ध के पाश्चुरीकरण की प्रक्रिया का लाभ लिखिए।

Write the process and benefit of pasteurisation of milk.

उत्तर (Answers)

1. बहुविकल्पीय प्रश्न (Multiple Choice Questions)

a. (घ) पिलिन　　　　b. (क) रोगजनक　　　　c. (क) गति

2. रिक्त स्थानों की पूर्ति कीजिए (Fill in the Blanks)

a. एण्टीबॉडी　　　　b. माइकोवैक्टीरियम ट्यूबरकुलोसिस　　　　c. बुशरैटिया बेनफ्राफटी

3. सही या गलत का चयन कीजिए (Identify True and False)

a. सही　　　　b. सही　　　　c. गलत

प्रयोगिक सूक्ष्मजीवविज्ञान
(Practical Microbiology)

■ प्रयोगिक सूक्ष्मजीवविज्ञान	■ Practical Microbiology
■ यौगिक सूक्ष्मदर्शी	■ Compound Microscope
■ इलेक्ट्रॉन सूक्ष्मदर्शी	■ Electron Microscope
■ स्टीरियो माइक्रोस्कोप	■ Stereo Microscope
■ स्कैनिंग जांच माइक्रोस्कोप	■ Scanning Probe Microscope

प्रयोगिक सूक्ष्मजीवविज्ञान (PRACTICAL MICROBIOLOGY)

❖ सूक्ष्मदर्शी ऐसा उपकरण है जिसका उपयोग सूक्ष्मजीवों को देखने के लिए किया जाता है। चूंकि सूक्ष्मजीवों का आकार इतना छोटा होता है कि उन्हें नग्न आंखो से देखना असंभव है। इसी कारण ऐसे सूक्ष्मजीवों को देखने एवं इनका परीक्षण करने हेतु माइक्रोस्कोप की सहायता ली जाती है।

❖ Microscope का आविष्कार एन्टोनी ल्यूवेनहाक द्वारा 1976 में किया गया था जो की एक क्रान्तिकारी खोज थी।

सरल सूक्ष्मदर्शी का सिद्धांत

एक सरल सूक्ष्मदर्शी का कार्य सिद्धांत यह है कि जब एक नमूना माइक्रोस्कोप के फोकस के भीतर रखा जाता है, तो एक आभासी, सीधा और आवर्धित छवि लेंस पर रखी गई आंख से अलग दृष्टि की कम से कम दूरी पर प्राप्त होती है।

सरल सूक्ष्मदर्शी का अनुप्रयोग

❖ यह घड़ीसाज़ों के बीच आम है क्योंकि वे सबसे छोटे भागों की आवर्धित छवि देख सकते हैं।

❖ इसका उपयोग जौहरी आभूषणों के महीन भागों की आवर्धित छवि प्राप्त करने के लिए भी करते हैं।

❖ अधिकांश शैक्षणिक संस्थान जैसे स्कूल और कॉलेज अपनी प्रयोगशालाओं में एक साधारण माइक्रोस्कोप का उपयोग करते हैं।

❖ त्वचा विशेषज्ञ विभिन्न त्वचा रोगों की पहचान करने के लिए सरल सूक्ष्मदर्शी का उपयोग करते हैं।

यौगिक सूक्ष्मदर्शी (COMPOUND MICROSCOPE)

एक यौगिक सूक्ष्मदर्शी को उस प्रकार के सूक्ष्मदर्शी के रूप में परिभाषित किया जाता है जिसमें एक से अधिक लेंस होते हैं (चित्र 20.1)। इसमें लेंस और दो ऑप्टिकल भागों का एक संयोजन होता है जिसे ऑब्जेक्टिव लेंस और एक ऐपिस या ऑक्यूलर लेंस के रूप में जाना जाता है। यौगिक सूक्ष्मदर्शी की आवर्धन क्षमता इस प्रकार दी गई है।

यौगिक सूक्ष्मदर्शी का सिद्धांत

❖ यौगिक सूक्ष्मदर्शी का कार्य सिद्धांत यह है कि लेंसों का संयोजन नमूने के आवर्धन को बढ़ाता है। नमूना पहले ट्यूब में एक प्राथमिक छवि के रूप में देखा जाता है और ऐपिस में फिर से देखा जाता है।

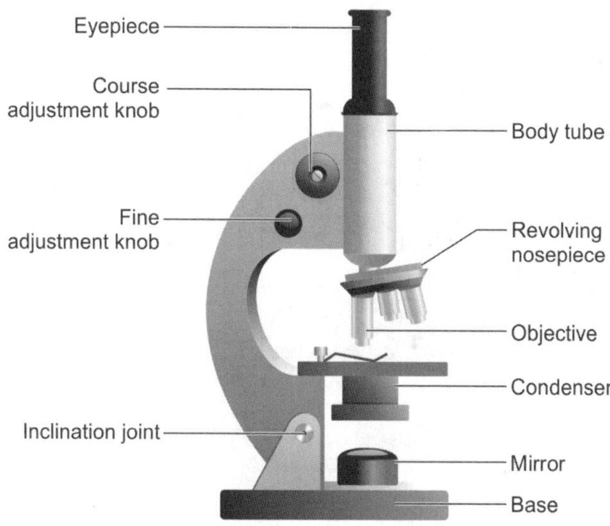

चित्र 20.1ः यौगिक सूक्ष्मदर्शी (Compound microscope).

यौगिक सूक्ष्मदर्शी के अनुप्रयोग

* कंपाउंड माइक्रोस्कोप की मदद से बैक्टीरिया और वायरस का अध्ययन संभव है।
* एक यौगिक सूक्ष्मदर्शी फोरेंसिक प्रयोगशालाओं में आवेदन पाता है।
* इसका उपयोग धातु विज्ञान में भी किया जाता है।

इलेक्ट्रॉन सूक्ष्मदर्शी (ELECTRON MICROSCOPE)

एक इलेक्ट्रॉन माइक्रोस्कोप को उस प्रकार के माइक्रोस्कोप के रूप में परिभाषित किया जाता है जिसमें रोशनी का स्रोत त्वरित इलेक्ट्रॉनों का बीम होता है। यह छवियों के उच्च रिज़ॉल्यूशन वाला एक विशेष प्रकार का माइक्रोस्कोप है क्योंकि छवियों को नैनोमीटर में बढ़ाया जा सकता है।

इलेक्ट्रॉन सूक्ष्मदर्शी दो प्रकार के होते हैंः
* ट्रांसमिशन इलेक्ट्रॉन माइक्रोस्कोप (TEM)
* स्कैनिंग इलेक्ट्रॉन माइक्रोस्कोप (SEM)

इलेक्ट्रॉन माइक्रोस्कोप का सिद्धांत

इलेक्ट्रॉन सूक्ष्मदर्शी में प्रयुक्त धातु टंगस्टन है। एक उच्च वोल्टेज धारा लागू की जाती है जिसके परिणामस्वरूप इलेक्ट्रॉनों की उत्तेजना एक सतत धारा के रूप में होती है जिसका उपयोग प्रकाश की किरण के रूप में किया जाता है। इलेक्ट्रॉन माइक्रोस्कोप में प्रयुक्त लेंस चुंबकीय कॉइल होते हैं। ये चुंबकीय कॉइल नमूने पर इलेक्ट्रॉन बीम को इरा तरह केंद्रित करने में सक्षम हैं कि नमूना रोशन हो जाता है। जैसे–जैसे करंट का प्रवाह बढ़ता है, चुंबकीय लेंस की ताकत बढ़ती है। इलेक्ट्रॉन बीम प्रवाह को इस तरह डिज़ाइन किया गया है कि यह कांच के लेंस से नहीं गुजर सकता है।

इलेक्ट्रॉन माइक्रोस्कोप का अनुप्रयोग

* उद्योगों में गुणवत्ता नियंत्रण तथा विफलता विश्लेषण इलेक्ट्रॉन सूक्ष्मदर्शी की सहायता से किया जाता है।
* इलेक्ट्रॉन माइक्रोस्कोप में प्राप्त छवियों को विशेष कैमरों की सहायता से इलेक्ट्रॉन माइक्रोग्राफ के रूप में कैप्चर किया जा सकता है।
* इलेक्ट्रॉन सूक्ष्मदर्शी के आने से धातुओं और क्रिस्टलों का अध्ययन आसान हो गया।

स्टीरियो माइक्रोस्कोप (STEREO MICROSCOPE)

एक स्टीरियो माइक्रोस्कोप को एक प्रकार के माइक्रोस्कोप के रूप में परिभाषित किया जाता है जो एक नमूने के त्रि–आयामी दृश्य प्रदान करता

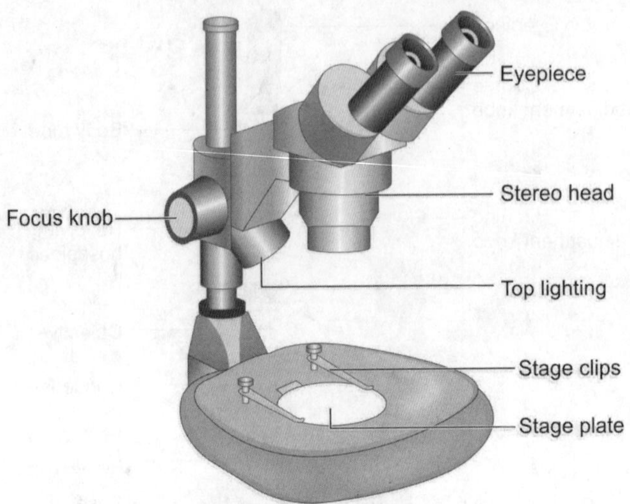

चित्र 20.2: स्टीरियो माइक्रोस्कोप (Stereo microscope).

है (चित्र 20.2)। इसे विदारक सूक्ष्मदर्शी के रूप में भी जाना जाता है। एक स्टीरियो माइक्रोस्कोप में, अलग–अलग ऑब्जेक्टिव लेंस और ऐपिस होते हैं जैसे कि प्रत्येक आंख के लिए दो अलग–अलग ऑप्टिकल पथ होते हैं।

स्टीरियो माइक्रोस्कोप का सिद्धांत

एक स्टीरियो माइक्रोस्कोप नमूने से परावर्तित प्रकाश पर काम करता है। सूक्ष्मदर्शी का आवर्धन कम शक्ति पर होता है और इसलिए, यह अपारदर्शी वस्तुओं को आवर्धित करने के लिए उपयुक्त है। यह मोटे और ठोस नमूनों के लिए उपयुक्त है क्योंकि यह नमूने से परावर्तित प्रकाश का उपयोग करता है। स्टीरियो माइक्रोस्कोप का आवर्धन 20x और 50x के बीच है।

स्टीरियो माइक्रोस्कोप के अनुप्रयोग

* स्टीरियोमाइक्रोस्कोप की मदद से ऐतिहासिक सिक्कों और कलाकृतियों की जांच संभव है।
* यह माइक्रोसर्जरी में आवेदन पाता है।
* स्टीरियोमा इक्रोस्कोप के उपयोग से क्रिस्टल को देखना आसान हो गया।

स्कैनिंग जांच माइक्रोस्कोप (SCANNING PROBE MICROSCOPE)

स्कैनिंग प्रोब माइक्रोस्कोप को उस प्रकार के माइक्रोस्कोप के रूप में परिभाषित किया जाता है जो उद्योगों में अनुप्रयोगों को ढूंढता है जहां नमूने की जांच नैनोस्केल स्तरों पर की जाती है। स्कैनिंग जांच माइक्रोस्कोप की मदद से एक नमूने के गुणों, इसकी प्रतिक्रिया समय और उत्तेजित होने पर इसके व्यवहार का अध्ययन किया जा सकता है।

स्कैनिंग प्रोब माइक्रोस्कोप का सिद्धांत

स्कैनिंग प्रोब माइक्रोस्कोप में एक प्रोब टिप होती है जो एक कैन्टीलीवर के सिरे पर लगी होती है। टिप इतनी तेज है कि यह प्रत्येक परमाणु को स्कैन करने वाले नमूने की सतह पर सटीक और सटीक रूप से चल सकती है। टिप को नमूने की सतह के करीब रखा जाता है, जैसे कि कैंटिलीवर बलों के कारण विक्षेपण का अनुभव करता है। यह विक्षेपण दूरी लेजर द्वारा मापी जाती है। स्कैनिंग के बाद अंतिम छवि कंप्यूटर पर प्राप्त की जाती है।

स्कैनिंग प्रोब माइक्रोस्कोप का अनुप्रयोग

- इसका उपयोग नमूने के विभिन्न गुणों जैसे विद्युत गुणों के अध्ययन में किया जाता है।
- इस माइक्रोस्कोप का उपयोग करके नमूने की चुंबकीय संपत्ति का अध्ययन किया जाता है।
- इस सूक्ष्मदर्शी की सहायता से नमूने पर सूचना का स्थानांतरण किया जा सकता है।

सूक्ष्मदर्शी की देखभाल (Care of Microscope)

- माइक्रोस्कोप को हमेशा दोनों हाथों से सहारा देकर उठाना चाहिए।
- माइक्रोस्कोप को उठाते समय एक हाथ इसकी आर्म तथा दूसरा हाथ बेस के नीचे रखना चाहिए।
- माइक्रोस्कोप को कभी भी Body tube से न पकड़े क्योंकि इसके टूटने का डर रहता है।
- Protect microscope from dust, direct sunlight, etc.
- Regular cleaning of Lense with appropriate materials (soft clothes)
- Do not swing the microscope
- Always store covered
- Never touch the lenses with fingers.

अभिरंजन (STAINING)

- अभिरंजन Pathogenic Bacteria को पहचानने की सबसे आसान प्रक्रिया है। इस विधि द्वारा जीवाणुओं की रचना, आकार नियोजन को आसानी से अध्ययन किया जा सकता है।
- Staining के लिए जीवाणु युक्त माध्यम जैसे (पस, बलगम, उत्तक युक्त पदार्थ) आदि नमूनों को स्लाइड पर रखकर उसका स्मीयर तैयार किया जाता है। उसके उपरान्त उपयुक्त अभिरंजक द्वारा अभिरंजित करके सूक्ष्मदर्शी द्वारा परीक्षण किया जाता है। इसे Staining technique कहा जाता है।

अभिरंजक के प्रकार (Types of Staining)

- Simple Staining
- Differential Staining
    - Gram's Stain
    - Albert's Stain
    - Acid Stain
- Simple Stain
    - Negative Stain
    - Capsular Stain
    - DNA Spore Stain